Temas variados sobre enfermedades infecciosas.

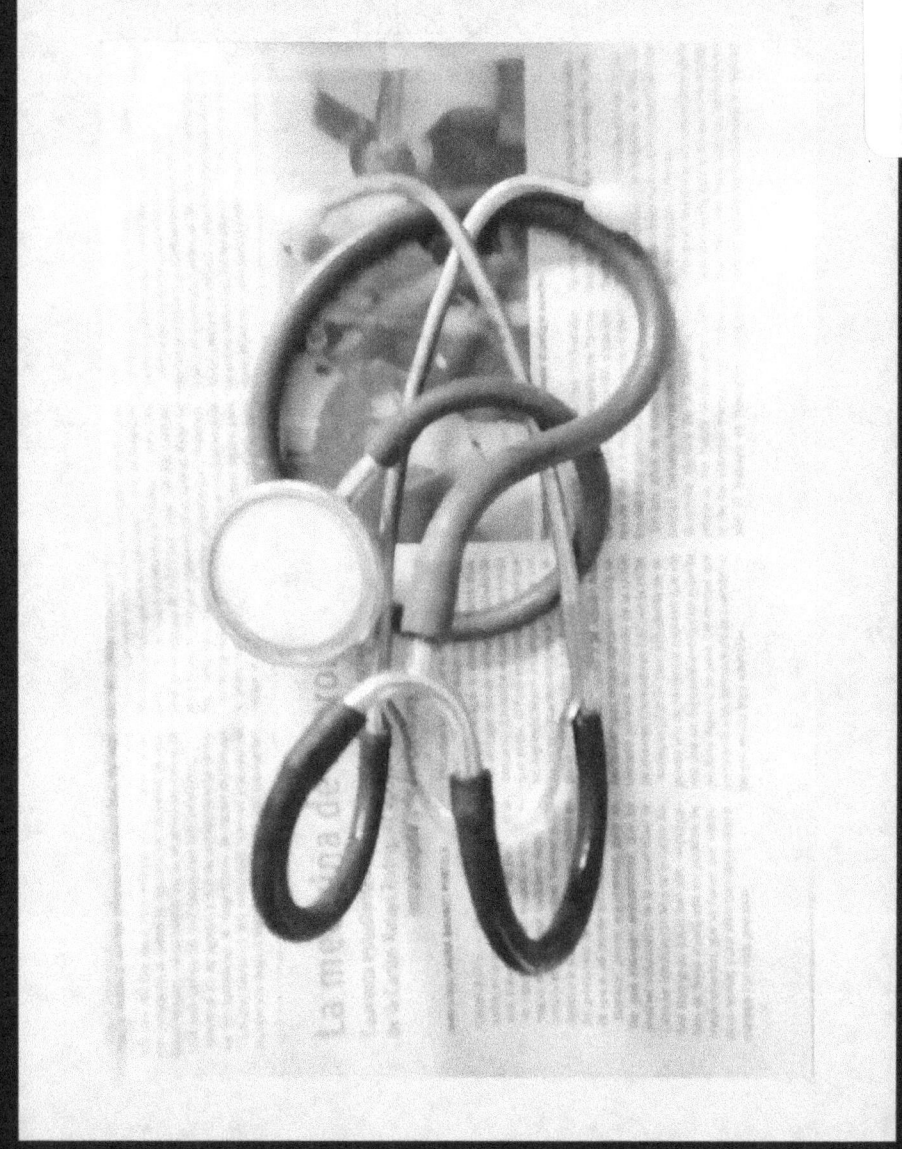

Autor: Jorge Serra Colina.

Temas variados sobre enfermedades infecciosas.
Año: 2023

Titulo original: Temas variados sobre enfermedades infecciosas.
Manual diagnostico y terapéutico.
Primera edición: 2023

Dedicatoria:

A mis amigos de siempre.

<u>Prefacio:</u>

Las enfermedades infecciosas desde los tiempos antiguos han afectado al hombre a través de epidemias que han influido desfavorablemente en su salud y en su calidad de vida, un ejemplo de esto son enfermedades de siglos pasados como la peste bubónica, la poliomielitis , la tuberculosis, la lepra y actualmente la infección viral por el virus Sars-Cov2 o covid-19 que produce enfermedades respiratorias, la cual finalmente se convirtió en una pandemia, y además provoco la muerte de millones de seres humanos en el planeta, pero que por suerte ha sido controlada a través de los conocimientos científicos, la inteligencia humana y la creación de la vacuna anti-covid19.

En la práctica medica desde que éramos estudiantes de medicina, y luego médicos, tuvimos que atender a varios pacientes con enfermedades infecciosas, como infecciones bacterianas, neumonías, infecciones por varicela, infecciones virales, infecciones de transmisión sexual, parasitarias, infecciones de la piel, y en raras ocasiones un caso de tuberculosis y otro con Lepra.

Todo lo cual nos ha servido en nuestra vida profesional como medico, en el momento de diagnosticar y poner tratamiento a las enfermedades infecciosas, las cuales todavía son causa de una alta morbilidad y mortalidad en la población mundial, debido a la aparición de agentes infecciosos resistentes a drogas antibacterianas o antivirales, para mencionar las que se usan con más frecuencia. Lo cual ha provocado que la ciencia y la tecnología humana, representada por los médicos y los científicos, se hayan volcado en la búsqueda de medicamentos que curen definitivamente estas infecciones que todavía en el siglo XXI afectan al ser humano, objetivo que han conseguido en gran medida, gracias a la creación de medicamentos como antibióticos y antimicrobianos, vacunas y antivirales de nueva generación, los cuales han disminuido hasta casi cero la incidencia de muchas enfermedades como la poliomielitis, la viruela, y la parotiditis endémica. Otro ejemplo actual es la creación de la vacuna que previene la infección por el coronavirus que afecta el sistema respiratorio, conocido como covid-19, y la creación de nuevos medicamentos antivirales para tratar esta temible enfermedad pulmonar.

El desarrollo de la ciencia y de la tecnología en las últimas décadas del siglo pasado y las primeras del siglo XXI ha permitido a los médicos de hoy enfrentar un gran número de infecciones como la antes mencionadas, lo cual significo un reto para todos los médicos y los diferentes sistemas nacional de salud de cada país.

Todo esto es lo que nos ha motivado a realizar este libro, titulado, Temas variados de enfermedades infecciones, el cual le permitirá al lector, con independencia de su profesión, conocer mas sobre el mundo de las enfermedades infecciosas, su concepto, su causa, sus manifestaciones clínicas, su diagnostico, y su tratamiento, que puede ser preventivo o curativo.

El libro que a continuación presentamos esta conformado por 22 capítulos, estructurado de manera tal que el lector conozca las principales enfermedades que se observan y se diagnostican en la atención primaria de salud principalmente. El primer capitulo trata sobre el Dengue, una enfermedad viral, que ha azotado por siglos a la humanidad, le sigue el Paludismo, otra enfermedad infecciosa transmitida por el plasmodium, que ha incidido negativamente en la morbilidad y mortalidad de muchos países de la región y de otros continentes. Después continúa con enfermedades como el Cólera, que actualmente afecta a varios países de la región, y le continúa la Fiebre amarilla.

El capitulo 5. Trata sobre la Lepra, una enfermedad milenaria, que ha afectado al hombre desde la edad antigua, y que hoy en día cuenta con un grupo de fármacos, que ha permitido disminuir su incidencia en muchos países.

A continuación el capitulo 6, aborda el tema de la Mononucleosis infecciosa, una enfermedad frecuente en adolescentes, y después le siguen sucesivamente capítulos sobre infecciones menos frecuentes, como es el caso de la Fiebre tifoidea, Enfermedad de Chagas, Anisakiasis, Leptospirosis, Parotiditis, Rubéola, Sarampión, Brucelosis y el capitulo 15 y 16, que aborda enfermedades mas frecuentes, que son la Pediculosis y la Escabiosis, para continuar con el capitulo 17, que trata sobre la infección por VIH y el SIDA. Luego continua el Cap. 18, que trata sobre la Infección por el virus del papiloma humano, el Cap.19 sobre la infección por nematodos intestinales , el cap.20, sobre las infecciones Micoticas de la piel y las uñas, le continua el cap. 21, sobre la Infección gonococcica y por ultimo el capitulo 22, sobre la Infección por Blastocystis hominis.

Por lo que se puede decir que el libro esta formado por 22 capítulos donde se tratara de abordar el tema de las enfermedades infecciosas y sus contenidos, incluido, las manifestaciones clínicas, el diagnostico y el tratamiento. Todo los cuales se expondrán con la ayuda de imágenes, tablas, clasificaciones y revisiones bibliográficas.

En cada capitulo que conforma el libro se tratara de explicar de una manera resumida y amena las principales enfermedades infecciosas que se pueden diagnosticar en una consulta medica de la atención primaria de salud, haciéndose hincapié en el diagnostico y el tratamiento de las mismas. Por lo que a continuación le presentamos el Libro, **Temas variados sobre enfermedades Infecciosas**, que como su titulo lo indica aborda temas sobre infectologia y que esperamos le sea útil para su formación profesional como medico y en su trabajo diario; el mismo fue realizado mas bien para estudiantes de medicina, internos, médicos de familia, residentes y médicos especialistas, además para toda aquella persona que le guste aumentar su nivel de conocimientos al adentrarse mas en el mundo de las enfermedades infecciosas.

Dr. Jorge Serra Colina.

Índice:

Titulo: Dengue.

Autor: Dr. Jorge Serra Colina.

Resumen:

El dengue es una enfermedad febril aguda de comienzo súbito que cursa con cefalea, fiebre, postración, dolor retroocular, dolores articulares y musculares intensos, unido a linfadenopatías y en muchos casos se observa un exantema, constituyendo la arbovirosis más importante a nivel mundial en términos de morbilidad, mortalidad y afectación económica. Esta enfermedad se puede presentar de tres formas, el dengue clásico o leve, el dengue atípico y el dengue hemorrágico. Además se plantea que casi la mitad de la población mundial está en riesgo de sufrir esta infección por habitar en áreas tropicales y subtropicales, por lo que el dengue es un reto para los sistemas de salud pública en el mundo, se calculan 50 millones de infecciones por año y medio millón de pacientes hospitalizados. A su vez la inmunidad que deja la infección por cada serotipo viral es duradera, probablemente de por vida y se expresa por la presencia de anticuerpos neutralizantes hemotípicos.

Introducción:

El dengue es una enfermedad infecciosa aguda producida por arbovirus, transmitida por vectores, en este caso los mosquitos, propia de áreas tropicales y subtropicales distribuidas por todo el mundo, su incidencia es mayor tras un periodo de lluvias. El virus que la produce pertenece a la familia Flaviviridae.

Se caracteriza por ser una enfermedad febril aguda de comienzo súbito con cefalea, fiebre, postración, dolores articulares y musculares intensos, linfadenopatía y un exantema que aparece al subir de nuevo la temperatura después de un período sin fiebre.

La enfermedad se puede presentar de tres formas, el dengue clásico o leve, el dengue atípico y el dengue hemorrágico.

La fiebre hemorrágica del dengue ocurre en personas que habitan en áreas con dengue endémico, y esta se caracteriza por un comienzo agudo seguido, al cabo de varios días, de dolor abdominal, manifestaciones hemorrágicas y colapso circulatorio. También se conoce como fiebre hemorrágica de Filipinas, Thai, fiebre del sudeste asiático, o síndrome de shock por dengue.

Distribución geográfica. El dengue es endémico prácticamente en toda el área tropical y en la mayoría de las áreas subtropicales, sobre todo en el sudeste de Asia (donde además son numerosas las formas de dengue hemorrágico. También es una enfermedad de gran importancia en América Central y del Sur, en la actualidad representa un problema sanitario muy importante, con más de 2.500 millones de personas viviendo en áreas endémicas.

La incidencia anual estimada es de 10 000 000 de casos y, dependiendo del año, se diagnostican miles de casos de forma hemorrágica o shock del dengue, cuya mortalidad es del 5%.(2)

Se han producido epidemias de dengue, que se detectaron en Tailandia, China, India, Sri Lanka, Cuba y Puerto Rico. También se ha comunicado la existencia de casos importados en Europa, en países como España, Alemania, Italia y Israel y de América del norte como Estados Unidos. (2)

Aunque no se han descrito todavía infecciones autóctonas, la amenaza es evidente en algunas áreas.

Transmisión. El ciclo natural de la infección se establece entre el hombre y varias especies de los mosquitos Aedes, en especial A. aegypti y A. albopictus. El mosquito A. aegypti vive casi siempre cerca de las comunidades humanas, aunque puede vivir en áreas rurales, este rara vez vive por encima de los 1.200 metros de altitud.

Epidemiologia:

El dengue es un reto para los sistemas nacionales de salud pública en el mundo, con más de 2 500 millones de personas en riesgo de padecerla, es decir, más de dos quintas partes de la población mundial, que son las que viven en zonas en riesgo de presentar dengue y además más de 100 países han informado de la presencia de esta enfermedad en su territorio (4,5).

Se plantea que casi la mitad de la población mundial está en riesgo de sufrir esta infección por habitar en áreas tropicales y subtropicales, así como más de 400 millones de viajeros de Europa y Norteamérica que cada año cruzan las fronteras y regresan a sus países procedentes de Asia, África y América Latina (Wichmann et al., 2007; Pinazo et al., 2008). La prevalencia mundial del dengue se ha incrementado dramáticamente en los últimos años. Se calculan 50 millones de infecciones por año, medio millón de pacientes hospitalizados y más de 25000 muertes. (3)

El dengue es una enfermedad endémica en los trópicos y subtrópicos; desde 1969 se han producido brotes epidémicos en el Caribe. El agente causal, es un flavivirus del que existen cuatro serogrupos distintos (Dengue, 1,2,3,4), y es transmitido por la picadura de mosquitos Aedes aegipty.

La enfermedad constituye hoy la arbovirosis más importante a nivel mundial en términos de morbilidad, mortalidad y afectación económica. (3)

A su vez la inmunidad que deja la infección por cada serotipo viral es duradera, probablemente de por vida y se expresa por la presencia de anticuerpos (Ac) neutralizantes hemotípicos. (3)

Existe escasa inmunidad cruzada entre los anticuerpos suscitados por los cuatro serotipos, de modo que al sufrir la enfermedad se adquiere inmunidad contra el serotipo responsable, pero no contra la producida por los otros tres serotipos.

-Genoma del virus: (8)

El virión maduro tiene tres proteínas estructurales: la proteína C de la nucleocápside, la proteína M, asociada a la membrana y la proteína E de la envoltura y otras proteínas no estructurales: NS1, NS2A, NS2B, NS3, NS4A, NS4B y NS5. Todas estas proteínas se forman a partir de una gran poliproteína (5´ C-prM-E-NS1-NS2A-NS2B-NS3-NS4A-NS4B-NS5 3´), para la cual codifica el genoma del virus (34, 35). El genoma del virus está constituido por una molécula de ácido ribonucleico (ARN) de cadena única y de relativamente alta variabilidad genómica.

Tiene un coeficiente de sedimentación de 42S y un peso molecular de 4,2 kD. El ARN genómico es de polaridad positiva y funciona como ARN mensajero al traducirse directamente en los ribosomas durante el proceso de replicación. Los ácidos nucléicos genómicos, por sí mismos, son infecciosos, por lo que las autoridades de salud recomiendan manejar este virus en el nivel de bioseguridad 2.

Serotipos del virus. (8)

El dengue es un arbovirosis ocasionado por cualquiera de los cuatro serotipos diferentes del virus (Denv-1, Denv-2, Denv-3 y Denv-4), estrechamente relacionados, pero serológicamente distintos. Dentro de cada serotipo hay varias cepas y genotipos, que probablemente son más o menos virulentas, pero los factores de virulencia no son totalmente conocidos. Por ejemplo el Denv-2 presenta 2 genotipos (el del sudeste asiático y el americano) el primero asociado al dengue hemorrágico y el segundo al dengue benigno.

Cuadro clínico:

En los pacientes con dengue después de un período de incubación de 3 a 15 dias (habitualmente 5 a 8), aparece la enfermedad que es de comienzo súbito, con escalofríos, cefalea, dolor retroocular al mover los ojos, dolor lumbar y postración intensa.

Durante las primeras horas de enfermedad existen algias intensas en las piernas y las articulaciones, por lo que se conoce también como la fiebre quebrantahuesos. La temperatura sube con rapidez hasta 40 ºC, con bradicardia relativa e hipotensión. Las conjuntivas bulbares y palpebrales aparecen inyectadas y de modo habitual aparece un exantema macular transitorio, rojo o rosa pálido (sobre todo en la cara). El bazo puede aumentar algo de tamaño, con una consistencia blanda. Suelen existir adenopatías cervicales, epitrocleares e inguinales.

La fiebre y los otros síntomas del dengue persisten durante 48 a 96 h, y después se observa defervescencia rápida con sudoración profusa. El período afebril con sensación de bienestar dura alrededor de 24 horas.

Sigue una segunda elevación rápida de la temperatura, lo que origina una curva térmica en silla de montar. Aunque se han descrito casos sin el segundo período febril. Al mismo tiempo aparece un exantema maculopapular característico, que de modo habitual se extiende desde las extremidades hasta cubrir todo el cuerpo excepto la cara, o se distribuye en forma focal por el tronco y las extremidades. Las palmas de las manos y las plantas de los pies pueden aparecer rojas y edematosas.

Las lesiones de la piel inicialmente son mácula, exantema cutáneo morbiliforme, que posteriormente pueden acompañarse o no de lesiones purpúricas y petequias. (7)

La tríada del dengue está constituida por fiebre, exantema y dolores. La mortalidad es nula en el dengue típico. La convalecencia dura con frecuencia varias semanas y cursa con astenia. Un episodio de enfermedad proporciona inmunidad durante 1 año. Los casos atípicos y leves de dengue, en general sin adenopatías, ceden en menos de 72 horas.

También se observa tendencia hemorrágica, que en general se manifiesta por púrpura, petequias o equímosis en los sitios de inyecciones; a veces se producen hematemesis, melenas o epistaxis, y más rara vez hemorragia subaracnoidea.

La hepatomegalia es común encontrarla, al igual que la bronconeumonía con o sin derrame pleural bilateral. Puede existir miocarditis. La mortalidad de la fiebre hemorrágica dengue oscila entre el 6 y el 30%.

Diagnostico:

El diagnóstico del dengue es básicamente clínico, y en él revisten importancia el comienzo agudo y los dolores articulares. El diagnóstico específico debe verificarse mediante el aislamiento del virus de la sangre y/o la demostración de los anticuerpos que aparecen en el curso de la enfermedad, además de las otras pruebas de laboratorio.

En el dengue se observa leucopenia hacia el segundo día con fiebre, y a los 4 o 5 dias el recuento de leucocitos disminuye hasta 2000-4000 /micro litro, con sólo un 20 a 40% de granulocitos. Se pueden encontrar albuminuria moderada y algunos cilindros.

El dengue se puede confundir con la fiebre por garrapatas de Colorado, el tifus, la fiebre amarilla y otras fiebres hemorrágicas. El diagnóstico serológico puede establecerse mediante pruebas de inhibición de la hemaglutinación y fijación del complemento en parejas de sueros, pero se ve complicado por las reacciones cruzadas con anticuerpos contra otros flavivirus.

-Exámenes complementarios:

1. Hemograma: leucocitosis o leucopenia, resulta frecuente la linfocitosis con linfocitos atípicos. Aumento del hematócrito igual o por encima de 20 % (hemoconcentración).

2. Coagulograma: Se puede detectar trombocitopenia, (frecuentemente por debajo de 100 000 en FHD) en los casos más graves se puede observar tiempo de protrombina prolongado.

3. Orina: hematuria, albuminuria.

4. Hemoquímica: elevación de las transaminasas y de los niveles séricos de urea, hipoalbuminemia.

5. Rayos X de tórax: Se puede observar derrame pleural, edema pulmonar y alveolar.

6. Ultrasonido abdominal: ascitis, engrosamiento de las paredes de la vesícula biliar.

7. Serológicos:

a) Captación por método MAC-ELISA de anticuerpos IgM, el cual identifica anticuerpos específicos del dengue, los cuales son detectables entre los 6-10 días del comienzo de la enfermedad en alrededor de 95 % de los casos. Estos anticuerpos descienden a niveles no detectables en 30-60 días.

b) Requiere solo una muestra sérica: Inhibición de la hemaglutinación, fijación del complemento, neutralización (requieren muestras séricas pareadas).

-Otros métodos que se pueden usar para el diagnóstico en el Laboratorio:

1. Aislamiento del virus.
2. Demostración de antígeno del virus por inmunohistoquímica, inmunofluorescencia o ELISA.
3. Detección de secuencias genómicas de virus mediante PCR.

Diagnóstico diferencial: El mismo deberá realizarse con otras enfermedades eruptivas febriles como son las siguientes:

Diagnóstico diferencial.
Rubeola.
Escarlatina.
Leptospirosis.
Mononucleosis infecciosa.
Fiebre amarilla.
Paludismo.
Fiebre por garratpatas.
Tifus.

Tratamiento:

La profilaxis del dengue requiere control o erradicación de los mosquitos vectores. Para prevenir la transmisión a los mosquitos, los pacientes de áreas endémicas deben ser mantenidos bajo mosquiteros hasta que haya cedido el segundo episodio de fiebre.

El reposo completo en cama es importante. Se debe evitar la aspirina, pero se pueden administrar paracetamol y codeína para la cefalea y las mialgias intensas. Indicar hidratación con CLNa al 0,9 % al paciente.

El control de los mosquitos vectores es en estos momentos la única alternativa para detener la propagación de la enfermedad (8,3).

-Fiebre hemorrágica del dengue (FHD) y síndrome de shock por dengue (SSD):

La FHD es una forma clínica del dengue que evoluciona con trombocitopenia y hemoconcentración. Es una enfermedad endémica del sur y sudeste asiático, en las islas del pacifico y en América del Sur. Tiene una distribución mundial, Su epidemiología y modo de transmisión son los descritos para el dengue clásico. El índice de letalidad actual es inferior al 1-3%, si el tratamiento es adecuado. Si se supera esta complicación, el paciente suele curar sin secuelas. (2)

Es una variante del dengue que afecta preferentemente a la población infantil y suele aparecer durante las epidemias de dengue clásico.

La FHD se caracteriza por aumento de la permeabilidad vascular, hipovolemia, y anormalidades en los mecanismos de la coagulación sanguínea. Los pacientes graves pueden complicarse con un shock hipovolemico.

Si existe una epidemia de dengue, los casos de dengue clásico son mucho más numerosos que los de FHD-SSD (relación 100:1-7). Dicho síndrome parece representar una respuesta atípica ante la infección. Dado que la inmunidad frente al dengue es de corta duración, se ha sugerido que la reinfección (por cualquiera de los serotipos del virus), cuando la inmunidad no es todavía protectora, los primeros 6 meses, acelera y agrava la segunda fase de la infección, con producción de lesión vascular por los complejos anticuerpo-virus. El vector más habitual sigue siendo *A. aegypti*.

El mismo virus del dengue clásico produce el FHD-SSD. En la mayoría de los casos de FHD-SSD se aísla el serotipo DEN2, aunque los otros serotipos también pueden ser los responsables.

Cuadro clínico:

En la fiebre hemorrágica dengue el comienzo es súbito, con fiebre y cefalea. Sin embargo, en vez de mialgias, adenopatías y exantema, el paciente desarrolla síntomas respiratorios y gastrointestinales. Además se observa faringitis, tos, disnea, náuseas, vómitos y dolor abdominal. El shock (síndrome de shock del dengue) aparece entre 2 y 6 dias después del comienzo, con colapso súbito o postración, extremidades frías y húmedas, el pulso es débil, filiforme y hay cianosis perioral.

En la mayoría de los casos es posible detectar hepatomegalia y poliadenopatías. Suele existir trombocitopenia, dato que sugiere evolución a DHF-SSD. Súbitamente, el paciente presenta inestabilidad hemodinámica, shock, CID y hemorragias gastrointestinales masivas. El shock es el signo de peor pronóstico. Otras complicaciones agudas incluyen neumonía, derrame pleural, encefalitis y miocarditis.

En la fiebre hemorrágica del dengue existe hemoconcentración (hematocrito >50%) durante la fase de shock; la cifra de leucocitos está aumentada en la tercera parte de los pacientes. La trombocitopenia (<100 000/micro litro), la positividad de la prueba del torniquete y la prolongación del tiempo de protrombina son características y reflejan las anomalías de la coagulación. Puede existir proteinuria mínima. Los niveles de ASAT pueden estar algo aumentados. Las pruebas serológicas suelen mostrar títulos elevados de anticuerpos fijadores del complemento contra los flavivirus, lo que sugiere una respuesta inmune secundaria.

Las manifestaciones clínicas que aparecen en el shock por dengue son las siguientes:

1. Fiebre.
2. Tromboctopenia.
3. Hemoconcentracion.
4. Hipotension.
5. Manifestaciones hemorrágicas.

En estos casos la muerte aparece al 4to. o 5to. día del desarrollo de la enfermedad, siendo signos de mal pronostico, la hematemesis, melena, el coma y el shock refractario. La cianosis y las convulsiones son manifestaciones terminales. Después de este periodo los que sobreviven presentan mejoría continua y rápida.

La FHD con síndrome de shock por dengue es una urgencia médica, por lo que se debe precisar un diagnostico precoz de la enfermedad, a través de los siguientes síntomas y signos:

A) Fiebre alta, de inicio súbito, de dos días de duración o más.
B) Prueba del torniquete positiva, con petequias, púrpura, equimosis, gingivorragia, hematemesis o melena.
C) Hepatomegalia.
D) Hipotensión, con piel fría, inquietud y pulso débil.
E) Trombocitopenia.
F) Derrame pleural.
G) Encefalitis.
H) Miocarditis.

Diagnóstico:

La OMS ha establecido criterios para el diagnóstico de la fiebre hemorrágica dengue, que constituye una emergencia médica: comienzo agudo de fiebre alta y continua, que dura de 2 a 7 dias ; manifestaciones hemorrágicas, incluyendo al menos positividad de la prueba del torniquete y petequias, púrpura, equimosis, gingivorragia, hematemesis o melena; hepatomegalia; trombocitopenia (menos de 100.000/ micro litro); o hemoconcentración (aumento, mayor que 20% del hematocrito). Los pacientes con síndrome de shock del dengue presentan además pulso débil y rápido, con disminución de la presión diferencial del pulso (menor que 20 mm Hg) o hipotensión, piel húmeda y fría e inquietud.

Criterios de la OMS para el diagnostico, que incluyen grados gravedad, manifestaciones clínicas y datos de laboratorio.

Grados.	Manifestaciones clínicas.	Datos de laboratorio.
I	Fiebre, síntomas generales, prueba del torniquete positiva.	Hemoconcentración y trombocitopenia.
II	Grado I + Hemorragias espontaneas.	
III	Grado II + insuficiencia circulatoria.	
IV	Grado III + Schock.	

Para el diagnóstico etiológico se recurre a los mismos métodos que para el del dengue clásico.

Tratamiento:

En la fiebre hemorrágica dengue se debe valorar inmediatamente el grado de hemoconcentración, deshidratación y desequilibrio electrolítico, y su intensidad se vigilará con frecuencia durante los primeros días, puesto que es posible la aparición o la recidiva rápida del shock. Los pacientes con cianosis deben recibir O_2.

El colapso vascular y la hemoconcentración requieren sustitución inmediata y vigorosa de líquidos, preferiblemente con una solución de cristaloides como la de Ringer lactato; se debe evitar la hidratación excesiva. También se deben administrar plasma o albúmina sérica humana si no se obtiene respuesta en la primera hora. Las transfusiones de sangre fresca o de plaquetas pueden controlar las hemorragias. La agitación se puede tratar con paraldehído, hidrato de cloral o diazepam. Las vitaminas C y K son útiles en algunos casos.

Bibliografía:

1. Manual de Merck, ediciones Hartcourt, decima edición, Año:1999
2. Farreras-Rozman. Temas de medicina interna, ediciones Hartcourt, 14 edición, Año: 2000
3. Martínez Torres Eric. Dengue. Estudos Avancados 22 (64), 2008
4. Guzmán MG, Kourí G. Dengue: an update. Lancet Infect Dis. 2002;2:33–42.
5. Kouri Gustavo. El dengue, un problema creciente de salud en las Américas. Rev Panam Salud Publica/Pan Am J Public Health 19(3), 2006
6. Harrison. Principios de medicina interna, Ediciones Mc Graw-Hill, 17 edición, Año: 2008

7. M. Reyna-Medinaa, L. Romero-Albarránb y A. Gante-Cornejo. Manifestaciones cutáneas del dengue. Reporte de caso y revisión de la literatura. Revista de Medicina e Investigación 2014;2(1):23-27

8. Carmen Acosta-Bas. Ivonne Gómez-Cordero. Biología y métodos diagnósticos del dengue. Rev Biomed 2005; 16:113-137.

9. Antulio Hoyos Rivera. Antonio Pérez Rodríguez. Actualización en aspectos epidemiológicos y clínicos del dengue. Revista Cubana de Salud Pública.2010; 36(1)149-164

10. Francisco P. Pinheiro. El dengue en las Américas. 1980-1987, Boletín epidemiológico de la OPS. Vol.10, No.1, 1989. ISSN 0255-6669

Titulo: Paludismo. Aspectos clínicos, diagnostico y tratamiento.

Autor: Jorge Serra Colina.

Concepto: El paludismo es una enfermedad que se observa en países tropicales y subtropicales, constituyendo un grave problema de salud en muchos países del mundo. Es una enfermedad infecciosa que se caracteriza por accesos de escalofríos, fiebre, y sudoraciones, unido a la presencia de anemia y esplenomegalia (aumento de tamaño del bazo).

Los pacientes afectados pueden empezar con síntomas inespecíficos, como malestar general, cefalea, fatiga, dolores abdominales y musculares, seguidos de fiebre y escalofríos.

El paludismo es una enfermedad producida por protozoos que se transmite por la picadura del mosquito *Anopheles* infectado. Es la enfermedad parasitaria más importante del ser humano, con transmisiones en 107 países.

Epidemiologia:

El paludismo es endémico en África, buena parte del sur y el sudeste de Asia, América Central y el norte de Sudamérica. El 90 % de los casos ocurre en el África tropical, en 1990 el 75% de los casos reportados fuera de áfrica fue concentrado en los siguientes países, India y Brasil (50%), y el resto se distribuyo en Afganistán, Sirilanka, Tailandia, Indonesia, Vietnam, Cambodia y China. (1,3,5)

El paludismo es endémico en África, una gran parte de Asia,América Central y Sudamérica. (6)

En las infecciones adquiridas en África predomina la especie *P. falciparum* en el 90% de los casos. (1)

Esta entidad es causada por un parasito intraeritrocitario, hallándose cuatro especies de plasmodium que infectan al hombre, P. falciparum, P. vivax, P. ovale y P. malariae. La OMS estima que cada año se diagnostican de 200 a 300 millones de casos en el mundo. (3)

Mecanismo de producción:

Los elementos básicos del ciclo vital son iguales para las cuatro especies, ocurriendo la transmisión por la picadura del mosquito hembra del genero Anopheles, el cual se alimenta en una persona con paludismo e ingiere sangre que contiene los gametocitos. Los seres humanos son el único reservorio importante de paludismo humano.

El mosquito anopheles al picar a un paciente infestado con paludismo, ingiere el parasito en sus etapas sexuales, conocido como gametocitos, luego los gametos masculino y femeninos se unen y forman el oocinete en el estomago, este penetra en la pared gástrica, en su cara externa para formar un quiste, del cual se desarrollan miles de esporozoitos. Esto sucede en un periodo entre 7 y 35 días, según la especie del parasito y la temperatura.

Mas tarde los esporozoitos emigran a los órganos del mosquito infectado, llegando algunos de ellos a las glándulas salivales, donde maduran y se vuelven infectantes cuando pican a una persona, cada vez que el mosquito se alimenta de sangre.

Cuando el mosquito infestado se alimenta en otro humano, inocula esporozoítos que infectan con rapidez los hepatocitos. Esto no produce enfermedad clínica, sin embargo, conduce a la fase de esquizogonia dentro de los hepatocitos infectados; luego de 1 o 2 semanas,más tarde, los hepatocitos se rompen (las células hepáticas hinchadas estallan y liberan los merozoitos en la corriente sanguínea, así comienza la fase sintomatica de la infección) y liberan merozoítos que invaden los hematíes y se transforman dentro de ellos en trofozoítos, cada esporozoito produce de 2000 a 40000 merozoitos y en un plazo de 6 semanas esos merozoitos o células hijas salen a la circulación sanguínea.
Los trofozoítos jóvenes, con aspecto de anillos en los hematíes infectados, crecen y se transforman en esquizontes, que rompen los hematíes.

Tras introducirse en el torrente sanguíneo, los merozoítos invaden con rapidez los eritrocitos y se convierten en trofozoítos. Su fijación está mediada a través de un receptor específico localizado en la superficie del eritrocito. En el caso de *P. vivax*, este receptor está relacionado con los antígenos Fy^a o Fy^b del grupo sanguíneo Duffy.

En las infecciones por *P. vivax y P. ovale* cierto número de formas intrahepáticas no se multiplican inmediatamente, sino que permanecen latentes durante meses antes de iniciar su reproducción (son llamadas hipnozoitos) y son las responsables de las recaídas, característica de la infección por estas dos especies.

Es decir después de formarse los esquizontes hepáticos exoeritrociticos, los hepatocitos se rompen y miles de merozoitos histicos llegan al torrente sanguíneo a través de los sinusoides hepáticos y penetran en los eritrocitos para crecer y multiplicarse cíclicamente. Muchos se transformaran en formas asexuales de trofozoitos a esquizontes hepáticos maduros, los que rompen el eritrocito (glóbulo rojo), y liberan de 8 a 30 merozoitos eritrociticos, que penetran en otros eritrocitos.

En la fase eritrocitica el merozoito penetra la célula hematica por invaginación y al llegar adentro se transforma en un trofozoito, que luego forma un esquizonte multinucleado, por ultimo el citoplasma se condensa alrededor de cada núcleo para formar una nueva generación de merozoitos.

Los merozoítos liberados en el plasma invaden con rapidez nuevos hematíes. Los ciclos repetidos de esquizogonia (invasión y rotura de un hematíe) son los responsables de los síntomas clínicos en el paciente afectado.

Los síntomas clínicos de anemia, hipoglicemia y esplenomegalia presentes en esta enfermedad surgen principalmente con la rotura de un gran número de esquizontes eritrociticos.

El periodo de incubación depende de la especie infectante, de 7 a 14 días para el plasmodium falciparum, de 8 a 14 dias para el P. vivax y P. ovale, y de 7 a 30 dias para el P. malariae.

Manifestaciones clínicas:

El período de incubación de la enfermedad varía entre 8 y 30 días; se dice que es más corto en el caso de P. falciparum y más largo para P. malariae.

El período de incubación suele ser de 10 a 20 dias para *P. vivax,* 12 a 14 dias para *P. falciparum* y alrededor de 1 mes para *P. malariae.* Sin embargo, algunas cepas de *P. vivax* pueden no causar enfermedad clínica en climas templados hasta un año después del contagio. El paludismo es con frecuencia atípico en personas que han recibido quimioprofilaxis. El período de incubación se puede prolongar semanas después de suspender el fármaco.

Después de la infección por el plasmodium, cualquiera que fuera la especie infectante, el cuadro clínico está representado por la crisis febril característica palúdica: tras unas horas de malestar general, cefaleas y mialgias, aparecen escalofríos con intensa sensación de frío, que requiere cubrirse con abundante ropa en cualquier estación del año.

Posterior a este período frío, que dura 15-60 min, aparece el período caliente o febril, con rubefacción facial, piel seca y elevaciones térmicas que pueden alcanzar hasta los 41 ℃, este estadio suele tener una duración de 2-6 horas.

El tercer período, o de lisis celular, se caracteriza por gran sudación, descenso de la temperatura, abatimiento y somnolencia. Este período suele durar 2-4 horas. (1,2)

Las manifestaciones comunes a todas las formas de paludismo incluyen anemia, ictericia, esplenomegalia, hepatomegalia y el paroxismo palúdico (escalofríos o tiritona), que coincide con la liberación de merozoítos desde los hematíes rotos. El paroxismo comienza con malestar general, escalofríos súbitos y fiebre que sube hasta 39 a 41 ºC, pulso rápido y filiforme, poliuria y cefalea y náuseas progresivas.

A continuación, disminuye la temperatura y se produce sudoración profusa durante un período de 2 o 3 horas. El paroxismo palúdico ocurre típicamente cada 48 horas en las infecciones por P. vivax, P. falciparum y P. ovale, y cada 72 horas en el paludismo por P. malariae. Estos intervalos no son rígidos: los paroxismos pueden ocurrir diariamente en las infecciones mixtas o al principio de la evolución del paludismo, especialmente en el causado por P. falciparum.

La intensidad de la anemia en el paludismo depende de la especie causal: de modo habitual es intensa en las infecciones por *P. vivax* y *P. falciparum,* y leve en las causadas por *P. malariae.*

La esplenomegalia suele ser palpable al final de la primera semana de enfermedad clínica, pero puede no aparecer en el paludismo por *P. falciparum.* El bazo agrandado es blando y con tendencia a la rotura traumática. La esplenomegalia disminuye poco a poco conforme se repiten los paroxismos y el paciente desarrolla inmunidad funcional. Después de muchas crisis, el bazo se convierte en fibroso y duro. La hepatomegalia suele acompañar a la esplenomegalia.

Manifestaciones del Paludismo grave:

-Malaria cerebral: consiste en una Encefalopatía simétrica y difusa de comienzo paulatino o brusco después de una convulsión que se presenta en el paludismo falciparum grave, en la cual el coma es una característica típica y ominosa que se asocia, a pesar del tratamiento, con una mortalidad aproximadamente de 20 % en adultos y 15 en niños. Los grados menores de embotamiento, delirium o conducta anormal deben tratarse con urgencia, pues el deterioro suele ser rápido.

El paludismo cerebral se manifiesta como una encefalopatía simétrica difusa; los signos neurológicos focales son infrecuentes. Aunque se puede detectar una cierta resistencia pasiva en la flexión de la cabeza, no se observan signos de la irritación meníngea.

El P. falciparum causa la enfermedad más grave, que puede conducir a la muerte si no se trata. Los hematíes con esquizontes de *P. falciparum* se adhieren al endotelio vascular, lo que origina obstrucción de los capilares y anoxia tisular en diversos órganos. Los pacientes con paludismo cerebral pueden presentar síntomas variables desde la irritabilidad al coma.

La mirada puede ser divergente y es frecuente un reflejo de fruncido de labios, pero los demás reflejos primitivos suelen faltar.

Excepto en los casos de coma profundo, se conservan los reflejos corneales. El tono muscular puede aparecer aumentado o disminuido. Los reflejos tendinosos son variables y la respuesta plantar puede ser flexora o extensora; los reflejos abdominal y cremastérico están abolidos.

Puede observarse una posición de flexión o extensión. Cerca de 15% de los pacientes sufren hemorragias retinianas; esta cifra aumenta hasta 30 o 40% cuando se realiza dilatación pupilar y oftalmoscopia indirecta. Otras anomalías en el fondo de ojo, se observan manchas discretas de opacidad retiniana (30 a 60%), edema de papila (en 8% de los niños, rara en los adultos), manchas de algodón en rama (<5%) y cambios de coloración de un vaso o un segmento de un vaso retiniano (ocasionales). Hasta 50% de los niños con paludismo cerebral sufren convulsiones, casi siempre generalizadas y repetidas. (5)

Mientras que los adultos no suelen presentar secuelas neurológicas (<3% de los casos), alrededor de 15% de los niños que sobreviven al paludismo cerebral (en especial los que presentan hipoglucemia, anemia intensa, convulsiones repetidas y coma profundo) sufren alguna deficiencia neurológica residual cuando recuperan la conciencia. Puede haber hemorragias retinianas, anemia e ictericia.

Se ha descrito la aparición de episodios de duración variable de hemiplejía, parálisis cerebral, ceguera cortical, sordera y trastornos del conocimiento y del aprendizaje , todos de duración variable. (5)

-Anemia grave: La anemia se debe a la destrucción acelerada de los eritrocitos y a su eliminación en el bazo, junto con la eritropoyesis ineficaz. En el paludismo grave, tanto los eritrocitos infectados como los sanos muestran una menor capacidad de deformación que se correlaciona con el pronóstico y la aparición de anemia. La depuración esplénica de todas las células también se incrementa.

Hematocrito menor que el 15 % o hemogoblina menor que 5g/dl con nivel de parasitemia mayor que 10 000/mL.

La anemia y la ictericia se deben a hemólisis intravascular de los hematíes infectados durante la liberación de merozoítos, a la fagocitosis de los eritrocitos infectados y no infectados en el bazo, a la menor supervivencia de los hematíes y a una ineficaz hematopoyesis, sobre todo cuando la enfermedad coexiste con desnutrición. Puede producir trombocitopenia. (8)

-Disfunción hepática: La ictericia hemolítica leve es habitual en el paludismo; la intensa se relaciona con infecciones por *P. falciparum*, es más frecuente en los adultos y se debe a hemólisis, lesión de los hepatocitos y colestasis.

La insuficiencia hepática contribuye a la hipoglucemia, la acidosis láctica y la alteración del metabolismo de los fármacos.

Ictericia, es cuando existe concentración sérica de bilirrubina >50 mmol/L (>3 mg/100 ml), se puede combinar con otros datos de disfunción de órganos vitales.

-Afectación Renal: La nefropatía puede ser consecuencia de la depleción de volumen, taponamiento de vasos sanguíneos, depósito de inmunocomplejos o "fiebre de la orina negra" (hemoglobinemia y hemoglobinuria por hemólisis intravascular, espontánea o después del tratamiento con quinina).

Las alteraciones renales son frecuentes en los adultos con paludismo grave por *P. falciparum*, pero casi nunca se observan en los niños. Su patogenia no se ha explicado, aunque puede relacionarse con el secuestro de eritrocitos parasitados que interfieren en el flujo microcirculatorio renal y en el metabolismo regional. Este síndrome es similar a la necrosis tubular aguda.

Puede aparecer insuficiencia renal aguda de manera simultánea con otras disfunciones de órganos vitales (en cuyo caso la mortalidad es grande) o evolucionar conforme se resuelven las otras manifestaciones de la enfermedad.

-Hipoglicemia: Concentración sérica de glucosa <2.2 mmol/L (<40 mg/100 ml). La hipoglucemia y la hiperinsulinemia resultan frecuentes y pueden ser agravadas por la administración de quinina.
Es una complicación importante y frecuente del paludismo grave es la hipoglucemia, que se acompaña de un pronóstico desfavorable y que es particularmente problemática en los niños y en las embarazadas.

- Acidosis: La acidosis es una causa importante de muerte por paludismo grave y es consecuencia de la acumulación de ácidos orgánicos. Por lo general, coexiste aumento de las concentraciones de ácido láctico con hipoglucemia. En los adultos, el daño renal simultáneo a menudo se combina con la acidosis; en los niños, la cetoacidosis también puede ser un factor que la ocasione.

-Edema pulmonar no cardiogenico: Los adultos con paludismo grave por *P. falciparum* pueden sufrir edema pulmonar no cardiógeno aun después de varios días de tratamiento antipalúdico. La tasa de mortalidad es mayor de 80%. Este proceso se puede agravar con la administración enérgica de líquidos por vía intravenosa. También puede surgir edema pulmonar no cardiógeno en casos de paludismo por *P. vivax* por lo demás no complicado, en donde la norma es la recuperación clínica.

- Otras manifestaciones: La septicemia puede complicar el paludismo grave, sobre todo en los niños. En áreas endémicas, la bacteriemia por *Salmonella* se ha asociado de manera específica a infecciones por *P. falciparum*. Las infecciones torácicas y las infecciones de vías urinarias causadas por catéteres son frecuentes en pacientes que permanecen inconscientes por más de tres días. La neumonía por broncoaspiración puede aparecer después de convulsiones generalizadas.

- Paludismo y embarazo: En regiones endémicas, el paludismo por *P. falciparum* en mujeres en su primero o segundo embarazo se asocia a bajo peso al nacer (reducción promedio cercana a 170 g) y en consecuencia a incremento de la mortalidad en lactantes y niños. En términos generales, las madres que sufren infección en áreas de transmisión estable permanecen asintomáticas pese a la intensa acumulación de eritrocitos parasitados en la microcirculación placentaria.

Las complicaciones más frecuentes son sufrimiento fetal, parto prematuro y aborto o peso bajo al nacer. En casos de paludismo grave es común la muerte fetal.

La afectación placentaria puede provocar aborto, parto del feto o, rara vez, infección congénita. El paludismo congénito se observa en menos de 5% de los recién nacidos de madres infectadas; su frecuencia y el grado de parasitemia guardan relación directa con la densidad parasitaria en la sangre materna y la placenta.(5)

-Paludismo en niños: En los niños con paludismo grave son relativamente frecuentes las convulsiones, el coma, la hipoglucemia, la acidosis metabólica y la anemia grave, mientras que son raros la ictericia intensa, la insuficiencia renal aguda y el edema pulmonar agudo. Los niños pueden presentar anemia intensa o acidosis metabólica. El paludismo grave puede ocasionar deficiencias neurocognitivas y del desarrollo a largo plazo. En la mayoría de las veces, los niños toleran los fármacos antipalúdicos y responden con rapidez al tratamiento.

-Paludismo por transfusión: El paludismo se puede transmitir por transfusión sanguínea, pinchazos con aguja, uso compartido de agujas infectadas por drogadictos y trasplante de órganos. El periodo de incubación en estas situaciones suele ser breve debido a que no se produce una fase preeritrocitaria de desarrollo. Las manifestaciones clínicas y el tratamiento de estos casos son similares a los de la infección adquirida de forma natural. En las infecciones por *P. vivax* y *P. ovale* es innecesaria la quimioterapia con primaquina.

Las manifestaciones del paludismo grave son las siguientes:

1. Coma profundo/paludismo cerebral.
2. Acidemia/acidosis.
3. Anemia normocítica, normocrómica grave.

4. Insuficiencia renal.
5. Edema pulmonar/síndrome de insuficiencia respiratoria del adulto.
6. Hipoglucemia.
7. Hipotensión/estado de choque.
8. Hemorragia/coagulación intravascular diseminada.
9. Convulsiones.
10. Hemoglobinuria.
11. Otras: Alteración del estado de conciencia, responde a los estímulos, Debilidad extrema, Hiperparasitemia.
12. Ictericia.

Complicaciones:

A) Esplenomegalia tropical: (Esplenomegalia palúdica hiperreactiva)

Las infecciones palúdicas crónicas o repetidas producen hipergammaglobulinemia; anemias normocítica y normocrómica y, en algunas ocasiones, esplenomegalia. Algunas personas que residen en zonas con paludismo endémico en África tropical y Asia presentan una respuesta inmunitaria alterada a las infecciones repetidas, que se caracteriza por esplenomegalia de gran magnitud, hepatomegalia, aumento considerable de las concentraciones séricas de IgM y presencia de anticuerpos palúdicos, linfocitosis sinusal hepática y linfocitosis periférica de células B, sobre todo en África.

Este síndrome se ha relacionado con la producción de anticuerpos IgM citotóxicos contra los linfocitos T CD8+ y aumento de la proporción de linfocitos T CD4+/CD8+.

Los pacientes con esplenomegalia palúdica hiperreactiva (EPH), tienen una masa abdominal o una sensación de pesadez en el abdomen con dolor agudo ocasional que denota periesplenitis. Suelen observarse datos de anemia y un cierto grado de pancitopenia, aunque en muchos casos no se pueden demostrar los parásitos en los frotis de sangre periférica. Los pacientes son más vulnerables a las infecciones respiratorias y cutáneas; muchos enfermos fallecen de sepsis generalizada. Los individuos con EPH que viven en las zonas endémicas deben recibir quimioprofilaxis antipalúdica; los resultados casi siempre son buenos.

B) Nefropatía palúdica cuartana:

Las infecciones crónicas o repetidas por *P. malariae*, y tal vez por otras especies palúdicas, pueden originar una lesión del glomérulo renal por inmunocomplejos solubles que es la causa del síndrome nefrótico.

Se dice que sólo una proporción muy pequeña de los individuos infectados experimenta afección renal. El aspecto histológico es el de una glomerulonefritis focal o segmentaria.

C) Linfoma de Burkitt e infección por el virus de Epstein Barr:

Debido a la elevada prevalencia de estos en niños que habitan en zonas palúdicas endémicas en África es posible que la inmunosupresión asociada a la malaria provoque infección con virus asociados a linfomas.

Es posible que la inmunodepresión que acompaña al paludismo provoque una infección por virus linfomatosos. El linfoma de Burkitt se relaciona con el virus de Epstein-Barr.

Diagnóstico:

Se realiza por el cuadro clínico, los exámenes de laboratorio con demostración del parásito y especialmente con el antecedente de haber viajado o residido el paciente en zonas palúdicas.

El diagnóstico de certeza del paludismo se basa en la demostración de formas asexuadas del parásito en frotis de sangre periférica teñidos preferentemente con Giemsa (coloración de Walker), conocida como gota gruesa (GG), que permite identificar tanto el tipo de plasmodium como el número de parásitos.

Pueden emplearse otras tinciones Romanowsky, Wright, Field oLeishman, pero son menos fiables. El grado de parasitemia se expresa como el número de eritrocitos parasitados por 1 000 células y esta cifra se convierte después en el número de eritrocitos parasitados por microlitro de sangre.

En dependencia del resultado de la GG, la parasitemia se clasifica en tres tipos:
1. Leve: menos de 50 000 /mm3.
2. Moderada: de 50-100 000/mm3.
3. Sev*era*: más de 100 000/mm3 o más de 2 % hematíes parasitados o más de 5 % hematíes parasitados con más de 2 parásitos.

Exámenes complementarios:

1. Hemograma: anemia normocítica normocrómica generalmente.
2. Recuento de leucocitos: bajo o normal, puede elevarse en infecciones graves.
3. Eritrosedimentación, viscosidad plasmática y proteína C reactiva: son elevados.

4. Recuento de plaquetas: moderadamente reducido (100 000/µL),
muy disminuidas en casos graves.
5. Electrólitos, niveles de urea y creatinina en plasma: normales en infecciones
no complicadas.
6. Electroforesis de proteínas: hipergammaglobulinemia usual en pacientes
inmunes y semiinmunes.
7. Tiempo de protrombina y tromboplastina parcial aumentados en infecciones
graves.

Indicadores en el paludismo grave: La glucosa, sodio, bicarbonato, calcio,
fosfato y albúmina pueden estar disminuidos;
mientras que, el lactato, nitrógeno ureico, creatinina, y enzimas musculares y
hepáticas, bilirrubina aumentadas.
La hemogasometría puede dar como resultado acidosis metabólica.

-Para el diagnóstico del paludismo cerebral: (4)
a) Presión LCR y proteínas elevadas.
b) Concentraciones bajas de glucosa y elevadas de lactato en LCR, mal
pronóstico.

Diagnóstico diferencial:

El paludismo no complicado, debe diferenciarse de otras enfermedades que
cursan con cuadros febriles que evolucionan con anemia, esplenomegalia y
hepatomegalia tales como:

1. Fiebre tifoidea.
2. Hepatitis.
3. Dengue.
4. Leptospirosis.
5. Absceso hepático amebiano o bacteriano.
6. Infecciones genitourinarias.

Tratamiento:

Prevención: Consiste en la Lucha contra el vector, con tal motivo se toma
medidas como destruir los criaderos de mosquitos y el empleo de insecticidas
que destruyan los mosquitos vectores

Quimioprofilaxis: La quimioprofilaxis debe comenzar 1 a 2 semanas antes del
viaje, y continuar hasta 4 semanas después de la vuelta del área endémica.

Se indica mefloquina, esta se recomienda para viajeros a zonas donde existe
P. falciparum resistente a la cloroquina.

También se puede administrar doxiciclina, en dosis de 100 mg diarios, que, se puede comenzar 1 a 2 dias antes de llegar a la zona con endemia.

La cloroquina semanal se recomienda para viajeros a regiones con riesgo. La cloroquina es un antipalúdico que se suele tolerar bien. En caso contrario se puede emplear la Primaquina.

Es importante aconsejar a todas las embarazadas en riesgo que viven en zonas endémicas que acudan a consultas de atención prenatal de forma periódica. La mefloquina es el único fármaco recomendado para las embarazadas que viajarán a regiones con paludismo resistente a fármacos; este medicamento por lo general se considera seguro en el segundo o tercer trimestre del embarazo.

Medicamentos para la quimioprofilaxis.
Atovacuona/proguanilo.
Cloroquina, fosfato.
Doxiciclina.
Hidroxicloroquina, sulfato.
Mefloquina.
Primaquina.
Primaquina.

Medidas generales:

-Notificación e Ingreso.

La cloroquina es el fármaco de elección contra P. malariae y P. ovale, así como contra las cepas sensibles de P. falciparum y P. vivax. La fiebre suele ceder en 48 a 72 h. En caso de infección por P. falciparum puede estar indicada la administración endovenosa lenta de cloroquina si el paciente no tolera la via oral. La infección por *P. falciparum* resistente a la cloroquina se trata con sulfato de quinina oral o, si la enfermedad es grave, con clorhidrato de quinina o quinidina.

También se puede usar la mefloquina, que tiene actividad antipalúdica igual a la quinina, tiene efectos tóxicos como son, Náusea, inquietud, disforia, confusión, insomnio, pesadillas, sensación de disociación.

Para prevenir las recidivas del paludismo por *P. vivax* o *P. ovale* es necesario eliminar los hipnozoítos con primaquina. Este fármaco se puede administrar junto con la cloroquina o después de ella.

Antipalúdicos.		
Cloroquina.	**Actividad antipalúdica:** Igual que la quinina, pero actúa un poco más temprano en el ciclo asexual.	Efectos tóxicos: Náusea, disforia, prurito en personas de piel oscura, hipotensión postural. -Dificultades en la acomodación visual, queratopatía, erupciones -Provoca sabor amargo, es producto bien tolerado
Quinina, quinidina.	**Actividad antipalúdica:** Actúa de manera predominante en la etapa de trofozoíto en sangre; destruye gametocitos de *P. vivax, P. ovale* y *P. malariae* (pero no de *P. falciparum*); no actúa sobre el parásito en sus etapas hepáticas.	*Provoca:* "Quinismo": acúfenos, pérdida de la audición de sonidos altos, náusea, vómito, disforia, hipotensión postural; prolongación del intervalo QT_c en el ECG (en el caso de la quinina por lo general es menor de 10%, pero en el de la quinidina puede llegar a 25%) -Diarrea, alteraciones visuales, erupciones, es un producto muy amargo

Bibliografía:

1. Farreras Rozman. Medicina interna, Ediciones Hartcourt, 14 edición, Año:2000

2. El manual Merck, ediciones Hartcourt, decima edición, año:1999
3. Roca Goderich Raúl. Temas de medicina interna. Ecimed. La Habana. Año:2004
4. Matarama Peñate Miguel, Medicina interna, Diagnóstico y tratamiento. Editorial ciencias medicas, La Habana, año:2005
5. Harrison. Principios de medicina interna, Ediciones Mc Graw-Hill, 17 edición, Año: 2008
6. Áurea Pereira. Mónica Pérez.   Epidemiología y tratamiento del paludismo. OFFARM. VoL 21 Núm. 6 Junio, 2002
7. Del Castillo Calderón José Gabriel. Angie Milena Cárdenas Silva. Malaria congénita por Plasmodium falciparum. Rev Chil Pediatr. 2020;91(5):749-753
8. María Inés Umpiérrez, Martín Notejane, Cristina Zabala, Karina Malán, Patricia Barrios, Gustavo Giachetto, Álvaro Galiana, Nora Fernández. Malaria importada en niños: primer caso en Uruguay. Arch Pediatr Urug 2021; 92(1): e302
9. Adrián Van-Nooten. Reinaldo L Menéndez Capote. Olga Pomier Suárez. Signos de alarma en pacientes con paludismo importado por *Plasmodium Falciparum.* Revista Cubana de Medicina Tropical. 2021;73(1):e604
10. Lalloo DG, Shingadia D, Bell DJ, Beeching NJ, Whitty CJM, Chiodini PL. UK malaria treatment guidelines 2016. Journal of Infection. 2016
11. Stephanie Hernández Redondo, Katalina Chuprine Sisfontes, Arianna Carrillo Chaves. Actualización en Malaria. Revista Médica Sinergia Vol.5 (12), Diciembre 2020
12. Sahily de la Caridad Ortega Medina. Sonia Monteagudo Díaz. Yoelvis Castro Bruzón. Idalmis Reyes Rodríguez. Paludismo por Plasmodium falciparum. Presentación de un caso importado. Medisur. junio 2018 | Volumen 16 | Numero 3.
13. Chaparro Pablo, Padilla Julio. Mortalidad por paludismo en Colombia, 1979-2008. Biomédica 2012;32(Supl.):95-105
14. J. Gascón i Brustenga. Paludismo importado por inmigrantes. An. Sist. Sanit. Navar. 2006; 29 (Supl. 1): 121-125. Hospital clinic de Barcelona
15. Katty Pilar Jadan-Solis . Consuelo de Jesús Alban-Meneses . Angélica Salazar-Carranza. Leticia de los Ángeles Cruz-Fonseca. Iselkis Torres-Céspedes. Aldo Jesús Scrich-Vázquez. Caracterización del paludismo como enfermedad endémica en Ecuador. *Rev. Arch Med Camagüey Vol, 23(4)2019*
16. Chaparro Pablo, Soto Edison, Padilla Julio, Vargas Daniel. Estimación del subregistro de casos de paludismo en diez municipios de la costa del Pacífico nariñense durante 2009. Biomédica 2012;32(Supl.):29-37

Titulo: Cólera.

Autor: Dr. Jorge Serra Colina.

Introducción:

El cólera es una enfermedad infectocontagiosa, causada por el Vibrio cholerae, serogrupos 01 y 0139, el cual es un bacilo corto, curvo, móvil y aerobio. Se dice que ambos biotipos, El Tor y el clásico, de V. cholerae pueden causar grave enfermedad; sin embargo, la infección leve o asintomática se observa de manera más común con el biotipo El Tor.

Se han definido dos biotipos de V. cholerae O1, el clásico y el El Tor, cada uno de los cuales se subdivide en dos tipos serológicos (serotipos), llamados Inaba y Ogawa.

El cólera es una enfermedad aguda causada por algunas cepas de la especie Vibrio cholerae que en su forma grave, tras un período de incubación de 2-3 días, pero con márgenes entre 5 h a 5 días. Es una enfermedad que comienza de forma brusca con dolores abdominales, unido a diarrea acuosa como agua de arroz, pudiendo ocasionar la muerte por pérdida de agua y electrólitos.

En las formas graves la pérdida de agua y electrólitos es tan intensa que las heces son casi isotónicas con el plasma. Estas se caracterizan por ser heces sin mal olor, abundantes y con apariencia de agua sucia, "agua de arroz" , en donde puede haber moco en cantidad variable.

En pacientes infestados cuando la pérdida de electrólitos es intensa pueden sobrevenir vómitos como consecuencia de la acidosis e intensos calambres musculares fruto de la hipopotasemia, en estos casos graves aparecen signos intensos de deshidratación, hipotensión y oliguria.

Aunque otros microorganismos pueden ocasionar cuadros clínicos similares, el término cólera se reserva exclusivamente para los ocasionados por especies toxigénicas de *V. cholerae* O1 y O139, independientemente de la intensidad del cuadro que ocasionen.

Es una enfermedad originaria de la India y de China, de donde se extendió a otros países, y decursa por lo general en forma de brotes epidémicos mas o menos extensos.

Epidemiologia:

El cólera es una enfermedad de distribución mundial, que pudo aparecer desde hace miles de años en el delta del rio Ganges, en Brahmapruta, en la India y aun se mantiene endémico en estas regiones y otras del sudeste asiático. En la medida que el transporte y la comunicación entre las naciones se ha desarrolado, el cólera se ha expandido y se han producido varias pandemias, y se ha mantenido de forma endémica en varias naciones del área del Caribe, en el transcurso de los años se han descrito 7 pandemias causadas por esta enfermedad infecciosa. (1,5)

En la actualidad, más de 90% de los casos de cólera notificados anualmente a la Organización Mundial de la Salud (OMS) provienen de África. En el periodo de 2000 a 2004, el número mundial anual de casos de cólera notificados a la OMS se mantuvo estable en aproximadamente 100 000. Esta cifra ciertamente es una subestimación importante, ya que varios países con cólera endémico no notifican sus casos a la Organización Mundial de la Salud. (5)

El cólera se transmite sobre todo por el agua, pero también por alimentos contaminados por heces fecales. Algunos mariscos y peces infectados pueden ser causantes de la enfermedad. Es importante conocer el estado de portador crónico, que se produce al albergarse los gérmenes en la vesícula biliar, al igual que en la fiebre tifoidea.

El hábitat natural de *V. cholerae* es el agua salada de la costa y las rías salobres, donde el microorganismo vive en estrecha vinculación con el plancton. Los seres humanos se infectan de forma accidental, pero una vez infectados, pueden actuar como vehículos de diseminación de la enfermedad. La ingestión de agua contaminada por las heces humanas infectadas representa la vía más común de adquisición de *V. cholerae*. El consumo de alimentos contaminados en el domicilio, restaurantes o en puestos ambulantes también contribuye a su propagación. No se conoce ningún reservorio animal. La dosis infecciosa es relativamente alta, pero disminuye mucho en sujetos con hipoclorhidria y en los que utilizan antiácidos o cuando el pH gástrico es neutralizado por alimentos.

El numero de países que reportaron Cólera, a la OMS decreció de 78 países, a 71 en el año 1996, siendo África el continente que presenta la mayor proporción de casos reportados, la incidencia aumento en el 53% , de 71 081 casos en 1995 a 108 535 casos en el año 1996.

Patogenia:

El cólera es una enfermedad mediada por toxinas. La diarrea acuosa característica se debe a la acción de la toxina del cólera, una potente enterotoxina proteínica elaborada por el microorganismo en el intestino delgado. Para que *V. cholerae* pueda colonizar el intestino delgado y producir toxina del cólera, primero debe reconocer, hacer frente y atravesar diversos medios hostiles. El primero de ellos es el medio ácido del estómago. *V. cholerae* depende, en parte, de que el inóculo sea de gran tamaño (p. ej., comparado con el necesario para la colonización de *Shigella*) para que algunos microorganismos puedan eludir los efectos bactericidas de la acidez gástrica. Si resulta eficaz, *V. cholerae* debe atravesar a continuación la capa mucosa de la porción superior del intestino delgado. La quimiotaxis, la movilidad y un conjunto de proteasas permiten que *V. cholerae* atraviese el gel que recubre el epitelio intestinal.

Una vez que se ha establecido en el intestino delgado del ser humano, el microorganismo produce la toxina de cólera, que se compone de una mitad enzimática monomérica (subunidad A) y de otra mitad de unión pentamérica (subunidad B).

El pentámero B se une al gangliósido GM1, un receptor glucolipídico de la superficie de las células epiteliales para la toxina, y esta unión hace posible la liberación de la subunidad A al citosol. La subunidad A activada (A_1) transfiere de una manera irreversible la ADP-ribosa desde el dinucleótido de nicotinamida y adenina a la proteína específica de esta subunidad, que es el componente regulador de la ciclasa de adenilato que se une a trifosfato de guanosina (GTP).

La proteína G ribosilada por difosfato de adenosina (*adenosine diphosphate*, ADP) regula al alza la actividad de la ciclasa de adenilato; el resultado es la acumulación intracelular de niveles altos de monofosfato de adenosina (*adenosine monophosphate*, AMP) cíclico. Por su parte, el AMP cíclico inhibe el sistema de entrada de sodio de las células de las vellosidades y activa el sistema de salida de cloruro en las células de las criptas, lo que determina la acumulación de cloruro sódico dentro de la luz intestinal. Como el agua se mueve pasivamente para mantener la osmolalidad, se acumula un líquido isotónico en la luz intestinal.

Cuando el volumen de dicho líquido supera la capacidad de resorción del resto del intestino, se produce una diarrea acuosa. Si no se reponen de manera suficiente los líquidos y electrólitos perdidos, se instaura el choque (a causa de la deshidratación tan profunda) y la acidosis (por la pérdida de bicarbonato). Aunque la alteración de la vía de la ciclasa de adenilato es el principal mecanismo por el que la toxina de cólera causa un exceso de secreción de líquidos, no es el único mecanismo que interviene. Cada vez es mayor el número de pruebas que indica que la toxina de cólera también potencia la secreción intestinal a través de las prostaglandinas y los receptores de histamina nerviosos.

Manifestaciones clínicas:

El período de incubación de la enfermedad es de 1 a 3 dias. La forma de presentación del cólera puede ser leve, y manifestarse como un episodio no complicado de diarrea moderada o constituir una enfermedad fulminante, potencialmente fatal. Por lo general, la manifestación inicial consiste en diarrea acuosa, abrupta y sin dolor, con vómitos; la cantidad de heces puede ser >1, l/h, aunque suele ser mucho menor.

Típicamente es una enfermedad que no causa fiebre o ésta es moderada y que, excepto en sus formas más avanzadas, se mantiene el estado de conciencia indemne.

La depleción de agua y electrólitos resultante causa en el paciente sed intensa, oliguria, calambres musculares, debilidad y pérdida notable de turgencia de los tejidos, se observan los ojos hundidos y piel arrugada en los dedos de las manos. Las manifestaciones del cólera se deben a pérdida de heces acuosas isotónicas, ricas en sodio, cloro, bicarbonato y potasio.

También aparecen hipovolemia, hemoconcentración, oliguria, anuria y acidosis metabólica grave con depleción de potasio (pero con una concentración plasmática de sodio normal); en ausencia de tratamiento se produce colapso circulatorio con cianosis y estupor. La hipovolemia prolongada puede causar necrosis tubular renal.

Diagnostico:

El cólera se puede confirmar identificando *V. cholerae* en las heces; no obstante, debe solicitarse específicamente este microorganismo. Se puede detectar de modo directo con el microscopio de campo oscuro en las preparaciones en fresco de heces recientes y puede precisarse el serotipo por inmovilización con antisueros específicos.

Los datos del laboratorio muestra aumento del hematocrito en enfermos sin anemia, leucocitosis con neutrofilia, creatinina elevada, hiperazomeia, y pH arterial bajo.

Para identificar el *V. cholerae* es suficiente con las pruebas bioquímicas homologadas para las enterobacteriáceas. Todos los vibriones son oxidasapositivos.

La utilidad de los coprocultivos para el diagnóstico de la infección por *V. cholerae* disminuye al final de la enfermedad o cuando se inicia un tratamiento antibacteriano eficaz. Se han desarrollado instrumentos diagnósticos basados en anticuerpos monoclonales y métodos basados en la reacción en cadena de la polimerasa sobre sondas de DNA para *V. cholerae* O1 y O139.

El diagnóstico se realiza al observar mediante el examen microscópico, los bacilos específicos en las heces fecales teñidas con fucsina fenicada al 1%.

Además se hace el diagnóstico de forma más segura mediante el cultivo en medios específicos. El aislamiento de laboratorio requiere la utilización de un medio selectivo, siendo el más seguro el agar de tiosulfato-citrato-sales biliares-sacarosa (TCBS). Si se produce un retraso en el procesamiento de la muestra, debe inocularse también medio de transporte de Carey-Blair.

Tratamiento:

El abastecimiento de agua limpia, las instalaciones higiénico-sanitarias para la eliminación de las heces, la mejoría del estado de nutrición y las normas higiénicas en la preparación y conservación de los alimentos en el hogar, podrían reducir sobremanera la incidencia del cólera.

Medidas preventivas:

- Educar a la población sobre las medidas de higiene personal y ambiental, aspecto fundamental entre las personas que manipulan alimentos y cuidan niños.
- Fomentar la eliminación de los residuales líquidos, en lugares alejados de las fuentes potables de agua.
- Proteger, clorar o purificar los abastecimientos publico de agua y evitar las filtraciones de desechos líquidos hacia los abastecimientos de agua.
- Es una enfermedad de notificación obligatoria.
- Estimular la lactancia materna.
- Vacuna contra el cólera.

Medidas generales:

- Notificación, Ingreso hospitalario, Búsqueda de los contactos y las fuentes de infección.
- Quimioprofilaxis a los contactos: A los adultos se le administra tetraciclina 500 mg 4 veces al dia, o una sola dosis de doxiciclina 300 mg diarios durante 3 dias.
- En niños, se administra tetraciclina 50mg/Kg/dia en 4 dosis o 1 una sola dosis de doxiciclina a 6mg/Kg diarios durante 3 dias.

Tratamiento especifico:

El cólera es fácil de tratar; sólo requiere la reposición rápida y suficiente de líquidos, electrólitos y bases. Las tasas de mortalidad de la enfermedad adecuadamente tratada suelen ser inferiores a 1%.

El objetivo del tratamiento es atender la hipovolemia causada por las diarreas, de la acidosis metabólica, y la prevención de la hipopotasemia. El tratamiento de elección en todos los casos son las sales de rehidratación oral.(SRO), excepto cuando exista cuando existan signos de deshidratación grave.

Se plantea que con adecuadas medidas de rehidratación la mortalidad por cólera es inferior al 1%, sin estas medidas la muerte puede sobrevenir en la mitad de los casos o un cuarto de los pacientes que desarrollan el cuadro típico de la enfermedad.

Tratamiento farmacológico:

El uso de antibióticos reduce la duración y el volumen de las perdidas de líquidos y acelera la eliminación de V. cholerae por las heces, se administra los siguientes medicamentos:

-Tetraciclinas o Doxiciclina, por un periodo de tres dias.

En casos resistentes al tratamiento inicial se puede utilizar, Sulfaprim (Sulfametoxazol), o Furozalidona, Eritromicina, el uso de quinolonas y ampicilina ha resultado ser eficaz.

Para los adultos con cólera en zonas en las que la resistencia a las tetraciclinas es prevalente, la ciprofloxacina, ya sea en dosis única (30 mg/kg, sin superar una dosis total de 1 g) o en un ciclo corto (15 mg/kg dos veces al día durante tres días, sin superar una dosis total diaria de 1 g), o la eritromicina (un total de 40 mg/kg diarios en tres dosis divididas durante tres días) o una sola dosis de 1 g de azitromicina son sustitutivos eficaces desde el punto de vista clínico.

Bibliografía:

1. Farreras Rozman. Medicina interna, Ediciones Hartcourt, 14 edición, Año:2000
2. El manual Merck, ediciones Hartcourt, decima edición, año:1999
3. Roca Goderich Raúl. Temas de medicina interna. Ecimed. La Habana. Año:2004
4. Matarama Peñate Miguel, Medicina interna, Diagnóstico y tratamiento. Editorial ciencias medicas, La Habana, año:2005
5. Harrison. Principios de medicina interna, Ediciones Mc Graw-Hill, 17 edición, Año: 2008
6. Bahamonde Harvez C, Stuardo Ávila V. La epidemia de cólera en América Latina: reemergencia y morbimortalidad. *Rev Panam Salud.* 2013;33(1):40–6.

7. Tovar Guzmán, Víctor; Bustamante Montes, Patricia. Historia del cólera en el mundo y México. Ciencia Ergo Sum, vol. 7, núm. 2, julio, 2000, Universidad Autónoma del Estado de México, Toluca, México

8. Laura margarita González Valdés. María de la C. Casanova Romero. Joaquín Pérez labrador. Cólera: historia y actualidad. Rev. Ciencias médicas. Oct. -dic. 2011; 15(4):280-294.

Titulo: Fiebre amarilla. Revisión bibliográfica.

Autor: Dr. Jorge Serra Colina.

Resumen:

La fiebre amarilla es una enfermedad infecciosa aguda, potencialmente epidémica, muchas veces grave, causada por un flavivirus, la cual se caracteriza por fiebre de grado variable, ictericia, hemorragias, y albuminurias en ocasiones intensa. Esta es una enfermedad que puede adoptar dos formas de presentación, urbana y selvática. Los casos se clasifican en inaparentes, donde se observa fiebre y cefalea durante 48 horas, en casos leves, en casos moderadamente graves y casos malignos, su período de incubación dura de 3 a 6 dias, en estos casos suelen faltar los síntomas prodrómicos. El tratamiento de soporte se dirige al alivio de los síntomas principales, tienen importancia el reposo completo en cama. Es imprescindible la corrección de los desequilibrios hidroelectrolíticos. Las exigencias de vacunación varían en los distintos países; en estos casos se administra la vacuna antiamarilica. La tendencia a los sangramientos se trata con gluconato de calcio, 1 gramo EV, 1 o 2 veces al día con fitonandiona(ver deficiencia de vitamina K), también puede ser necesario el uso de transfusiones y hay que considerar el uso de heparina , si se detecta coagulación intravascular diseminada. Esta contraindicada la Aspirina por su efecto antiplaquetrario.

Introducción:

La fiebre amarilla (FA) es una enfermedad infecciosa aguda, potencialmente epidémica, muchas veces grave, causada por un flavivirus, la cual se caracteriza por fiebre de grado variable, ictericia, hemorragias, y albuminurias en ocasiones intensa.

Es una infección viral ictérico-hemorrágica trasmitida por mosquitos del género Haemagogus en su ciclo selvático y Aedes aegypti en el urbano.

La fiebre amarilla es una enfermedad que puede adoptar dos formas, urbana y selvática. En la fiebre amarilla urbana, el virus es transmitido por la picadura de un mosquito Aedes aegypti infectado 2 semanas antes, al alimentarse en un paciente virémico. En la fiebre amarilla de la jungla (selvática), el virus es transmitido por mosquitos Haemagogus y otros mosquitos de zonas boscosas, que adquieren el virus desde primates salvajes. La fiebre amarilla es endémica en África Central y en áreas de América del Sur y América Central.

Esta infección debe su nombre a la ictericia, que es el signo clínico más constante. La fiebre amarilla es una de las arboviriasis más extendidas y graves. Es una enfermedad de declaración mundial obligatoria, cuya vacunación se exige antes de viajar a numerosos países. Sin embargo, es una enfermedad poco frecuente en viajeros al trópico.

Etiología:

El virus de la fiebre amarilla pertenece a la familia de los Togavirus, género Flavivirus. Consta de un centro integrado por ribonucleoproteínas que contienen RNA monocatenario. Su tamaño es pequeño (40 nm de diámetro). Comparte diversos determinantes antigénicos con otros Flavivirus, algunos de ellos corrientes en las zonas endémicas, lo que dificulta el diagnóstico serológico de los pacientes infectados.

Epidemiologia:

El virus de la fiebre amarilla ha causado epidemias importantes en el continente americano, África y Europa.

En cuanto a su distribución geográfica, es endémica en África y América Central y del Sur. En África se determinan tres regiones distintas según su transmisión: la más importante incluye las zonas húmedas de la sabana de África central y del oeste durante la época de lluvias, además existen brotes ocasionales en zonas urbanas y, mucho menos importante, en la selva. Estos tres ciclos ecológicos se denominan rural (transmisión de mono a hombre por *Aedes simpsoni*), urbano (transmisión de persona a persona por *Aedes aegypti*) y selvático (transmisión de mono a mono por *Aedes africanus*). (1)

Algunas epidemias han producido un número considerable de víctimas (Etiopía, 1960-1962, 30.000 muertos). (1)

La fiebre amarilla rural y selvática es la predominante en América del Sur, generalmente por transmisión a cargo del mosquito *Haemagogus*. Por el contrario, los casos urbanos son mucho menos frecuentes en América. Actualmente se declaran en todo el mundo unos 200.000 casos de fiebre amarilla por año, con una mortalidad estimada de 30.000 personas/año.

Transmisión:

En la fiebre amarilla de transmisión urbana hay que recordar que *A. aegypti* abunda en zonas húmedas alrededor del agua estancada, y sólo pica durante el día. En la de transmisión selvática, con vectores diferentes en África y América, el reservorio habitual es el mono que habita en los árboles. La breve duración del período de incubación (intervalo 3-14 días, habitualmente 1-6 días), posibilita la aparición de casos importados de la enfermedad en países donde no se dan condiciones para su existencia autónoma.

Ello implica la necesidad de conocer la enfermedad por parte de cualquier médico, y la de exigir un control efectivo en las vacunaciones de viajeros, así como en las importaciones de animales (monos).

Manifestaciones clínicas:

Los casos se clasifican en inaparentes, donde se observa fiebre y cefalea durante 48 horas, en casos leves, moderadamente graves y malignos, su período de incubación dura de 3 a 6 dias, en estos casos suelen faltar los síntomas prodrómicos.

Tras el período de incubación cabe distinguir dos formas clínicas: la leve y la grave o clásica, registrándose también formas de gravedad intermedia.

La forma leve es poco característica y sólo se sospecha en zonas endémicas y especialmente durante las epidemias. Comienza bruscamente con fiebre elevada, escalofríos y cefalea. Pueden existir, además, mialgias, náuseas y vómitos. Suele durar 1-3 días y curar sin complicaciones.

Forma grave o clásica. Tras un período inicial similar al anterior, en el que pueden existir además epistaxis y gingivorragia, se produce un descenso febril (remisión). A continuación reaparece la fiebre, se instaura ictericia (100% de los casos) y puede aparecer insuficiencia hepática y/o renal con proteinuria (90%) y agravamiento de la diátesis hemorrágica, con epistaxis abundantes, gingivorragia, punteado hemorrágico en el paladar blando y hematemesis de sangre negra y coagulada (vómito negro) (20% de casos). (1)

Un signo clínico clásico es la existencia de bradicardia relativa a pesar de la fiebre elevada (signo de Faget). Al inicio existe leucopenia con neutropenia. Los restantes parámetros bioquímicos traducen sólo la existencia de fallo orgánico único o múltiple (generalmente hepático y/o renal) y deshidratación (alteraciones iónicas y del equilibrio acidobásico).

El comienzo es súbito, con fiebre de 39 a 40 ºC. El pulso es generalmente rápido al principio, luego se hace lento en relación con la fiebre hacia el segundo día, como dijimos. La cara aparece enrojecida y los ojos inyectados; los márgenes de la lengua están rojos, con aspecto saburral en la parte central.

Los síntomas habituales incluyen náuseas, vómitos, estreñimiento, cefalea, dolores musculares, que aparecen sobre todo en cuello, espalda y piernas, además existe postración intensa, inquietud e irritabilidad. En los casos leves la enfermedad termina con esta fase, al cabo de 1 a 3 días.

En los casos moderadamente graves y malignos, la fiebre cae de forma súbita entre 2 y 5 dias después del comienzo, y sigue una remisión de varias horas o días. A continuación reaparece la fiebre, pero el pulso permanece lento. Se observa la tríada característica de ictericia, albuminuria intensa e hipersensibilidad epigástrica. Puede haber oliguria o anuria y resultan comunes las petequias y las hemorragias en las mucosas. El paciente aparece confuso y apático.

En la fase terminal de los casos malignos se produce delirio, convulsiones y coma. La enfermedad moderadamente grave puede durar entre 3 días y más de 1 semana; la convalecencia suele ser breve, excepto en los casos más graves. No se han descrito secuelas.

Diagnóstico:

En zonas endémicas suele establecerse a partir de los datos clínicos.

El 90% de los pacientes presentan albuminuria, de modo habitual al tercer día, que puede llegar a los 20 g/l en los casos graves. El recuento de leucocitos, usualmente bajo (leucopenia a expensas de los neutrofilos), disminuye hasta 1.500 a 2.500/ml hacia el quinto día; aunque es posible la presencia de leucocitosis en la fase terminal. La hemorragia se debe a múltiples causas: disminución de la síntesis de factores de la coagulación dependientes de la vitamina K por afectación hepática, coagulación intravascular diseminada y alteración de la función plaquetaria.

Son comunes la trombocitopenia y la prolongación de los tiempos de coagulación y de protrombina. En los casos menos agudos pueden faltar algunas de estas anomalías de laboratorio. Aumentan algo los niveles séricos de bilirrubina.

El diagnóstico se confirma por aislamiento del virus en sangre, aumento del título de anticuerpos o hallazgo en la autopsia de la característica necrosis hepatocelular de la zona central de los lobulillos. La biopsia hepática por punción está contraindicada durante la enfermedad, dado el riesgo de hemorragia.

Pronóstico y vacunación:

En la década de los años 1990, hasta el 10% de los pacientes diagnosticados sólo por la clínica fallecían, pero la mortalidad global es en realidad más baja, puesto que muchas infecciones leves o inaparentes no se diagnostican.

La inmunización activa con vacuna de virus vivos atenuados de la cepa 17D (0,5 ml s.c. cada 10 años) previene con eficacia las epidemias y los casos esporádicos. En Estados Unidos, la vacuna sólo se suministra a los Yellow Fever Vaccination Centers autorizados por el U. S. Public Health Service.

Las exigencias de vacunación varían en los distintos países; se pueden solicitar información actual y direcciones de centros de vacunación a los departamentos de sanidad locales. En estos casos se administra la vacuna antiamarilica

Para prevenir la difusión por mosquitos, los pacientes deben ser aislados en habitaciones bien protegidas, en las que se pulverizarán insecticidas de acción persistente. Puesto que la infección se puede transmitir por accidentes de laboratorio, el personal del hospital y del laboratorio debe tener cuidado para evitar la autoinoculación de sangre de los pacientes.

La erradicación de la fiebre amarilla urbana exige control general de los mosquitos y sus larvas, además de la vacunación masiva. Durante las epidemias de fiebre amarilla selvática, se deben suspender los trabajos en la zona hasta que se consiga la vacunación y el control de los mosquitos.

Tratamiento:

Lo mas importante es la erradicación del mosquito Aedes aegipty en las zonas urbanas, y la protección contra los mosquitos en las zonas selváticas.

En cuanto al tratamiento de la enfermedad, es necesario un tratamiento de sostén para aliviar los síntomas mayores.

El tratamiento de soporte se dirige al alivio de los síntomas principales. Tienen importancia el reposo completo en cama y la atención de enfermería. Es imprescindible la corrección de los desequilibrios hidroelectrolíticos.

La tendencia a los sangramientos se trata con gluconato de calcio, 1 gramo endovenoso (EV), 1 o 2 veces al día con fitonandiona(ver deficiencia de vitamina K), también puede ser necesario el uso de transfusiones y hay que considerar el uso de heparina , si se detecta coagulación intravascular diseminada. Si se presentan vómitos, se administrara dimenhidrinato. La fiebre se aliviara con antipiréticos, baños de agua fría o compresas, esta contraindicada la Aspirina por su efecto antiplaquetrario.

Bibliografía:

1. Farreras Rozman. Medicina interna, Ediciones Hartcourt, 14 edición, Año:2000
2. El manual Merck, ediciones Hartcourt, decima edición, año:1999
3. Roca Goderich Raúl. Temas de medicina interna. Ecimed. La Habana. Año:2004
4. Matarama Peñate Miguel, Medicina interna, Diagnóstico y tratamiento. Editorial ciencias medicas, La Habana, año:2005

5. Harrison. Principios de medicina interna, Ediciones Mc Graw-Hill, 17 edición, Año: 2008

6. Novo, Salvador. Breve historia y antología sobre la fiebre amarilla. Nuestro siglo Salud Pública de México, vol. 37, núm. Su1, 1995, pp. 99-102, Instituto Nacional de Salud Pública. Cuernavaca, México

7. Valente-Acosta, García-Acosta J. Fiebre amarilla: revisión concisa ante el actual escenario epidemiológico. Med Int Méx. 2017 septiembre;33(5):648-654.

8. Renán A. Góngora-Biachi. La Fiebre Amarilla en Yucatán durante las épocas precolombina y colonial. Universidad autónoma de Yucatán, México. Rev Biomed 2000; 11:301-307.

9. Manuel Espinoza S, César Cabezas S, Julio Ruiz O. Un acercamiento a la fiebre amarilla en el Peru. Rev Peru Med Exp Salud Publica 22(4), 2005

10. Martha Patricia Velandia. La fiebre amarilla y su control. Biomedica, Instituto Nacional de Salud. Volumen 24, No. 1 - Bogotá, D.C., Colombia - Marzo, 2003.

11. Javier E. García de Alba García. Ana L. Salcedo Rocha. Fiebre amarilla en Mazatlán,1883. Espiral, Estudios sobre Estado y Sociedad. Vol. XII No. 35 ☐ Enero / Abril de 2006

12. Juanita Hernández-Galvis, Ana Beatriz Pizarro, J. Andrés Cuestas, Camilo Castañeda-Cardona, Diego Rosselli. La fiebre amarilla en Colombia: de calamidad pública a enfermedad desatendida. *Acta Med Perú. 2018;35(1):55-9*

Titulo: Lepra. (Enfermedad de Hansen)

Autor: Dr. Jorge Serra Colima.

Introducción:

La lepra es una enfermedad antigua, descrita por vez primera en los antiguos textos indios del siglo VI a.C., es una enfermedad infecciosa crónica causada por el Mycobacterium leprae, cuyas manifestaciones clínicas se localizan principalmente en la piel, el sistema nervioso periférico, las vías respiratorias superiores, los ojos y los testículos.

El bacilo fue descubierto en el siglo XIX por el noruego Gerhard Henrik Armauer Hansen. (15)

En cuanto a su evolución siempre es posible su curación sin lesiones neurales permanentes, si se diagnostica precozmente y se establece el tratamiento correcto.

Las manifestaciones clínicas e histológicas de esta enfermedad dependerán de la capacidad inmunológica del paciente en el momento de adquirir la infección, o durante el desarrollo de la evolución natural de la misma, mientras que su cronicidad se debe a dos factores:

El primero se refiere al tiempo de multiplicación; como ocurre con otras micobacterias, es un proceso de fisión binaria que requiere de 12 a 14 días, siendo el más largo reportado en cualquier bacteria. Y el segundo se refiere al largo periodo de incubación, ya que se ha demostrado que el bacilo puede permanecer hasta 45 días en el medio ambiente bajo condiciones óptimas de temperatura y humedad. (19,20)

El tropismo de la bacteria M. leprae por los nervios periféricos, que van desde los grandes troncos nerviosos hasta las fibras cutáneas microscópicas y ciertos estados de reacción inmunitaria, son los principales factores causales de las afectaciones en el organismo de la lepra.

La tendencia de la enfermedad no tratada a producir deformidades características y la idea común de casi todas las culturas de que la enfermedad se contagia de persona a persona han marcado históricamente a la lepra con un estigma social, de hecho es una infección que se asocia a discapacidad y marginación.

En la actualidad con un diagnóstico precoz y un tratamiento antimicrobiano apropiado y eficaz, los pacientes pueden disfrutar de una vida productiva en la sociedad, y se pueden evitar gran parte de las deformidades y demás manifestaciones visibles.

Las manifestaciones clínicas de la enfermedad son muy variadas, dependiendo de la inmunidad del paciente frente a la infección. Además de las dos formas opuestas de la Lepra, que serian, tuberculoide y lepromatosa, existen un gran número de formas intermedias o "borderline", que tienen respuesta inmune a la infección incompleta y formas clínicas variables.

Los HLA DR2 y HLA DR3 se asocian al desarrollo de lepra tuberculoide (LT), mientras que el HLA DQ1 se presenta más frecuentemente en pacientes con lepra lepromatosa (LL). (9)

El leprólogo brasileño Rotberg se refiere a la existencia de un factor de resistencia al bacilo (factor N de Rotberg), presente en 95% de la población. Actualmente, se habla de susceptibilidad genética asociada al cromosoma 10p13 localizado cerca del gen que codifica los receptores de manosa tipo 1, que funcionan como receptores fagocíticos de los macrófagos. (8)

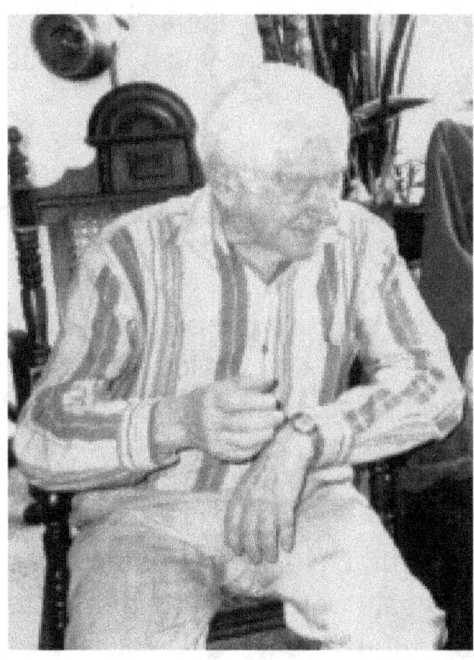

Figura no.1 Se observa al Leprologo brasileño A. Rotberg, quien fue un estudioso de la lepra y murió en el año 2006, en Brasil.

Epidemiologia:

La lepra es una enfermedad casi exclusiva de los países en vías de desarrollo que afecta a zonas de Asia, África, Latinoamérica y el Pacífico. África tiene la mayor prevalencia, pero la mayor parte de los casos aparece en Asia. Más del 80% de los casos de todo el mundo se producen en unos pocos países: India, China, Myanmar, Indonesia, Brasil, Nigeria, Madagascar y Nepal. (5)

En España, país con una baja endemia, la lepra está en vías de extinción. (1)

En las zonas endémicas, la lepra se distribuye de modo bastante irregular: hay regiones de gran prevalencia que limitan con otras donde hay pocos o ningún caso. En Brasil, la mayor parte de los casos se dan en la cuenca del Amazonas y dos estados occidentales, mientras que la lepra en México está confinada ante todo en la costa del Pacífico. A excepción de los casos importados, en Estados Unidos, Canadá y el noroeste de Europa prácticamente no hay lepra.

En Estados Unidos hay unos 4 000 leprosos y cada año se declaran 100 a 200 casos nuevos, la mayor parte de ellos en California, Texas, Nueva York y Hawai, que afectan a los inmigrantes de México, sudeste asiático, las Filipinas y el Caribe. (5)

Los 5000 casos estimados en Estados Unidos corresponden casi por completo a inmigrantes de países subdesarrollados que habitan en California, Hawaii y Texas. (2)

M. leprae es un parásito intracelular obligado que causa la lepra en más de 10 millones de personas de todo el mundo. Aunque la mayoría de los casos ocurren en Asia, la prevalencia más alta corresponde a África. También existen focos endémicos en México, América Central, Sudamérica y las islas del Pacífico.

La forma lepromatosa grave es más común en los hombres que en las mujeres. La lepra puede aparecer a cualquier edad, aunque la edad de comienzo más frecuente corresponde a las décadas segunda y tercera de la vida.

Hasta hace poco tiempo, los humanos constituían el único reservorio natural conocido para M. leprae, pero ahora se sabe que el 15% de los armadillos salvajes de Louisiana y Texas sufren la enfermedad y que los primates subhumanos albergan el microorganismo en ocasiones. *M. leprae* se puede encontrar también en el suelo.

La lepra aparece junto con la pobreza y en la vida rural. No parece asociarse al SIDA, quizá por el largo periodo de incubación de esta enfermedad. La mayoría de las personas parecen gozar de inmunidad natural frente a la lepra y no presentan manifestaciones de la misma después de exponerse al contagio. La incidencia es máxima en los decenios segundo y tercero de la vida. La forma más grave, la lepra lepromatosa, es dos veces más frecuente en los varones que en las mujeres, y es raro observarla en los niños. (5)

En India y África 90% de los casos son tuberculoides, en el sureste asiático 50% son tuberculoides y 50% lepromatosos, y en México 90% son lepromatosos. La frecuencia de las formas polares u opuestas de la lepra en diferentes países como vemos ha variado ampliamente, lo cual quizá se deba en parte a mecanismos genéticos.(5)

En el año 2009 se reportaron 244.796 casos nuevos, siendo el Sureste de Asia la región con el mayor número de casos, con un total de 166.115. La prevalencia mundial a principios del año 2010 fue de 211.903 casos.(9,10)

Actualmente hay más de 15 países endémicos para esta micobacteriosis, y el 83% de los casos registrados se concentran en 3 países: India, Brasil y Birmania. (9,10)

Etiología:

Micobacterium leprae es un bacilo intracelular estricto (de 0.3 a 1 micra de amplitud y 1 a 8 micra de longitud), el cual está confinado a seres humanos, armadillos y determinados lugares, así como al musgo esfagnáceo. El microorganismo es acidorresistente, indistinguible en el examen microscópico de otras micobacterias, y en condiciones ideales es detectado en cortes de tejido mediante una tinción de Fite modificada.

La micobacteria, M. leprae no produce toxinas identificadas y se ha adaptado de manera adecuada para penetrar y residir dentro de macrófagos, si bien puede vivir meses fuera del cuerpo. Los pacientes no tratados sólo albergan cerca del 1% de M. leprae viables. El índice morfológico (morfologic index, MI), que mide el número de bacilos acidorresistentes (BAAR) que se tiñen intensamente en las muestras de raspado de la piel, guarda relación con esa viabilidad.

A su vez el índice bacteriológico (bacteriologic index, BI), un parámetro que mide en progresión geométrica la densidad de M. leprae en la dermis, puede ser de hasta 4+ a 6+ en los pacientes no tratados, y desciende una unidad por año de tratamiento eficaz; la velocidad de ese descenso no depende de la potencia relativa del tratamiento antimicrobiano. Se plantea que una elevación del índice bacteriológico o del índice morfológico debe propiciar la sospecha de una recidiva y quizás, si el paciente se está tratando, además una resistencia a los fármacos. (2,5)

Transmisión:

La vía de transmisión de la lepra sigue siendo dudosa y puede ser variada; se ha pensado que la infección por gotitas nasales, el contacto con el suelo infectado, e incluso los insectos vectores son los principales candidatos.

Aunque parece que la fuente principal de contagio es el hombre enfermo multibacilar no tratado o que ha sufrido una recaída. Estos enfermos eliminan bacilos a través de la mucosa respiratoria en su tramo superior y excepcionalmente a través de la piel intacta. La lepra es fundamentalmente una enfermedad de transmisión aérea. Los bacilos se excretan también a través de la leche y pueden atravesar la barrera placentaria, aunque se ignora la importancia epidemiológica de estos dos hechos.

La transmisión vertical de madre a hijo se ha reportado, por lo que es importante el seguimiento de estos casos. (16)

Hay varias pruebas que apoyan el contagio de la lepra a través del suelo:

1) En las zonas endémicas, como la India, la lepra es una enfermedad rural, no de las zonas urbanas.

2) En las zonas endémicas se han detectado productos de *M. leprae* en el suelo.

3) La lepra se puede transmitir por inoculación cutánea directa, por ejemplo durante un tatuaje, y las localizaciones habituales de la lepra en los niños son las nalgas y los muslos, sugiriendo que la enfermedad se puede transmitir por microinoculación desde el suelo infectado.

En los países endémicos, aproximadamente 50% de los pacientes leprosos tiene una historia de contacto íntimo con una persona infectada (con frecuencia un familiar o una persona que convive en la misma casa) pero, por razones desconocidas, ese tipo de contagio sólo se produce en un 10% de los leprosos en los lugares no endémicos.

Es más, el contacto doméstico con un caso de lepra lepromatosa lleva consigo un riesgo aproximado de adquirir la enfermedad de casi 10% en las zonas endémicas y de sólo 1% en los lugares no endémicos. El contacto con un caso de lepra tuberculoide implica un riesgo muy bajo. Los médicos y las enfermeras que tratan a los leprosos y los que asisten a estos pacientes no están expuestos a contraer la lepra.

Se dice que una inmensa mayoría de la población tiene una resistencia natural contra *M. leprae*. Por lo que es más importante el factor de disposición inmunológica personal y comunitaria que el factor de exposición al contagio.

Periodo de incubación:

El periodo de incubación que precede a las manifestaciones clínicas de la enfermedad varía desde dos hasta 40 años, aunque por lo común dura de cinco a siete años.

Alrededor del 90% de las personas infectadas son capaces de contrarrestar el bacilo mediante su sistema inmunitario en un plazo cercano a un año y no presentar la enfermedad o, eventualmente, pueden desarrollar la lepra después de un periodo de incubación que generalmente varía de dos a 10 años, lo que provoca que el diagnóstico se realice de forma tardía por lo que la eliminación del bacilo no es fácil. (8)

Clasificación:

La lepra es una enfermedad granulomatosa crónica que presenta predisposición por la piel y los nervios periféricos.

La clasificación clínica más utilizada es la de Ridley-Jopling que se basa en el estado clínico e inmunológico del paciente 14. La enfermedad se divide en 2 polos y un estadio intermedio; LL, LT y lepra dimorfa (borderline). Los casos dimorfos se clasifican según se acerquen al polo L o T antecedidos por la palabra bordeline (BL, BT y BB). (9,13)

Esta enfermedad abarca un conjunto de manifestaciones clínicas que ofrecen una equivalencia anatomopatológica e inmunitaria. Sus variedades, son:

1. Lepra tuberculoide polar. (TT)
2. Lepra tuberculoide limítrofe. (BT)
3. Lepra semilimítrofe. (BB)
4. Lepra lepromatosa limítrofe. (BL)
5. Lepra lepromatosa polar. (LL)

También existe otra clasificación de la lepra como dijimos, una de las más conocidas es la siguiente:

Clasificación de Ridley y Jopling: (13)

A) Lepra lepromatosa. (LL)
B) Lepra boderline.
C) Lepra boderline tuberculoide.
D) Lepra boderline lepromatosa.
E) Lepra indeterminada.
F) Lepra tuberculoide.

Estos tipos histológicos de lepra se vinculan con una evolución propia en cada caso, con manifestaciones que primero son puramente locales y luego más generalizadas, que se relacionan a un volumen creciente de bacterias y a la pérdida de la inmunidad celular frente a *M. leprae*

La diferenciación de las características dermopatológicas incluye el número de linfocitos, células gigantes y bacilos BAAR, también la naturaleza de la diferenciación de células epitelioides. El lugar que ocupa la persona dentro del espectro clínico es el elemento que rige en gran medida el pronóstico, las complicaciones, los estados reactivos y la intensidad del tratamiento antimicrobiano necesario.

Manifestaciones clínicas:

En los pacientes sospechosos de Lepra, los signos clínicos que permiten el diagnóstico de la enfermedad deben buscarse en la piel, el sistema nervioso periférico (SNP), las manos, los pies, los ojos y en las vísceras.

Lepra indeterminada:

Se observan lesiones cutáneas que son escasas (de 2 a 3). Suelen ser máculas hipopigmentadas, de bordes mal delimitados, anestesia difícilmente detectable, poco características, de difícil diagnóstico. La baciloscopia es negativa y no aparece existe lesión neural troncular. Desde el punto de vista histológico, los infiltrados linfohistiocitarios son escasos, inespecíficos, perineurales o perianexiales, el neurotropismo es lo más característico. La forma indeterminada de la lepra es transitoria. En estos casos la lepra tiende a desaparecer o puede pasar a una forma determinada.

Lepra tuberculoide polar:

Aquí las lesiones cutáneas son también escasas (de 2 a 5), monomorfas, de aspecto macular o en forma de placas de borde elevado; anestésicas y anhidróticas, de tamaño variable, siempre asimétricas, de bordes bien definidos y tendencia a la curación central. Además son hipopigmentadas en la raza negra y eritematosas en la blanca; y con frecuencia curan dejando cicatriz. La baciloscopia es negativa. La reacción de Mitsuda (lepromina) es siempre positiva.

La lesión neural troncular afecta a 1 o 2 troncos nerviosos, por lo general en la proximidad de las lesiones cutáneas activas, que suelen afectarse en períodos iniciales de la enfermedad.

Los individuos con la lepra tuberculoide pueden tener engrosamiento asimétrico de uno o más nervios periféricos, por tal razón, las únicas enfermedades de seres humanos que conllevan hipertrofia de nervios periféricos son la lepra y algunas neuropatías hereditarias raras.

El estudio histológico pone de manifiesto la presencia de granulomas tuberculoides típicos: agregados de células epitelioides rodeadas por una corona de linfocitos. Pueden observarse células gigantes de Langhans. El granuloma tiende a destruir las terminaciones nerviosas y los anejos cutáneos.

En la lepra tuberculoide, las células T desgarran el perineuro y puede haber signos de destrucción de las células de Schwann y de los axones, todo lo cual acaba en fibrosis del epineuro, con sustitución del endoneuro por granulomas epitelioides y, en ocasiones, en necrosis caseosa. Esta invasión y destrucción de los nervios de la dermis por las células T es patognomónica de la lepra.

En estos casos cualquier nervio periférico puede mostrar engrosamiento, incluidos los finos nervios interdigitales y supraclaviculares, pero los más afectados son el nervio cubital, el retroauricular, el ciático poplíteo externo y el tibial posterior, y su ataque conlleva hipoestesia y miopatías.

La lepra tuberculoide polar (TT) es la forma más común que se observa en la India y África, pero prácticamente no se detecta en el sudeste asiático, región en donde es frecuente la lepra tuberculoide limítrofe.

Lepra dimorfa tuberculoide:

Los casos dimorfos tienen una presentación clínica aguda o subaguda y provienen de casos indeterminados

Las lesiones cutáneas presentan casi todas las características de la lepra tuberculoide polar, excepto que suelen ser muy numerosas y distribuidas con tendencia a la simetría. Son anestésicas, anhidróticas y bien delimitadas. La baciloscopia es negativa y la reacción de Mitsuda positiva.

Al examen hay muchos troncos nerviosos afectos, de manera simétrica y en épocas tempranas de la enfermedad. La afección neural es muy frecuente y grave en esta forma de lepra y puede aparecer acompañando a la neuritis aguda o de forma silente. Esta forma de lepra solía denominarse lepra neural, por la afectación nervisosa.

La lesión histológica consiste en un granuloma similar al de la lepra tuberculoide polar, con idéntico tropismo neural pero menos destructivo y sin invadir la epidermis. Pueden verse células de Langerhans, pero no se observan bacilos.

Lepra dimorfa pura:

Se caracteriza por la presencia de muchas lesiones cutáneas, bien delimitadas, formando placas uniformemente elevadas o con centro excavado, que se consideran patognomónicas de esta forma de Lepra. Pueden ser anestésicas y la baciloscopia es algo positiva.

La afección neural troncular de las formas dimorfas puras se comportan como las dimorfas tuberculoides.

El estudio histológico revela la presencia de células epitelioides, que no forman agregados, sino que se hallan difusamente distribuidas por la dermis. Los linfocitos, que suelen ser abundantes, no forman coronas como en las formas tuberculoides, sino que siguen el mismo patrón de distribución que las células epitelioides, no hay células gigantes de Langhans.

Se observa un número moderado de bacilos. Es una forma especial de lepra que clínicamente se comporta como una dimorfa tuberculoide; la OMS la considera como una forma multibacilar.

Lepra lepromatosa:

La Lepra lepromatosa ocupa el otro extremo del espectro, es decir de la lepra tuberculoide.

El cuadro inicial de esta forma de lepra incluye la distribución simétrica de nódulos cutáneos, placas elevadas o infiltración dérmica difusa, que si ocurre en el rostro origina la cara leonina. Entre las manifestaciones tardías están la pérdida de las cejas, al principio solamente los bordes laterales y las pestañas, lóbulos péndulos de la oreja, y piel seca y escamosa, particularmente en los pies.

En la lepra LL abundan los bacilos en la piel, llegando a ser de hasta 10^9/g, donde a menudo están en grandes cúmulos (*globos*) y en los nervios periféricos, en los que al principio invaden las células de Schwann, de lo cual surge una mielinización degenerativa "espumosa" y degeneración axónica, y más tarde de tipo walleriano.

En la lepra lepromatosa polar, las lesiones cutáneas son numerosísimas, incontables y polimorfas (máculas, pápulas, nódulos, zonas de infiltración y placas). Sus bordes mal delimitados, confluyentes, sin apenas cambios de color; no son anestésicas ni anhidróticas. La reacción de Mitsuda es siempre negativa, y la baciloscopia fuertemente positiva.

En la Lepra lepromatosa polar, las lesiones suelen iniciarse como máculas, algo brillantes, poco inflamatorias o hipopigmentadas, difíciles de diferenciar de la piel normal. A medida que la enfermedad progresa y las lesiones coalescen, se solapan y cubren toda la superficie corporal (infiltración difusa superficial). La enfermedad progresa, la infiltración aumenta de grosor y sobre ella aparecen nódulos. En un principio la infiltración se aprecia mejor en el ala de la nariz, en las orejas, en los codos y en el dorso de los dedos, cuando la infiltración es muy intensa, sobre todo en la cara, se habla de facies leonina. En estos estadios el enfermo suele perder las cejas (madarosis). Cuando el enfermo de lepra lepromatosa ha pasado antes por una forma de lepra dimorfa, las lesiones son más polimorfas, más llamativas y, por tanto, más fáciles de detectar.

La lesión neural troncular se caracteriza por el engrosamiento de muchos troncos nerviosos desde el comienzo de la enfermedad, pero la lesión completa sólo se observa en estadios tardíos. No obstante, si el diagnóstico es muy tardío, la lesión neural puede afectar toda la superficie de la piel y a todos los troncos nerviosos, dando lugar a una anestesia casi total, trastornos de la sensibilidad superficial y después la profunda, además aparece una afección motora simétrica y muy extensa.

La lepra lepromatosa polar es una enfermedad sistémica, donde se detecta invasión visceral, de órganos de la cavidad bucal, la nasofaringe y los ojos. Desde épocas tempranas hay una intensa infiltración de la oronasofaringe, que convierte a estos enfermos en el principal reservorio de la enfermedad. La destrucción del cartílago nasal puede ser relativamente precoz y la afección gonadal y ocular también son comunes.

Puede aparecer iritis aguda, como consecuencia de los episodios de leprorreacción tipo II, o bien afección ocular a causa de la presencia de M. leprae.

Lepra limítrofe o boderline:

En La Lepra limítrofe (*borderline*) se encuentra en el centro del espectro. Este tipo es inestable y puede evolucionar hacia la lepra lepromatosa o experimentar retroceso para hacerse más similar a la forma tuberculoide.

Estados reactivos:

Las reacciones leprosas abarcan varios cuadros inflamatorios, por lo común mediados por mecanismos inmunitarios y que originan una considerable morbilidad. Algunas de estas reacciones anteceden al diagnóstico y la instauración del tratamiento antimicrobiano eficaz; de hecho, a estas reacciones se debe que el paciente busque atención médica y se le establezca el diagnóstico. Los estados reactivos son eventos mediados por mecanismos inmunológicos caracterizados por síntomas y signos de inflamación.

Reacciones leprosas tipo 1.

Los pacientes con lepra limítrofe pueden presentar inflamación dentro de lesiones previas, áreas nuevas de inflamación cutánea y neuritis (dolor e hipersensibilidad de los nervios cubital y perineal) y a veces fiebre.

Las reacciones lepróticas tipo 1 ocurren en casi la mitad de los pacientes con formas limítrofes de lepra pero no en aquellos con enfermedad lepromatosa pura. Las reacciones se caracterizan porque en el seno de las máculas, las pápulas y las placas preexistentes aparecen los signos clásicos de la inflamación, acompañándose en ocasiones por nuevas lesiones cutáneas de neuritis y, con menos frecuencia, por fiebre, que suele ser ligera.

El tronco nervioso que más veces se afecta en estos casos es el nervio cubital a nivel del codo, que puede ser doloroso y muy sensible al contacto o la presión. Si un paciente con los nervios afectados no es tratado inmediatamente con glucocorticoides, puede quedar con una lesión nerviosa irreversible en 24 horas. La manifestación más espectacular es el pie péndulo que se produce por la lesión del nervio peroneal.(2)

Las reacciones leprosas de tipo 1 que aparecen antes de emprender el tratamiento se denominan reacciones de degradación, y el proceso desde el punto de vista histológico se aproxima más a la forma lepromatosa; en cambio, cuando esas reacciones aparecen después de emprender el tratamiento antimicrobiano apropiado se denominan reacciones de inversión, y el proceso se acerca más a la forma tuberculoide. Es frecuente que las reacciones de inversión aparezcan en los primeros meses o años tras el comienzo del tratamiento, pero también pueden hacerlo varios años después. (2,5)

Si no se tratan pronto, las reacciones inversas que afectan a los nervios pueden causar déficit motor y sensorial irreversible. El único tratamiento efectivo consiste en añadir corticosteroides a los antimicrobianos que se estén utilizando.

El cambio microscópico más característico de las lesiones leprosas de tipo 1 es el edema, que se diagnostica principalmente por el cuadro clínico. Las reacciones de inversión se identifican por un perfil de citocinas de tipo T_H1, junto con la afluencia de células CD4+ ayudadoras y de niveles altos de interferon (IFN) y de IL-2. Además, las reacciones de tipo 1 contienen gran número de células T. (5)

Para el tratamiento Inicialmente se puede emplear la prednisona, 40 a 60 mg/dia seguidos por dosis bajas de mantenimiento, tan bajas como de 10 a 15 mg/dia, durante pocos meses. Los corticosteroides se deben emplear en casos con neuritis, inflamación cutánea que puede conducir a formación de úlceras o afectación de áreas importantes desde el punto de vista cosmético.

Reacciones leprosas tipo 2.

Alrededor de la mitad de los pacientes con lepra lepromatosa desarrollan eritema nodoso leproso (ENL) durante los primeros años de tratamiento antimicrobiano efectivo.

El eritema nodular leproso (ENL) aparece exclusivamente en pacientes cercanos al extremo lepromatoso de la gama de trastornos que constituyen la lepra (BL-LL), afectando a casi 50% de este grupo. (2,5)

El ENL puede manifestarse antes del diagnóstico y de comenzar el tratamiento de la lepra, permitiendo a veces sospechar el diagnóstico de la enfermedad, pero en el 90% de los casos aparece al iniciar la quimioterapia específica, por lo general en los dos primeros años.

Otros autores dicen que esta reacción puede aparecer de modo espontáneo antes del tratamiento, lo que conduce al diagnóstico, o hasta 10 años después del tratamiento, cuando las extensiones cutáneas son ya negativas. El ENL se caracteriza por brotes de pápulas eritematosas y dolorosas o nódulos subcutáneos que desaparecen en pocos días o pueden evolucionar hacia la formación de pústulas y úlceras, junto con fiebre, malestar general, neuritis, linfadenitis, uveítis, orquitis, artritis, sobre todo en las articulaciones grandes, de modo habitual en las rodillas y glomerulonefritis. También a veces hay anemia, leucocitosis y alteraciones de las pruebas funcionales hepáticas, con elevación especial de las concentraciones de las aminotransferasas.(2,5)

Cada paciente puede tener un solo brote de ENL, o bien manifestaciones recidivantes crónicas de éste. Los brotes pueden ser leves, o graves y generalizados; en raras ocasiones el ENL provoca la muerte.

En la biopsia cutánea de las pápulas del ENL se encuentran en el estudio histológico, signos de vasculitis o de paniculitis, a veces con abundantes linfocitos, pero también es característica la presencia de leucocitos polimorfonucleares. (2,5)

Se ha comprobado que en el ENL existen concentraciones circulantes elevadas del factor de necrosis tumoral (TNF) que pueden desempeñar una función esencial en la patología de este proceso. Se supone que el ENL se produce por el depósito de complejos inmunitarios (inmunocomplejos), dado su perfil de citocinas T_H2 y las grandes concentraciones de IL-6 e IL-8.

Sin embargo, se sospecha que pueden existir otros mecanismos, porque el tejido del ENL contiene antígeno del grupo HLA-DR de las células epidérmicas, que está considerado como un marcador de las reacciones de hipersensibilidad retardada y unos niveles altos de IL-2 y de IFN-ganma, como suelen observarse en la forma lepromatosa polar.

Fenómeno de lucio:

Es una rara reacción que se observa exclusivamente en los pacientes del Caribe y de México que padecen la forma lepromatosa denominada lepromatosis difusa, en particular si no están tratados. Los pacientes afectados por esta reacción presentan brotes repetidos de grandes lesiones ulcerosas de bordes muy bien delimitados, situados particularmente en los miembros inferiores, pero que pueden generalizarse, en cuyo caso es frecuente que causen la muerte debido a las infecciones secundarias y de la bacteriemia séptica subsiguiente. (5)

Histológicamente, las lesiones se caracterizan por necrosis isquémica de la epidermis y la dermis superficial, con intensa parasitación por bacilos acido alcohol resistente (BAAR), de las células endoteliales, y por una proliferación endotelial con formación de trombos en los vasos más gruesos de la capa más profunda de la dermis. Probablemente, la reacción de Lucio, lo mismo que el ENL, depende de la formación de inmunocomplejos. (5)

Complicaciones de la Lepra:

El tratamiento de la lepra es muy eficaz, por lo que el contagio desaparece en semanas y la mejoría clínica se hace evidente en pocos meses, pero el tratamiento de la lepra se ve con frecuencia entorpecido por la aparición de las complicaciones agudas, a las que se denomina leprorreacciones.

Se trata de reacciones inflamatorias agudas, responsables de casi todas las deformidades que ocurren en la lepra. Estas complicaciones aparecen en el 25% de los enfermos no tratados y en el 50% de los tratados. (1)

Estas son respuestas de hipersensibilidad inmunológica contra material antigénico proveniente de *M. leprae* en vías de desintegración.

Extremidades: Se diagnóstica hipoestesia la cual afecta la sensibilidad al tacto, dolor y calor de cualquier nervio periférico, afectando más al cubital, que se manifiesta por retracción (en garra) de los dedos cuarto y quinto con atrofia de los músculos interóseos. Puede presentarse pérdida de la punta de los dedos, como consecuencia de la insensibilidad, los traumatismos, y las infecciones secundarias. En los pacientes con lepra lepromatosa, puede surgir un proceso osteolítico secundario. (23)

Nervios: La mayoría de las complicaciones se deben a la afectación de nervios periféricos, causada por la infección y la respuesta consiguiente inflamatoria, o a neuritis relacionada con las reacciones. Se pueden afectar los troncos nerviosos y los nervios microscópicos de la dermis.

La Nariz: En la lepra lepromatosa, la invasión de la mucosa nasal por los bacilos puede producir congestión nasal crónica y epistaxis. Las gotas nasales de solución salina pueden aliviar estos síntomas. Además, la lepra LL no tratada durante mucho tiempo es capaz de destruir el cartílago nasal con la consiguiente deformidad de la nariz, como la conocida en silla de montar o con anosmia, que era más frecuente en la época preantibiótica que ahora. Las intervenciones de reconstrucción de la nariz pueden aliviar estos importantes defectos estéticos.

Ojos: Los ojos pueden sufrir afectación grave, debido a la parálisis de los pares craneales, la lepra puede producir lagoftalmía e insensibilidad corneal que pueden complicarse con infecciones y traumatismos secundarios, y si no se tratan con la aparición de úlceras y opacidades corneales.

En los pacientes con lepra lepromatosa, los microorganismos invaden la cámara anterior; el ENL puede causar iritis que conduce a glaucoma. La pérdida de sensibilidad de la córnea y la afectación de la rama cigomática del nervio facial (causante de lagoftalmos) pueden conducir a traumatismo corneal, formación de cicatrices y ceguera. Los pacientes con afectación corneal deben utilizar continuamente un colirio lubricante, para protegerse de estas consecuencias se usan colirios durante el día y pomadas por la noche.

Además, en la lepra LL, la cámara anterior del ojo está invadida de bacilos, y el ENL puede causar una uveítis con las consiguientes cataratas y glaucoma, de ahí que la lepra sea una causa importante de ceguera en los países en vías de desarrollo. El examen de los pacientes con la lámpara de hendidura suele descubrir una imagen de "córnea en rosario", que está integrada por globos de *M. leprae*. (1,5)

Pie: Las úlceras plantares con infección secundaria constituyen una causa importante de morbilidad y se deben tratar con desbridamiento y antibióticos adecuados. El paciente debe usar un yeso de contacto total que permita la deambulación o evitar llevar peso. Para prevenir las recidivas hay que limar las callosidades y utilizar zapatos a medida o de alguna talla mayor, que no produzcan rozaduras en los pies.

Testículos: El *M. leprae* invade los testículos, mientras que el ENL puede producir orquitis. En la lepra lepromatosa los afectdos suelen tener trastornos importantes de la función testicular, acompañados de elevación de las hormonas luteinizante y foliculoestimulante, disminución de la testosterona, y aspermia o hipospermia en 85% de los pacientes con LL, pero sólo en 25% de los casos con BL. Los pacientes con LL pueden acabar padeciendo impotencia y esterilidad. Se plantea que la impotencia a veces responde al tratamiento sustitutivo con testosterona. (1,5)

La amiloidosis secundaria es una complicación de la lepra LL y del ENL que en la época de los antibióticos se observa con escasa frecuencia. Esta complicación puede causar alteraciones de la función hepática y, en particular, de la función renal.

Diagnóstico:

El diagnóstico de certeza de la lepra debe basarse en la presencia de uno o más de los tres criterios:

A) anestesia de las lesiones cutáneas.
B) hipertrofia de los troncos nerviosos.
C) baciloscopia positiva en piel o mucosas.

La lepra se manifiesta principalmente por lesiones cutáneas y por una histología característica de la piel, por lo tanto, la enfermedad debe sospecharse en un paciente que habita en una zona endémica y presenta lesiones cutáneas sugestivas o una neuropatía periférica; el diagnóstico se debe confirmar histológicamente.

En la lepra tuberculoide hay que someter a biopsia las zonas lesionadas. En la lepra lepromatosa, los mejores sitios para hacer biopsia son los nódulos, las placas y las zonas induradas, aunque el examen histológico de la piel macroscópicamente normal también suele tener valor diagnóstico.

El laboratorio clínico puede aplicar dos índices para medir, respectivamente, la intensidad de la parasitación, denominado índice bacilar, y la presencia y porcentaje de bacilos vivos e infectantes, el índice morfológico. (1)

El engrosamiento de los nervios periféricos normalmente sucede después de la aparición de las máculas anestésicas. La afectación de los nervios periféricos tiene una distribución característica y suele ser más importante en los casos multibacilares.(9)

Signos cardinales para el diagnóstico,
Y clasificación clínica para tratamiento por la OMS.

Signos Cardinales (diagnóstico)	Clasificación para Tratamiento. (A)
Parches hipopigmentados o levemente eritematosos con pérdida definitiva de sensibilidad.	Paucibacilar (1 a 5 parches en piel)
Nervios periféricos engrosados.	Multibacilar (6 o más parches en piel)
Bacilos ácido-alcohol resistentes en baciloscopia o biopsia de piel	

Cualquier signo cardinal es diagnóstico y se utiliza para la clasificación clínica y para el tratamiento según la OMS.
(A)Según clasificación por número de parches o el tratamiento asignado de 6 o 12 meses.
Fuente: Britton et al. (12)

Baciloscopia:

Se utiliza para demostrar la existencia de bacilos ácido alcohol resistentes (BAAR).

La baciloscopia tiene una especificidad del 100% y una sensibilidad del 50%. La muestra de la baciloscopia se obtiene de la mucosa nasal, lóbulo de la oreja y en lesiones en la piel y se utiliza la tinción de Ziehl-Nieelsen para visualizar la micobacteria.

El resultado de la prueba se interpreta utilizando la escala logarítmica de Ridley o índice bacteriológico, reportado en cruces, dependiendo de si son abundantes o escasas y equivalente a un número de bacterias por campo. (9)

Biopsia de la piel:

La biopsia de piel se obtiene de una lesión cutánea y se tiñe con la técnica de Fite-Faraco. En el polo LT no se observan bacilos, pero se buscan granulomas característicamente con afectación neural. En los casos que tienden a la polaridad lepromatosa, en la histología se observan infiltrados inflamatorios con células de Virchow repletas de bacilos y con ausencia de anejos.

Prueba cutánea o Intradermorreacción con lepromina:

La prueba de la lepromina proviene del *M. leprae* extraído de lepromas. Se realiza mediante inyección intradérmica 0,1 ml de reactivo de lepromina y se aplica en la superficie flexora del antebrazo. La respuesta se interpreta de dos maneras: una reacción temprana llamada reacción de Fernández y una reacción tardía conocida como reacción de Mitsuda.

La reacción de Fernández es sensible, pero puede mostrar reactividad cruzada a otras micobacterias y se interpreta a las 24 o 48 horas. La lectura de la reacción de Mitsuda se realiza a los 21 días e indica resistencia. Es positiva cuando se produce un nódulo > 5 mm. (9)

Prueba de Fernández – Mitsuda.	
Sin induración.	-Negativo.
1-2 mm.	-Dudosa.
3-5 mm.	–Positivo +
Mayor de 5 mm.	-- Positivo ++
Mayor de 5 mm + ulcera.	– Positivo +++

Pruebas serológicas:

La pared celular del complejo de la bacteria contiene gran cantidad de glucolípidos fenólicos (PGL-1) específicos de *M. leprae*, el cual se detecta en estudios serológicos.

El *M. leprae* contiene en su pared celular un glicolípido fenólico especie-específico (PGL-1), que utilizado como antígeno, ha sido útil para estandarizar una prueba de ELISA para el diagnóstico serológico de la enfermedad. (1)

Actualmente existe la determinación de anticuerpos antiglucolípido fenólico 1 (PGL-1) y la prueba de reacción en cadena de la polimerasa (PCR). La determinación de anticuerpos anti PGL-1 es útil en pacientes con enfermedad multibacilar, pero es de poca utilidad en pacientes con presentación paucibacilar. (9,14)

La serología del PGL-1 tiene poco valor diagnóstico en la lepra tuberculoide.

Diagnostico diferencial:

En el diagnóstico diferencial de lesiones que semejan a la lepra aparecen los siguientes:

Diagnóstico diferencial de la Lepra.
Sarcoidosis.
Leishmaniasis cutánea.
Lupus eritematoso sistémico.
Dermatofibroma.
Histiocitoma.
Linfoma.
Sífilis terciaria.
Frambesia
Granuloma anular.
Sarcoidosis
Pitiriasis versicolor.
Granuloma de las piscinas (Mycobacterium marinum)
Micosis profundas.

Y otros trastornos diversos que producen hipopigmentación, como tiña y vitíligo. La Sarcoidoisis puede producir inflamación perineural, pero la formación de verdaderos granulomas en los nervios de la dermis es patognomónica de la lepra. En la lepra lepromatosa, las muestras del esputo pueden estar repletas de Bacilos (BAAR), un dato que puede ser atribuido erróneamente a una tuberculosis pulmonar.

Tratamiento de la Lepra.

La prevención primaria de la enfermedad debe partir de la detección y diagnostico rápido, el adecuado control y tratamiento de los casos. Es importante dar educación sanitaria y se debe informar de la disponibilidad de múltiples medicamentos para el tratamiento, la ausencia de transmisibilidad en pacientes sometidos a tratamiento continuo, así como la prevención de incapacidades físicas y sociales.

Medidas generales:

En esta enfermedad infecciosa el asilamiento no es necesario.

Búsqueda y estudio de los contactos, a todos los contactos se les realizara examen neurológico y dermatológico con seguimiento anual cada 5 años. El examen de los contactos intradomiciliarios deberá ser realizado por los dermatólogos, y los contactos extradomiciliarios por el medico de la familia.

La quimioprofilaxis se realiza a los contactos intra y extra domiciliarios, para lo que se siguen las siguientes medidas:

1. Intradomiciliarios de primer orden de pacientes multibacilares, lepromino negativos: Rifampicina, 600 mg diarios por 30 días y 1 vez al mes, hasta completar 6 meses. También se administra Dapsona, 100 mg diarios por 6 meses. El primer mes de tratamiento es controlado y luego autoadministrado, pero supervisado 1 vez a la semana. A los contactos intradomiciliaros lepromino negativos se les aplicara una dosis de vacuna BCG, que serian 0,05ml. Se repetirá a los 6 meses si no ha ocurrido una conversión a la prueba de lepromina.
2. Resto de los contactos: Rifampicina, 600 mg, 1 sola vez. La dosis en niños será adecuada al peso del paciente.

Tratamiento farmacológico: La Lepra es una enfermedad tratable con excelentes resultado, sobre todo cuando el diagnóstico es precoz y el tratamiento es adecuado. En muchos países existe un programa para el control de la Lepra, el cual permite la actualización de la terapéutica según los resultados de estudios recientes.

Los casos se clasificaran en paucibacilares y multibacilares, lo cual es importante para la administración del esquema de terapia multidroga. Se consideran multibacilares la Lepra lepromatosa, la dimorfa y la indeterminada con baciloscopia positiva. Y se consideran paucibacilares la Lepra tuberculoide y la indeterminada con baciloscopia negativa. Según sea el caso se indicara:

1. Tratamiento en casos multibacilares:

A) Para el adulto el esquema mensual es el siguiente:

Dia 1- diario en 1 sola dosis:

- Rifampicina (cap. de 150 y 300mg): 600 mg.
- Clofazimida (cap. De 50 y 100 mg), 300 mg en el almuerzo.
- Dapsona. (tab. De 50 y 100 mg), 100 mg diarios.

Dia 2 al 28 –diario en una sola dosis:

- Clofazimida (cap. De 50 y 100 mg), 50 mg diarios.
- Dapsona (tab, de 50 y 100mg), 100 mg diarios.

B) Para el niño de 10 a 14 años, el esquema es el siguiente:
- Dia 1 – diario en una sola dosis:
- Rifampicina(cap. De 150 y 300 mg), 450 mg diarios.
-Clofazimida(cap. De 50 y 100mg), 50 mg.
- Dapsona. (tab de 50 y 100mg), 50 mg.

- Dia 2 al 28 –diario en una sola dosis:
- Clofazimida (cap. De 50 y 100 mg), 50 mg en días alternos.
- Dapsona (tab, de 50 y 100mg), 50 mg diarios.

La duración del tratamiento será de 24 meses en adultos, este tratamiento será controlado todo el tiempo, es decir por el personal de salud publica (enfermera).

Después de finalizado el tratamiento se mantendrá una observación por no menos de 10 años, basado en la información disponible y las recomendaciones del comité de expertos de la OMS , se acepta que es posible reducir la duración del tratamiento a estos pacientes sin compromiso importante de su eficacia.

2. Tratamiento para casos paucibacilares. Para la persona adulta el esquema mensula es el siguiente:

A) Día 1-diario en 1 sola dosis:

-Rifampicina(cap. de 150 y 300 mg). 600 mg.

- Dapsona(tab, de 50 y 100 mg). 100 mg.

B) Día del 2 al 28.

- Dapsona (tab. De 50 y 100mg). 100 mg diarios, en una sola dosis.

La duración del tratamiento es de 6 meses, toda la duración del mismo será controlada, es decir administrado directamente por un personal de la salud. Después de concluido el tratamiento se mantendrá una observación durante un periodo de 3 años.

Tratamiento de las complicaciones:

El tratamiento para la neuritis se realiza con prednisona 40-60 mg/día, aunque se debe suspender a las pocas semanas. (9,11,12)

Aunque otros autores la indican a una dosis de 20 mg diarios, por 3 meses, y después se reduce la dosis hasta suspenderla alrededor de los 6 meses.

En el eritema nodoso hay fiebre, nódulos, dolor óseo, neuritis y dactilitis. La presentación es más frecuente entre el primer y segundo año con recaídas intermitentes, siendo el tratamiento de elección la talidomida y en ocasiones se puede utilizar prednisona y clofazimina. Hay que tener en cuenta que la talidomida es un medicamento que tiene efectos teratogenicos.

Se realizara examen físico completo al paciente y baciloscopia cada 6 meses, durante el tratamiento de los pacientes multibacilares. Luego al terminar el ciclo del tratamiento se realizará un estudio histopatológico.
En los pacientes paucibacilares solo se realiza un estudio histopatológico al haber terminado el tratamiento.

Una de las claves del tratamiento es la información al paciente sobre su enfermedad, educarlo al respecto, toda la información suministrada hace que el paciente sea más responsable al momento de seguir el tratamiento indicado. Todo esto se realiza con el objetivo de curar al paciente y prevenir las discapacidades que pueda dejar la lepra.

Vacunas:

Se han creado diferentes vacunas, las cuales han sido probadas, en mayor o menor medida, en países endémicos. Entre las vacunas utilizadas actualmente están la:
  A) *Mycobacterium* (w) (Talwar 1978).
  B) BCG, el bacilo de Calmette-Guérin.(BCG)
  C) *M. leprae* inactivada por calor (Convit 1992)
  D) *Mycobacterium ICRC (M. avium intracelular)*
  E) *Micobacterium tufu* (Iushm y Kalianina 1995)
  F) *Micobacterium habana* (Singh et al., 1997). (21).

Existen reportes que indican una protección con la vacuna BCG contra la lepra de hasta un 50%.(22)
También en un estudio realizado en la India la vacunación con BCG más *M. leprae* inactivada por calor reportó un éxito del 64%. (9)

Bibliografía:
  1. Farreras Rozman. Medicina interna, Ediciones Hartcourt, 14 edición, Año:2000
  2. El manual Merck, ediciones Hartcourt, decima edición, año:1999
  3. Roca Goderich Raúl. Temas de medicina interna. Ecimed. La Habana. Año:2004

4. Matarama Peñate Miguel, Medicina interna, Diagnóstico y tratamiento. Editorial ciencias medicas, La Habana, año:2005

5. Harrison. Principios de medicina interna, Ediciones Mc Graw-Hill, 17 edición, Año: 2008

6. Organización Mundial de la Salud. Estrategia mundial para la lepra 2016–2020. Acelerar la acción hacia un mundo sin lepra. Guía de monitoreo y evaluación. 2016. ISBN 978-92-9022-519-5. Disponible en internet:
    https://apps.who.int/iris/bitstream/handle/10665/254907/9789290225874 sp.pdf;jsessinid=F9F30C31F012767DBFE5FE5F2A82D8DD?sequence= 11

7. Inzunza-Cervantes Gustavo, García-Tinoco Rosa Maria, Ahumada-Félix Scarlet Raquel, Valenzuela-Delgado Susan Yazmin3, Peña-Valenzuela Alibe Natanai. Lepra lepromatosa con reacción tipo II, panorama de una enfermedad milenaria en el siglo XXI: Presentación de caso. Rev Med UAS; Vol. 11: No. 2. Abril-Junio 2021 ISSN 2007-8013

8. Barba EJR. Lepra. Enfermedad milenaria aún vigente. Rev Mex Patol Clin Med Lab. 2021; 68 (1): 18-33.

9. K. Eichelmann_, S.E. González González, J.C. Salas-Alanis y J. Ocampo-Candiani. Lepra: puesta al día. Definición, patogénesis, clasificación, diagnóstico y tratamiento. Actas Dermosifiliogr. 2013;104(7):554---563

10. Global leprosy situation. Weekly epidemiological record. Switzerland: World Health Organization; 2010. p. 337---48.

11. Walker SL, Lockwood DN. Leprosy type 1 (reversal) reactions and their management. Lepr Rev. 2008;79:372---86.

12. Britton WJ, Lockwood DN. Leprosy. The Lancet. 2004;363:1209---19.

13. Ridley D, Jopling W. Classification of leprosy according to immunity. A five-group system. Int J Lepr Other Mycobact Dis. 1966;34:255---73.

14. Silva E, Iyer A, Ura S, Lauris JR, Naafs B, Das PK, et al. Utility of measuring serum levels of anti-PGL-I antibody, neopterin and C-reactive protein in monitoring leprosy patients during multi-drug treatment and reactions. Trop Med Int Health. 2007;12:1450---8.

15. Fitness J, Tosh K, Hill A. Genetics of suceptibility to leprosy. Genes Inmmun. 2002;3:441---53.

16. Duncan ME, Melsom R, Pearson JM, Menzel S, Barnetson RS. A clinical and immunological study of four babies of mothers with lepromatous leprosy, two of whom developed leprosy in infancy. Int J Lepr Other Mycobact Dis. 1983;51:7---17.

17. Vera-Cabrera L, Escalante-Fuentes WG, Gomez-Flores M, Ocampo-Candiani J, Busso P, Singh P, et al. Case of Diffuse Lepromatous Leprosy Associated with *Mycobacterium lepromatosis*. J Clin Microbiol. 2011;49:4366---8.

18. Ghorpade A. Ornamental tattoos and skin lesions. Tattoo inoculation borderline tuberculoid leprosy. Int J Dermatol. 2009;48:11---3.
19. Guillén RG, Samaniego RMJ, Fuster DCA. Estudio descriptivo de la lepra en residentes del sanatorio de Fontilles. Enferm Dermatol. 2016; 10 (27): 25-35.
20. Aranzazu N. Enfermedad de Hansen etiología, clínica y clasificación. Dermatología Venezolana 1994; 32 (4): 145-151.
21. Azulay DR. Vacinac¸ão anti-hansênica. An Bras Dermatol. 2002;77:489--94.
22. Pönnighaus JM, Fine PE, Sterne JA, Wilson RJ, Msosa E, Gruer PJ, et al. Efficacy of BCG vaccine against leprosy and tuberculosis in northern Malawi. Lancet. 1992;339:636---9.
23. Fragozo MLC, Villalobos CCA. Enfermedad de Hansen (Lepra): eritema nodoso leproso. Presentación de caso. Biociencias. 2017; 12 (1): 101-108.
24. Torres GE, Vargas MF, Atoche DCE, Arrazola J, Carlos B, Arenas R. Lepra en México. Una breve reseña histórica. Dermatología Rev Mex. 2011; 55 (5): 290-295.

Titulo: Mononucleosis infecciosa.

Autor: Dr. Jorge Serra Colina.

Introducción:

El virus Epstein-Barr es el agente etiológico de la mononucleosis infecciosa, que es una enfermedad aguda que se caracteriza por fiebre, faringitis y adenopatías.

Además esta enfermedad, se asocia con el linfoma de Burkitt africano y el carcinoma nasofaríngeo. Desde el año 1980 se conoce su implicación en los síndromes linfoproliferativos observados en pacientes inmunodeprimidos y a la vez se ha demostrado su relación con la enfermedad de Hodgkin y otros tumores.

El virus de Epstein-Barr (VEB) como dijimos, también se relaciona con diversos tumores de los seres humanos, como el carcinoma nasofaríngeo, el linfoma de Burkitt, la enfermedad de Hodgkin y en pacientes con inmunodeficiencias el linfoma de células B.

Aunque es mas conocido por ser el microorganismo causal de la mononucleosis infecciosa con anticuerpos heterófilos positivos, que se caracteriza por fiebre, faringitis, adenopatías, hepatoesplenomegalia y linfocitosis atípica.

El virus pertenece a la familia Herpesviridae y consta de un núcleo de DNA bicatenario lineal rodeado de una nucleocápside icosaédrica y de la envoltura vírica que contiene glucoproteínas. Los dos tipos de VEB, ambos muy prevalentes en la naturaleza, no se distinguen mediante pruebas serológicas convencionales.

El VEB tiene las características morfológicas, estructurales y biológicas propias de la familia de los Herpesvirus, incluyendo la capacidad de persistencia permanente en latencia después de la primoinfección. Se conocen dos variantes distintas (1 y 2, o A y B) que se distinguen por diferencias genómicas, pero no existe ninguna evidencia de que su poder patógeno sea diferente.

Epidemiologia:

El VEB se disemina mediante el contacto con las secreciones bucales. Se transmite con frecuencia de adultos a niños y entre adultos jóvenes por transferencia de saliva durante el beso. El contagio a través de contactos menos íntimos es poco habitual.

El virus causante de la mononucleosis infecciosa (MI), se ha transmitido en transfusiones sanguíneas y en el trasplante de médula ósea. Se plantea que más de 90% de los individuos seropositivos asintomáticos eliminan el virus en las secreciones bucofaríngeas. La diseminación aumenta en enfermos inmunodeficientes y en los que tienen mononucleosis infecciosa.

Las infecciones por el VEB tienen una distribución mundial. Son más frecuentes al principio de la infancia y presentan un segundo pico de frecuencia al final de la adolescencia. En la edad adulta, más de 90% de los individuos han sido infectados por el virus y han desarrollado anticuerpos contra él. En general, la mononucleosis infecciosa es una enfermedad de adultos jóvenes. En los grupos de nivel socioeconómico bajo y en zonas geográficas con un nivel de higiene deficiente, como, países en vías de desarrollo, el VEB tiende a infectar a los niños a edades tempranas, y la mononucleosis infecciosa sintomática es infrecuente. (2)

En regiones con un nivel con buena higiene, la infección con frecuencia se retrasa hasta la edad adulta y la MI es más prevalente. Los casos de mononucleosis infecciosa suelen ser esporádicos, aunque ocasionalmente pueden observarse brotes epidémicos en el ámbito familiar. La primoinfección tiende a ser más precoz cuanto más bajo es el nivel socioeconómico. (1,2)

Cuando la primoinfección incide en la adolescencia o los primeros años de la edad adulta, hay un 50% de probabilidades de desarrollar un cuadro clínico clásico de mononucleosis. (1)

Patogenia:

Después que el virus se disemina por la circulación sanguínea y aparecen los síntomas de la enfermedad, se describe que durante la proliferación y la expansión de las células B infectadas por el VEB junto con las células T reactivas inducen una tumefacción del tejido linfático. La activación policlonal de las células B favorece la producción de anticuerpos frente a las proteínas víricas y de la célula hospedadora.

Durante la fase aguda de la mononucleosis infecciosa, aproximadamente una de cada 100 células B de la sangre periférica está infectada, mientras que después de la recuperación de la enfermedad está infectada una a 50 de cada millón. Durante el proceso de la Mononucleosis existe una inversión del índice de células T CD4+/CD8+. El porcentaje de linfocitos T CD4+ disminuye, mientras que se producen extensas expansiones clonales de linfocitos T CD8+.

De hecho durante la infección aguda hasta 40% de los linfocitos T CD8+ se dirigen contra los antígenos del EBV. Los datos sugieren que las células B de memoria, no las células epiteliales, son el reservorio de los VEB en el organismo. Cuando los pacientes reciben aciclovir, cesa la dispersión del virus desde la bucofaringe, pero la partícula persiste en los linfocitos B. (2)

El receptor del VEB (CD21), presente en la superficie de las células B y de las células epiteliales, es también el receptor del componente C3d del complemento. Tras la infección de las células epiteliales por el EBV, éste se replica y se originan viriones.

En el control de la infección por el VEB es más importante la inmunidad celular que la humoral. En la fase inicial de la infección, las células T supresoras, las células citolíticas y las células T citotóxicas inespecíficas son importantes en el control de la proliferación de las células B infectadas por el VEB.

Existen diferencias fundamentales en las características de la replicación vírica en estos dos tipos de células. En las células epiteliales, la infección es productiva, con elaboración de nuevos viriones infectantes, mientras que en los linfocitos B el genoma vírico tiende a mantenerse en latencia, sin producción de virus, salvo en las fases muy iniciales de la infección o en las eventuales reactivaciones.

Los linfocitos B infectados adquieren una nueva característica: la capacidad de multiplicarse indefinidamente. Después de la primoinfección, el genoma vírico en bajo número de copias, no así el virus entero, persiste de por vida en el núcleo de algunos de los linfocitos y es detectable en forma de moléculas de ADN circularizadas.

Si la inmunidad de las células T está afectada, las células B infectadas por el VEB pueden comenzar a proliferar. Cuando el VEB se vincula con un linfoma, la proliferación inducida por el virus es un paso más en la cadena de la transformación neoplásica.

Manifestaciones clínicas:

Se presenta con más frecuencia con síntomas como, fatiga, fiebre, faringitis y adenopatías; sin embargo, los pacientes pueden mostrar todos o sólo algunos de estos síntomas. En la mayoría de los casos, existe un malestar general que se prolonga de varios días a una semana, al que siguen la fiebre, la faringitis y las adenopatías.

La fatiga alcanza su grado máximo en las primeras 2 o 3 semanas, y la fiebre suele ascender por la tarde o primeras horas de la noche, alcanzando 39,5 °C, aunque puede llegar a 40,5 °C.

El espectro clínico de la enfermedad por el VEB es muy amplio e incluye desde cuadros triviales hasta tumores.

La manifestación más clásica es la mononucleosis infecciosa, que se caracteriza por la aparición de odinofagia, fiebre, adenopatías, esplenomegalia y linfomonocitosis con linfocitos atípicos, aunque no siempre el cuadro clínico es completo.

La mayoría de las infecciones por el EBV que se producen en lactantes o en niños pequeños son asintomáticas o causan una faringitis leve, con o sin amigdalitis. Por lo contrario, hasta 75% de las infecciones en adolescentes provocan mononucleosis infecciosa. Los adultos jóvenes son más proclives a desarrollar cuadros más graves, con erupciones cutáneas, neutropenia o neumonía. El síntoma más característico de la enfermedad es el dolor de garganta, que puede ser de gran intensidad.

El cuadro inicial de la mononucleosis infecciosa en los ancianos muy a menudo es inespecífico e incluye fiebre duradera, fatiga, mialgias y malestar general.

El periodo de incubación de la MI en los adultos jóvenes es de cuatro a seis semanas. Un periodo prodrómico debido a fatiga, malestar general y mialgias puede preceder en una o dos semanas a la aparición de fiebre, faringitis y adenopatías. La fiebre suele ser leve y es más frecuente en las dos primeras semanas de la enfermedad.

La adenopatía y la faringitis predominan durante las dos primeras semanas, mientras que la esplenomegalia lo hace durante la segunda y la tercera semanas. Las adenopatías suelen afectar a la cadena cervical posterior, aunque pueden ser generalizadas, estas suelen ser sensibles con la palpación y simétricas, pero no se encuentran fijas.

Las adenopatías suelen ser sensibles con la palpación y simétricas, pero no se encuentran fijas. La faringitis es el signo más destacado y puede acompañarse de tumefacción de las amígdalas, con un exudado que se asemeja al de la faringitis estreptocócica.

En estos casos las amígdalas suelen estar muy aumentadas de tamaño y a menudo muestran un exudado. Los pilares palatinos y la úvula pueden estar edematizados y en ocasiones se observan petequias en el velo del paladar.

En el 5% de los casos se produce una erupción cutánea que puede ser maculosa, petequial, escarlatiniforme, urticarial o en forma de eritema multiforme, que se localiza sobre los brazos o el tronco La administración de ampicilina o amoxicilina tiende a desencadenar una erupción pruriginosa maculopapulosa casi en el 100% de los pacientes, el cual no es un factor predictivo de futuras reacciones adversas a las penicilinas.

En algunos casos con frecuencia el paciente refiere dolor a la palpación en el hipocondrio derecho, ya que hasta en el 15% de los casos existe hepatomegalia. Al menos en la mitad de los enfermos es evidente la esplenomegalia, que puede persistir varias semanas una vez superada la enfermedad. También se ha descrito la aparición de eritema nudoso y de eritema multiforme.

Los síntomas suelen durar entre dos y cuatro semanas, pero el malestar general y la dificultad para concentrarse pueden persistir durante meses.

Síntomas y signos de la mononucleosis infecciosa.
Síntomas:
Dolor faríngeo.
Malestar.
Fatiga.
Cefalalgia.
Escalofríos.
Nauseas o Vómitos.
Dolor abdominal.
Signos:
Linfoadenopatias.
Fiebre.
Faringitis o amigdalitis.
Esplenomegalia.
Hepatomegalia.
Exantema.
Edema periorbitario.
Enantema en el paldar.
Ictericia.

Exámenes de laboratorio:

El recuento de leucocíticos suele estar elevado y alcanza un máximo de 10000 a 20 000/microL, en la segunda o tercera semana de la enfermedad, Por lo general se produce leucocitosis moderada, aunque raras veces la cifra de leucocitos llega a ser de 50×10^9/L. Esta va acompañada de una linfocitosis mayor del 50% y con al menos 10% de linfocitos atípicos.

Es característico el hallazgo de linfocitosis, que puede durar hasta 2 o 3 semanas, estos linfocitos son mayores de lo normal y contienen un citoplasma vacuolado y basófilo con núcleos lobulados de localización a menudo excéntrica.

Se demuestra linfocitosis como dijimos, con al menos 10% de linfocitos atípicos, los cuales son linfocitos agrandados con abundante citoplasma, vacuolas y muescas de la membrana celular.

Durante el primer mes de la enfermedad es habitual encontrar neutropenia y trombocitopenia de bajo grado. Se observa una neutropenia relativa y absoluta en el 60-90% de los casos, con ligera desviación hacia la izquierda.

La función hepática está alterada en más de 90% de los casos. Los niveles en plasma de aminotransferasas y de fosfatasa alcalina suelen estar ligeramente elevados; en cerca de 40% de los casos se encuentra elevada la concentración sérica de bilirrubina.

Diagnostico:

El medico dispone de varias pruebas de laboratorio para el diagnóstico de las infecciones causadas por el VEB, que son estudios serológicos:

A) **Pruebas inespecíficas para la detección de anticuerpos heterófilos (AH):**

Se utilizan los anticuerpos heterófilos que están dirigidos contra los antígenos existentes sobre los eritrocitos de carnero, caballo y vaca. Sólo se detectan en el 50% de los pacientes menores de 5 años, pero aparecen en más del 90% de los adolescentes y adultos con infección primaria por el VEB.

Están los Anticuerpos heterófilos (IgM que aglutinan selectivamente eritrocitos de otras especies (Paul Bunell).
-Prueba de Paul-Bunnel (PB): es el test serológico de más especificidad, con aproximadamente un 100% y sensibilidad de 85%, para diagnosticar la infección por el VEB. (6)
Esta prueba detecta inmunoglobulinas de la clase IgM producidas por la infección del VEB, que reaccionan de forma cruzada con antígenos presentes en la superficie de los eritrocitos de diferentes especies: caballo, oveja o bovinos y producen su aglutinación.
-Además existen otros inmunoanálisis enzimáticos y de aglutinación específicos baratos y rápidos, con una sensibilidad y especificidad del 85% y 97% en niños mayores, para la detección de anticuerpos heterófilos, como la aglutinación en porta que utiliza partículas de látex. (Monotest)

B) **Detección de anticuerpos heterófilos:**

La serología específica de anticuerpos virales IgG, IgM y, ocasionalmente, IgA, frente a los complejos antigénicos VCA, EA y EBNA del VEB, es la prueba de elección para determinar la infección aguda en un huésped inmunocompetente, y monitorizar la progresión de la enfermedad a través del tiempo.

1. Anticuerpos contra el Antígeno replicativo precoz (Anti-EA). Aparecen tempranamente en la infección, alcanzan su máximo hacia las 3-4 semanas del inicio de los síntomas.
2. Anticuerpos IgG frente al EBNA: los anticuerpos contra el antígeno nuclear EBNA (anti-EBNA) usualmente no aparecen hasta 2-4 semanas después del inicio de los síntomas y persisten durante toda la vida.
3. Anticuerpos IgM contra Antígenos de cápside viral (VCA): IgM VCA: sus títulos aumentan durante los dos primeros meses, útiles en el diagnóstico de infección aguda. Anticuerpos IgG VCA: persisten de por vida; son útiles para detectar exposición a VEB en el pasado.

Diagnóstico diferencial.

1. Infección por citomegalovirus: La causa más frecuente de síndrome mononucleósico (SMN), con Paul-Bunnell (PB) negativo es la infección por citomegalovirus (CMV). En el adulto inmunocompetente, en general, la infección es inaparente o leve. El síntoma más común es la fiebre, que puede ser prolongada. Las pruebas hepáticas están alteradas y la esplenomegalia es leve, muchas veces no se encuentran adenomegalias ni faringitis. Se considera que es la causa más frecuente de SMN con anticuerpos heterófilos negativos.
2. Infección por el virus de inmunodeficiencia humana: El VIH puede ocasionar en la etapa de primoinfección una enfermedad similar a la MI con linfocitos atípicos. Entre los síntomas, hay que destacar: fiebre prolongada, odinofagia, cefalea, mialgias, exantema, adenomegalias cervicales, esplenomegalia. El antecedente epidemiológico de prácticas de riesgo, la negatividad de la reacción de PB y de anticuerpos específicos contra el VEB, y la positividad serológica frente al VIH son rasgos diferenciales.
3. La infección por herpesvirus humano 6: La infección por (HHV-6), se plantea que el 90% de los niños de 4 años presentan anticuerpos frente a este virus, el cual produce cuadros indistinguibles de la MI por VEB. Es el agente causante de la roséola o exantema súbito del niño, aunque habitualmente la infección cursa en forma asintomática, en el adulto puede dar un SMN. El diagnóstico se realiza por el cuadro clínico y métodos serológicos.(5)
4. Toxoplasmosis: En la infección por Toxoplasma gondii: la infección adquirida del adulto inmunocompetente suele ser generalmente asintomática. Cuando da síntomas, puede causar: adenomegalias (sobre todo, cervicales), mialgias, erupción transitoria, frecuente

hepatomegalia, astenia con o sin fiebre y linfomonocitosis con linfocitos atípicos. No afecta a la faringe ni a las pruebas hepáticas.

5. Rubeola: El virus de la rubéola produce: fiebre, faringitis, exantema típico, adenomegalias, en las regiones retroauricular y cervical posterior, y linfocitosis.
6. Hepatitis: Las hepatitis virales: la hepatitis A puede acompañarse de linfocitosis atípica, la cual es poco intensa y elevación de transaminasas, pero que es mucho mayor que en la infección por el VEB.
7. Leucemias y procesos linfoproliferativos: Las enfermedades malignas siempre deben incluirse dentro del diagnóstico diferencial de linfadenopatía persistente que no responde al tratamiento antibiótico, con elevada leucocitosis y con síntomas de enfermedad sistémica

Diagnóstico diferencial de la MI.
Infección por citomegalovirus:
Infección por el virus de inmunodeficiencia humana:
infección por herpesvirus humano 6:
Toxoplasmosis:
Rubeola:
Hepatitis A.
Linfomonocitosis infecciosa aguda.
Brucelosis, Leptospirosis, sífilis.
Reacciones medicamentosas. (difenilhidantoina)
Otras Amigdalitis. (Bacterianas o adenovirus)
Leucemias y procesos linfoproliferativos:

Complicaciones:

-La complicación local que más aparece es la sobreinfección bacteriana de la faringe y las amígdalas.

-Las complicaciones Hematológicas, representada por la anemia hemolítica autoinmune ocurre en el 0.5% a 3% de los pacientes con MI. La hemólisis es clínicamente aparente durante la segunda o tercera semana de la enfermedad.

- Rotura esplénica es una complicación grave, que se presenta en <0,5% de los niños, esta ocurre entre la 2ª y 3ª semana y se manifiesta como un dolor intenso en hipocondrio izquierdo, con irritación peritoneal y shock hipovolémico.

Puede ocurrir de forma espontánea o por leves traumatismos como la simple palpación del abdomen. La ruptura es rara, pero es una dramática complicación, ocurriendo en más del 90% de los casos en pacientes del sexo masculino.(5,8,10)

- La encefalitis es generalmente autolimitada sin secuelas pero puede producir ataxia cerebelar. La presentación clínica también puede aparentar meningitis aséptica, en ambos casos de encefalitis y meningitis, los cambios en LCR son mínimos.(8,10)

- Otras complicaciones neurológicas por MI son: El síndrome de Guillain-Barré, parálisis de Bell, mielitis transversa, neuritis óptica, neuritis periférica, meningoencefalitis y convulsiones. (8,10)

-Las complicaciones hepáticas consisten en elevaciones autolimitadas de los niveles de enzimas hepatocelulares, las cuales están presentes en el 80 a 90% de los casos de MI. Aunque la enfermedad hepática crónica y la falla hepática son complicaciones raras.

-Las complicaciones renales consisten en la falla renal, que es extremadamente rara, aunque se han reportado casos de falla renal aguda en asociación con MI. Se han realizado hipótesis acerca de las manifestaciones renales de la MI, siendo atribuidas a nefritis intersticial,

-Las complicaciones cardiacas son muy poco frecuentes. Se observan alteraciones electrocardiográficas, usualmente se deben a trastornos del segmento ST, y la onda T. También se ha observado pericarditis y miocarditis.

-Las complicaciones pulmonares de la MI son raras, reportándose infiltrados inflamatorios en el 3 al 5% de los casos, pueden aparecer pleuritis, nuemonia, adenopatías hiliares y neumonitis intersticila. (8)

-La obstrucción severa de la vía aérea como complicación, ha sido estimada en 1 de cada 100 a 10 000 de los casos de mononucleosis infecciosa asociada a VEB. La obstrucción resulta de la hipertrofia linfoidea del anillo de Waldeyer combinada por edema inflamatorio que lo rodea. La obstrucción de la vía aérea puede ocurrir a cualquier edad pero es más común en niños jóvenes con MI.

-El Síndrome de Lemyerre es otra complicación de la MI, consiste en la tromboflebitis séptica de la vena yugular es conocida como el síndrome de Lemyerre, descrita en 1936. El síndrome es usualmente causado por una infección anaeróbica, más comúnmente por *Fusobacterium necrophorum*, en la vena yugular interna. Esta se ha reportado en pocos casos, en los que se complica la MI, en pacientes que reciben prednisona para una faringitis severa. (8,11)

Como hemos visto la MI es una enfermedad que no esta exenta de complicaciones, a pesar de que en la mayoría es una enfermedad benigna y autorresolutiva, con un pronóstico leve en el 95% de los casos. Las complicaciones se observan en un 20% de los enfermos, siendo graves sólo en un 5%, afectando a los sistemas respiratorio, neurológico y hematológico. (5)

-Complicaciones psicológicas: Se presenta en la fase aguda de la infección, con somatización, incapacidad funcional, síndrome depresivo y metamorfopsias, consiste en distorsiones de la percepción del espacio y el tamaño, "síndrome de Alicia en el país delas maravillas". (5)

- Complicaciones en pacientes inmunocomprometidos (síndrome de Duncan, déficit de inmunidad celular, VIH, o trasplantados): la infección por VEB en estos pacientes puede ser intensa, persistente y a veces mortal.

- Mononucleosis infecciosa crónica: Es de rara prsentacion, se considera crónica cuando la MI es de más de 6 meses de duración, con evidencia histológica de enfermedad crónica, títulos elevados de anticuerpos anti VCA y anti EA y bajos o ausentes anti EBNA.

Infección por VEB y neoplasias.

Tabla. Infección por VEB y neoplasias.
Linfoma de Burkitt.
Carcinoma nasofaríngeo anaplasico.
Linfoma de Hodking.
Enfermedad linfoproliferativa (en pacientes con inmunodeficiencia congénita o adquirida)
Linfoma no Hodgkin.

Tratamiento:

La enfermedad usualmente es benigna, autolimitada, en la cual el tratamiento es sintomático, para tratar la cefalea, fiebre y la faringitis dolorosa.
La MI suele resolver de manera espontánea en un periodo de tiempo de 3-4 semanas. No se dispone de fármacos específicos para su tratamiento. El principal tratamiento es sintomático a través de medidas no farmacológicas, y en la actualidad no hay medidas efectivas para prevenir la infección por VEB.

-Medidas no farmacológicas:

-Se indica una adecuada hidratación al paciente. Reposo relativo en cama en la fase aguda de la enfermedad. Evitar deportes de contacto y actividad física excesiva durante al menos 3 semanas por el riesgo de rotura traumática del bazo.
-También se deben de evitar los deportes de contacto por lo menos durante 1 mes o hasta la resolución de la esplenomegalia ya confirmada.
-Debe evitarse un exceso de actividad física durante el primer mes para disminuir la posibilidad de rotura esplénica, que obliga a realizar una esplenectomía.
-Advertir a los pacientes y familiares que, ante la presencia de signos de alarma como dificultad respiratoria o dolor abdominal, deberán acudir a un medico.

-Medidas farmacológicas.

1. Analgésicos y antiinflamatorios: el paracetamol y AINES son los fármacos de elección para aliviar la fiebre, la odinofagia y la fatiga, entre otros. No se debe emplear el ácido acetil salicílico por el riesgo de un síndrome de Reye.
2. Fórmulas de uso tópico: son fórmulas compuestas de antiséptico, antiinflamatorios y analgésicos para aliviar los síntomas orofaríngeos.
3. Antibióticos: se utilizarían únicamente en casos de sobreinfección bacteriana. En la faringoamigdalitis exudativa sobreinfectada, aparece en pacientes con MI en donde crecen el grupo de Streptococcus beta hemolítico grupo A, por lo que se indica el tratamiento con penicilina V, penicilina benzatina o macrólido, por el riesgo de exantema si se utiliza amoxicilina o ampicilina.
4. Los Corticoesteroides son de uso controversial. No se recomiendan en los casos de MI leve. Alivian la odinofagia y acortan la duración de la fiebre. Mayor riesgo de complicaciones (inmunosupresión y riesgo de infecciones). En estudios, durante el tratamiento con aciclovir y predinisolona la tasa de transmisión orofaríngea del VEB se reduce, pero casi no tiene efectos en la duración de los síntomas. Se reserva su uso en ciclos cortos de 2 semanas en casos de complicaciones graves de MI, como son: la afectación miocárdica o neurológica, obstrucción de vías aéreas, anemia hemolítica, neutropenia y trombocitopenia grave prolongada.
5. Como antiviral se indica Aciclovir: Este medicamento bloquea la fase lítica de replicación del virus en orofaringe, pero no la latente. Disminuye la excreción VEB en la orofaringe pero ésta se reanuda una vez finalizado el tratamiento. El aciclovir, en dosis de 400 a 800 mg cinco

veces al día, se ha mostrado eficaz para el tratamiento de la leucoplasia vellosa bucal, pese a las recidivas frecuentes. (2)

6. Otros tratamientos: inmunoglobulina intravenosa en la trombocitopenia aislada severa. Plasmaféresis e inmunoglobulina en el síndrome de Guillain-Barré. Anticuerpos monoclonales del tipo anti células B en asociación con leucocitos de donante irradiados, en los procesos linfoproliferativos graves inducidos por el VEB. Según algunos autores no existe un claro beneficio del uso de IL-2 e IFN alfa en el tratamiento de la MI. (5,12)

Pronóstico y prevención.

El pronóstico de la MI es favorable en la mayoría de los casos, la enfermedad cursa con pocos síntomas o síntomas moderados casi siempre.
Los síntomas suelen tener una presentación monofásica en algunos casos, no siendo rara la presentación bifásica (agravamiento de los síntomas después de una franca mejoría). La fiebre y la astenia son los síntomas que más puede alargarse en el tiempo. La esplenomegalia puede palparse durante varios meses.(9)

Como medidas preventivas se indican:

1. Medidas de aislamiento normales de cualquier enfermedad infecciosa.
2. Evitar el contacto con la saliva del enfermo.
3. Evitar especialmente el contacto con pacientes con inmunodeficiencias, trasplantados, etc., al igual que con mujeres embarazadas.
4. No deben donar sangre durante infección reciente, ni acudir al colegio durante la fase aguda de la enfermedad

Bibliografía:

1. Farreras Rozman. Medicina interna, Ediciones Hartcourt, 14 edición, Año:2000
2. Harrison. Principios de medicina interna, Ediciones Mc Graw-Hill, 17 edición, Año: 2008
3. El manual Merck, ediciones Hartcourt, decima edición, año:1999
4. Matarama Peñate Miguel, Medicina interna, Diagnóstico y tratamiento. Editorial ciencias medicas, La Habana, año:2005
5. J. Martín Ruano, J. Lázaro Ramos. Mononucleosis infecciosa en la infancia. Pediatr Integral 2014; XVIII(3): 141-152.
6. Gallart-Catalá A. Infecciones por el virus de Epstein-Barr: mononucleosis infecciosa. En: Cruz M, ed. Tratado de Pediatría. 9ª edición. Madrid: Ergon; 2006. p. 449-55.

7. Alberto Fica C. Síndrome de mononucleosis infecciosa en pacientes adolescentes y adultos. Infectologia practica. Rev Chil Infect 2003; 20 (4): 235-242

8. Diana S Vera-Izaguirre, Norberto C Chávez-Tapia, Javier Lizardi-Cervera, Nahum Méndez-Sánchez. Mononucleosis infecciosa. MG Vol. 10, núm. 2, Abril-Junio 2003. Mediagraphic.com

9. Ruiz Contreras J, Ramos JT. Síndrome mononucleósico. En: Protocolos diagnósticos y terapéuticos. Infectología. Madrid: AEP; 2001. p. 233-8.

10. Simon MW. Neurologic Complications of Epstein-Barr Virus Infection. Am Fam Physician 2000; 61: 643-644.

11. Howard MJ, Brillman JC, Burkle FM Jr. Infectious disease emergencies in disasters. Emerg Med Clin North Am 1996; 14: 413-428.

12. Noguera-Julián A. Infecciones por virus Epstein-Barr. Mononucleosis infecciosa. En: Cruz M, ed. Manual de Pediatría. 3ª edición; 2013. p. 247-51.

13. Malmierca Sánchez F, Pellegrini Belinchón J. Mononucleosis infecciosa (síndrome mononucleósico). En: Del Pozo J. SEPEAP (Sociedad Española de Pediatría Extrahospitalaria y Atención Primaria), eds. Tratado de Pediatría Extrahospitalaria. Madrid: Ergon; 2011. p. 1019-26.

Titulo: Fiebre tifoidea. Revisión bibliográfica.

Autor: Dr. Jorge Serra Colina.

Introducción:

La fiebre tifoidea es una enfermedad clínica que es causado por Salmonella typhi, y con menor frecuencia lo produce la S. paratyphi A, B o C, entonces se denomina fiebre paratifoidea, que pueden producir un cuadro clínico similar, aunque de menor gravedad. Estas salmonellas sólo afectan al ser humano.

Los hallazgos clínicos de la fiebre paratifoidea son similares a los de la fiebre tifoidea, aunque la enfermedad tiende a ser más leve y son excepcionales las complicaciones.

Clínicamente se caracteriza por un curso febril prolongado, bacteriemia mantenida sin afección endotelial o endocárdica y estimulación importante del sistema reticuloendotelial que ocasiona esplenomegalia, toxicidad sistémica y leucopenia.

También se reconoce por ser una Enfermedad sistémica causada por Salmonella typhi y caracterizada por fiebre, postración, dolor abdominal y exantema de color rosado.

Epidemiologia:

La transmisión es por vía fecal-bucal, a través del agua o de los alimentos contaminados. En países como los Estados Unidos se declaran anualmente alrededor de 400 a 500 casos de fiebre tifoidea. Los bacilos tifoideos son eliminados con las heces de portadores asintomáticos, o con las heces y la orina de pacientes con enfermedad activa. La higiene inadecuada después de la defecación puede diseminar S. typhi hasta los suministros comunitarios de agua y alimentos. Además en áreas endémicas donde las medidas sanitarias son en general inadecuadas, la Salmonella typhi es transmitido con más frecuencia por el agua que por los alimentos.

En los países subdesarrollados, la transmisión se debe principalmente a alimentos contaminados por portadores sanos, durante su preparación. Las moscas pueden transmitir el microorganismo desde las heces hasta los alimentos. Es posible la transmisión ocasional por contacto directo en niños durante el juego y en adultos durante las relaciones sexuales. En raras ocasiones, el personal hospitalario que no ha tomado precauciones intestinales adecuadas, adquiere la enfermedad al cambiar la ropa de cama sucia.

Se dice que el microorganismo penetra en el cuerpo a través del tracto gastrointestinal y llega al torrente sanguíneo por medio de los canales linfáticos. Luego se produce inflamación monocítica en el íleon y el colon dentro de la lámina propia y las placas de Peyer del ileon, donde es común la necrosis tisular local. En los casos graves se pueden producir ulceración, hemorragia y perforación intestinal.

Alrededor del 3% de los pacientes no tratados siguen eliminando microorganismos con las heces durante más de un año, y son conocidos como **portadores intestinales crónicos**. Algunos portadores no presentan antecedentes de enfermedad clínica, y al parecer sufrieron una infección asintomática. La uropatía obstructiva relacionada con esquistosomiasis puede predisponer a que ciertos pacientes con fiebre tifoidea se conviertan en portadores urinarios. La mayoría de los 2.000 portadores existentes en Estados Unidos son mujeres ancianas con enfermedad biliar crónica. Los datos epidemiológicos indican que los portadores tifoideos muestran mayor tendencia que la población general al desarrollo de cáncer hepatobiliar.

Manifestaciones clínicas:

El período de incubación es de 7 a 21 días, siendo más prolongado cuanto menor sea el número de bacterias ingeridas. Otros autores plantean que la duración del período de incubación es generalmente de 8 a 14 dias, y que guarda relación inversa con el número de microorganismos ingeridos. El comienzo suele ser gradual, con fiebre, cefalea, artralgias, faringitis, estreñimiento, anorexia y dolor e hipersensibilidad abdominales. Los síntomas menos comunes comprenden disuria, tos seca y epistaxis.

Si no se inicia el tratamiento, la temperatura sube por pasos durante 2 o 3 dias , permanece elevada (habitualmente entre 39,5 y 40 ℃) durante otros 10 o 14 dias ,despues comienza a disminuir de forma gradual al final de la tercera semana y se normaliza durante la cuarta semana. La fiebre prolongada se acompaña con frecuencia de bradicardia relativa y postración, y en los casos graves aparecen síntomas del SNC como delirio, estupor o coma. Alrededor del 10% de los pacientes desarrollan lesiones discretas de color rosado que se blanquean a la presión (manchas rosadas) y aparecen por tandas en el tórax y el abdomen durante la segunda semana; estas lesiones desaparecen en 2 a 5 d. La perforación intestinal, de modo habitual en el íleon distal, se produce en el 1 al 2% de los pacientes.

El cuadro de abdomen agudo con leucocitosis durante la tercera semana de enfermedad puede sugerir perforación. Son frecuentes la esplenomegalia, la leucopenia, la anemia, las anomalías de las pruebas de función hepática, la proteinuria y una leve coagulopatía de consumo.

Son muy usuales la cefalea intensa, los síntomas respiratorios, en forma de tos y odinofagia, la confusión mental y el estreñimiento. En el examen físico se observa a un paciente con signos de enfermedad grave, bradicardia relativa para el grado de hipertermia, hepatosplenomegalia en más del 50% de los casos, distensión abdominal con bazuqueo y dolor a la palpación y presencia de la típica roséola en la piel de la región superior del abdomen o del tórax en un 30% de los pacientes.

Se observa la roséola tifoidica, que es una erupción maculopapulosa eritematosa, con lesiones de 2 a 4 mm de diámetro que se blanquean a la presión y aparecen en grupos unos 10 elementos. Estas lesiones cutáneas son transitorias y desaparecen en horas o días sin dejar cicatriz residual. Alrededor de un 10% de los enfermos presenta alteraciones del nivel de la conciencia en forma de letargia, cuadros delirantes e incluso coma.

A veces se producen colecistitis aguda y hepatitis. En fases tardías de la enfermedad, cuando las lesiones intestinales son más prominentes, puede aparecer diarrea copiosa y las heces pueden contener sangre (oculta en el 20% de los casos y franca en el 10%). Alrededor del 2% de los pacientes presentan hemorragia intensa durante la tercera semana, con una mortalidad de aproximadamente el 25%. Es posible el desarrollo de neumonía durante la segunda o la tercera semanas, que suele deberse a infección neumocócica, aunque S. typhi puede causar también infiltrados. Las presentaciones atípicas como neumonitis, sólo fiebre o síntomas sugestivos de infección del tracto urinario pueden retrasar el diagnóstico. La convalecencia puede prolongarse durante varios meses. Además, la bacteriemia conduce en ocasiones a infecciones locales, como osteomielitis, endocarditis, meningitis, abscesos de tejidos blandos, glomerulitis o afectación del tracto genitourinario.

En el 8 al 10% de los pacientes no tratados, los síntomas y signos similares a los del síndrome clínico inicial pueden recidivar unas 2 semanas después de la defervescencia.

Menos de un 2% de pacientes presentan complicaciones, que pueden clasificarse como secundarias:

a) a toxemia (miocarditis, hiperpirexia y disfunción hepática o de médula ósea),

b) a lesiones intestinales (perforación y hemorragia)

c) a enfermedad prolongada (parotiditis supurativa, úlceras de decúbito y neumonías)

d) Al crecimiento y persistencia de Salmonella (recaída, infecciones localizadas como meningitis, endocarditis, osteomielitis o artritis y estado de portador crónico).

Diagnostico:

El diagnóstico se basa en último término en el aislamiento de bacilos tifoideos mediante cultivo, aunque el cuadro clínico y las anomalías hematológicas pueden sugerir el diagnóstico de fiebre tifoidea. Los bacilos tifoideos se suelen aislar en los cultivos de sangre o médula ósea sólo durante las dos primeras semanas de enfermedad, mientras que los cultivos de heces son en general positivos durante las semanas tercera a quinta. También son positivos con frecuencia los cultivos de orina. El germen se puede encontrar además en los cultivos de biopsias hepáticas o del exantema.

Los datos de laboratorio más relevantes son:
- leucopenia de 2-4 ´ 10^9/L,
-anemia normocítica normocrómica.
-trombocitopenia moderada. –
hipofibrinogenemia.

La aparición súbita de leucocitosis superior a 10 x 10^9/L indica la posibilidad de perforación intestinal, hemorragia o complicación metastásica piógena.

En los exámenes son habituales la presencia transitoria de alteración discreta de las enzimas hepáticas y proteinuria leve sin reducción de la función renal.

El diagnóstico definitivo se establece por el aislamiento del microorganismo causal en cualquier muestra procedente del paciente, usualmente en hemocultivos. Durante la primera semana de la enfermedad, entre un 70 y un 90% de los pacientes tienen hemocultivos positivos y sólo en un 10-15% de los casos se aísla el microorganismo de las heces.

Sin embargo, la frecuencia de coprocultivos positivos aumenta con el progreso de la infección, alcanzando un máximo de un 75% durante su tercera o cuarta semanas. La mayoría de los pacientes presentan un incremento de cuatro o más veces en el título de aglutininas frente al antígeno somático O de Salmonella durante el curso de la enfermedad. No obstante, la inmunización reciente con vacuna tifoídica o diferentes cuadros febriles pueden ocasionar elevación del título de aglutininas anti-O. Las aglutininas frente al antígeno flagelar H carecen de valor diagnóstico. Las aglutininas empiezan a detectarse a la semana de la enfermedad y alcanzan su máximo valor a las 5 o 6 semanas.

Los bacilos tifoideos contienen antígenos (O y H) que estimulan la formación de anticuerpos correspondientes. El aumento de cuatro veces de los títulos de anticuerpos contra los antígenos O y H en parejas de muestras de sueros obtenidas con un intervalo de 2 sem sugiere infección por S. typhi. Sin embargo, esta prueba (reacción de aglutinación de Widal) tiene sólo sensibilidad moderada (es negativa en el 30% de los casos demostrados mediante cultivo) y carece de especificidad (muchas cepas de Salmonella no tifoideas tienen antígenos H y O con reacción cruzada; en la cirrosis se observa producción inespecífica de anticuerpos, con falsa reacción positiva de la prueba de Widal). Se están estudiando otras pruebas, como un inmunoanálisis enzimático, para detectar antígenos de S. typhi en el suero o la orina al principio de la enfermedad.

Diagnóstico diferencial: El diagnóstico diferencial comprende otras infecciones causantes de fiebre intestinal:

1. Rickettsiosis.
2. Leptospirosis.
3. Tuberculosis diseminada.
4. Paludismo.
5. Brucelosis.
6. Tularemia.
7. Hepatitis infecciosa.
8. Psitacosis.
9. Infección por Yersinia enterocolitica.
10. Linfoma.
11. Absceso hepático amebiano.

Al principio de la evolución clínica, la fiebre tifoidea puede recordar a la infección vírica del tracto respiratorio alto o del tracto urinario.

Complicaciones:

1. Entéricas: hemorragia y perforación intestinal.
2. Neumonía, miocarditis, colecistitis y meningitis agudas y tromboflebitis.
3. Otitis media, pericondritis en cartílagos aritenoides, espondilitis y periostitis en cartílagos costales.

Aunque su número se ha reducido muchísimo con el tratamiento antibiótico.

Pronostico:

La mortalidad oscila alrededor del 12% sin antibióticos; pero con tratamiento precoz disminuye hasta <1%. La mayoría de los fallecimientos ocurren en pacientes desnutridos, lactantes y ancianos. La presencia de estupor, coma o shock refleja enfermedad grave e indica mal pronóstico. Las complicaciones ocurren sobre todo en pacientes no tratados o con retraso del tratamiento.

Profilaxis:

La prevención exige purificación del agua potable, eliminación eficaz de las excretas, pasteurización de la leche, evitación de la manipulación de alimentos por portadores crónicos y precauciones de aislamiento adecuadas para los pacientes. Se debe prestar atención especial a las medidas higiénicas intestinales. Las personas que viajan a zonas endémicas deben evitar el consumo de verduras crudas, alimentos almacenados y servidos a temperatura ambiente y agua no embotellada. A menos que se sepa que el agua no está contaminada, se debe hervir o clorar antes de ingerirla.

Se dispone de una vacuna oral de gérmenes vivos atenuados (cepa Ty21a), que proporciona una efectividad de aproximadamente el 70%. Se administra en días alternos durante un total de 4 dosis. Puesto que la vacuna contiene gérmenes S. typhi vivos, está contraindicada en pacientes inmunosuprimidos. En Estados Unidos, la vacuna Ty21a no está aprobada para niños <6 años. Como alternativa se puede emplear una sola dosis de vacuna parenteral de polisacáridos Vi, que proporciona efectividad del 64 al 72% y se tolera bien. Esta vacuna se administra en forma de una sola inyección IM.

Tratamiento:

Los antibióticos disminuyen mucho la gravedad y la duración de la enfermedad, y reducen también las complicaciones y la mortalidad. La ceftriaxona y la cefoperazona son fármacos de primera elección.

La ceftriaxona se administra a dosis de 30 mg/kg/d IM o EV en dos dosis fraccionarias durante 2 sem (p. ej., 1 gramo endovenoso cada 12 h para los adultos) y la cefoperazona se emplea a dosis de 60 mg/kg/dia por via EV, en dos dosis fraccionarias durante 2 semanas.

El cloranfenicol se sigue utilizando mucho a nivel mundial, pero está aumentando la resistencia. Las quinolonas se indican en el tratamiento, ee emplean como tratamiento oral, por ejemplo ciprofloxacino, 500 mg via oral cada 12 h, después del tratamiento parenteral inicial con una cefalosporina de tercera generación. Las quinolonas no se recomiendan para los niños prepuberales.

Las fluoroquinolonas (ciprofloxacina, ofloxacina y perfloxacina) tienen una tasa de curación clínica de 98%; la fiebre desaparece a los cuatro días y la tasa de recaídas y portadores fecales es inferior a 2%. (5)

Otro fármaco que se puede indicar es la Ampicilina, dependiendo de las pruebas de sensibilidad in vitro, la ampicilina se administra a dosis de 100-200 mg/kg/dia por vía EV, en 4 dosis fraccionarias durante 14 dias, aunque es menos efectiva que el cloramfenicol.(5).

Los glucocorticoides se pueden emplear para tratar la toxicidad intensa, además de los antibióticos. En general proporcionan defervescencia y mejoría clínica. Suele ser suficiente la prednisona a dosis de 20 a 40 mg/d v.o. (o equivalente) durante los 3 primeros días de tratamiento. Las dosis más altas de glucocorticoides (dexametasona, 3 mg/kg EV. inicialmente, seguidos por 1 mg/kg cada 6 h durante 48 h en total) se emplean en pacientes con delirio marcado, coma o shock.

En casos de *shock* o disminución del estado de conciencia la asociación de dexametasona en dosis de 3 mg/kg de inicio, después 1 mg/kg cada 6 h, por 8 dosis contribuye a disminuir tanto la mortalidad como las complicaciones del tipo de artritis séptica, osteomielitis, meningitis y aneurismas micóticos.

Como medidas de apoyo, la nutrición se debe mantener con comidas frecuentes. Los pacientes permanecerán en cama mientras dure la fiebre. Se deben evitar los salicilatos (que pueden causar hipotermia e hipotensión), así como los laxantes y los enemas. La diarrea se puede mejorar con dieta líquida suave y, si es necesario, nutrición parenteral. Quizá sea necesaria la administración de líquidos y electrólitos y de sangre.

La perforación intestinal con peritonitis asociada requiere cobertura antibiótica más amplia contra gramnegativos y anaerobios. Para tratar la perforación se emplea la intervención quirúrgica más antibióticos, aunque el tratamiento médico por sí solo ha proporcionado un éxito moderado.

Las recidivas se tratan igual que la enfermedad inicial, aunque el tratamiento antibiótico rara vez debe mantenerse durante más de 5 dias.

Los portadores deben ser declarados al departamento de sanidad local, y se les prohibirá la manipulación de alimentos. Los bacilos tifoideos se pueden aislar durante hasta 3 a 6 meses después de la enfermedad aguda en personas que no se convierten en portadores; más adelante se deben obtener tres cultivos de heces negativos a intervalos semanales para excluir el estado de portador.

En portadores con tracto biliar normal, el porcentaje de curación es de alrededor del 60% con antibióticos como ampicilina, 1,5 g via oral o EV, cada 6 h durante 6 semanas, o amoxicilina, 2 g via oral, cada 8 h durante 4 semanas. Se puede administrar probenecid, 0,5 g via oral, cada 6 horas, junto con la ampicilina.

En algunos portadores con enfermedad de la vesícula biliar se ha obtenido la erradicación con sulfaprim (TMP-SMX) y rifampicina. En otros casos, la colecistectomía con administración de antibióticos 1 a 2 dias, antes de la intervención y 2 a 3 semanas después de ella (ampicilina, 6 g/dia EV, en 4 dosis fraccionarias) suele eliminar el estado de portador.

Bibliografía:

1. Farreras Rozman. Medicina interna, Ediciones Hartcourt, 14 edición, Año:2000
2. El manual Merck, ediciones Hartcourt, decima edición, año:1999
3. Roca Goderich Raúl. Temas de medicina interna. Ecimed. La Habana. Año:2004
4. Matarama Peñate Miguel, Medicina interna, Diagnóstico y tratamiento. Editorial ciencias medicas, La Habana, año:2005
5. Carrada Bravo Teodoro. Fiebre tifoidea: caso clínico, estudio epidemiológico, patogenia, diagnóstico y tratamiento. Med Int Mex 2007;23(5):447-57
6. Joaquina Goldaraz, Ana Laura Casuriaga, Lorena Pardo, Gustavo Giachetto. Fiebre tifoidea: una etiología poco frecuente de síndrome febril prolongado en pediatría. An Facultad Med (Univ Repúb Urug). 2022; 9(2): e403
7. R. Jurado Jiménez, C. Arenas Muñoz, A. Doblas Delgado, A. Rivero y J. Torre-Cisneros. Fiebre tifoidea y otras infecciones por salmonellas. Medicine. 2010;10(52):3497-501

Titulo: Enfermedad de Chagas. Revisión bibliográfica.

Autor: Dr. Jorge Serra Colina.

Resumen:

La enfermedad de Chagas también conocida como tripanosomiasis americana es una entidad que está causada por un protozoo flagelado denominado Trypanosoma cruzi. La enfermedad se distribuye en el continente americano, desde el sur de Estados Unidos hasta el sur de Argentina, concentrándose especialmente en América Central y Sudamérica. Los datos de la OMS reflejan un número de 16 a 18 millones de personas infectadas. La enfermedad gastrointestinal crónica produce síntomas que se observan en pacientes con diagnostico de acalasia esofagica o megacolon. El megaesófago de la enfermedad de Chagas se presenta con síntomas como la disfagia o la regurgitación y puede conducir a infecciones pulmonares por aspiración o a la desnutrición intensa, es causa también de acalasia esofágica. Existen dos fármacos activos contra Trypanozoma cruzi; el nifurtimox y el benzonidazol. Ambos fármacos son activos contra las formas sanguíneas e hísticas de los parásitos. Se utilizan por la vía oral y por un período de 30 a 60 días.

Introducción:

La enfermedad de Chagas también conocida como tripanosomiasis americana es una entidad que está causada por un protozoo flagelado denominado Trypanosoma cruzi.

La enfermedad se distribuye en el continente americano, desde el sur de Estados Unidos hasta el sur de Argentina, concentrándose especialmente en América Central y Sudamérica. Los datos de la OMS reflejan un número de 16 a 18 millones de personas infectadas. En Brasil la cifra de infectados se estima en 5 millones. Esta parasitosis constituye uno de los más graves problemas de salud pública del continente americano. (1)

La enfermedad de Chagas fue descubierta en 1909 por Carlos Ribeiro Chagas.

El Trypanosoma cruzi es un protozoo flagelado de la familia Trypanosomatidae, que se localiza en la sangre de los huéspedes vertebrados en forma de tripomastigote, con un tamaño variable que oscila de 15 a 20 ☐m. Estos parásitos penetran por fagocitosis en los macrófagos en donde se multiplican, provocando la rotura celular y la liberación de los mismos en la sangre.

Los seres humanos son infectados a través de la contaminación de la piel o las mucosas, por las heces o la orina de los insectos que contienen las formas infectantes de *T. cruzi* eliminadas a través de la picadura.(1)

Epidemiologia:

Existen dos ciclos del Trypanosoma cruzi, el ciclo salvaje y el doméstico. Los ciclos salvajes ocurren entre los reservorios y los vectores. Los principales reservorios en la naturaleza son los marsupiales, los roedores, los pequeños carnívoros y los mamíferos. El ciclo doméstico se debe en gran parte a la ubicación de los triatómidos en dicho ámbito. La transmisión de la enfermedad de Chagas a los seres humanos se realiza principalmente por la vía vectorial, es decir, a través de la picadura del triatómido. La segunda y la tercera vía más importante de transmisión de la enfermedad es la transfusional y la congénita, respectivamente. Otras vías de transmisión que han sido descritas son: el trasplante de órganos y la transmisión accidental en el laboratorio.

El Trypanozoma cruzi es transmitido por chinches triatómidos. El vector al picar, es decir los chinches causantes depositan sobre la piel heces que contienen tripomastigotes metacíclicos. Estas formas infecciosas entran a través de la picadura o atraviesan las mucosas.

Los parásitos invaden después los macrófagos en el punto de entrada, se transforman en amastigotes que se multiplican mediante fisión binaria, y son liberados como tripomastigotes hacia la sangre y los espacios tisulares, desde donde infectan a otras células. Las células afectadas con más frecuencia son las del sistema reticuloendotelial, el miocardio, los músculos y el sistema nervioso. Otros reservorios importantes son los perros, gatos, zarigüeyas, ratas y otros mamíferos. La infección puede ser transmitida también mediante transfusiones de sangre o a través de la placenta.

Los seres humanos son infectados a través de la contaminación de la piel o las mucosas, por las heces o la orina de los insectos que contienen las formas infectantes de Trypanozoma cruzi. Las formas infectantes penetran a través de pequeñas soluciones de continuidad de la piel o de las mucosas íntegras, siendo fagocitadas por los macrófagos hísticos locales.

Anatomía patológica:

Los procesos anatomopatológicos fundamentales de la enfermedad de Chagas son la respuesta inflamatoria, las lesiones celulares y la fibrosis. Las lesiones pueden localizarse en cualquier tejido u órgano. El corazón, el tubo digestivo y el sistema nervioso son las localizaciones más frecuentes e importantes.

Las respuestas inflamatoria e inmunitaria inducidas por T. cruzi parecen ser las responsables de las lesiones en la enfermedad de Chagas. La afección cardíaca es frecuente en forma de lesiones de tipo pancarditis asociadas a las lesiones del sistema nervioso autónomo intracardíaco, produciéndose una cardiopatía crónica con miocarditis progresiva y fibrosante. En el tubo gastrointestinal las lesiones fundamentales se producen en las capas musculares y en los plexos nerviosos intramurales de las vísceras huecas. Debido a ello pueden producirse alteraciones funcionales graves y dilataciones permanentes de las vísceras huecas, principalmente el colon y el esófago, en forma de la llamadas "megavísceras".

Manifestaciones clínicas:

La infección inicial suele ser asintomática. Los signos en el punto de entrada del parásito resultan raros, pero puede existir una lesión cutánea eritematosa indurada, que se denomina chagoma o edema periocular y palpebral unilateral, con conjuntivitis y linfadenopatía preauricular (conocidos en conjunto como signo de Romaña) cuando la inoculación se produce a través de la conjuntiva.

En los casos que desarrollan enfermedad aguda clínicamente aparente, los síntomas comienzan tras un período de incubación de 1 a 2 semanas, y consisten en fiebre (que persiste durante semanas), malestar general, linfadenopatía generalizada y hepatoesplenomegalia. Menos del 10% de los pacientes con enfermedad de Chagas aguda desarrollan miocarditis aguda con aumento del tamaño cardíaco y derrame pericárdico e insuficiencia cardíaca, o meningoencefalitis aguda con crisis convulsivas.

En la mayoría de los pacientes (90%) las manifestaciones clínicas desaparecen espontáneamente en 4 a 16 semanas. Todos los pacientes después de una fase aguda de la enfermedad entran en un período de latencia clínica denominado fase indeterminada.

Es decir que después de una fase aguda sintomática o asintomática, las personas infectadas entran en una fase latente que puede durar años, décadas o toda la vida.

La fase indeterminada es la forma más frecuente de la afección crónica. Los pacientes permanecen asintomáticos, pudiendo evolucionar o no hacia una fase determinada de la enfermedad. La mayoría de los pacientes en esta fase nunca desarrollan signos clínicos y sólo el 10 al 30% de los infectados presentarán síndromes clínicos.

Entre el 10 al 30% de esos individuos desarrollan signos clínicos de la enfermedad de Chagas crónica.

En la fase crónica la afección cardíaca es la más importante y grave. En esta fase puede aparecer un compromiso progresivo de la función miocárdica con insuficiencia cardíaca, arritmias y tromboembolismo. Las formas crónicas digestivas se manifiestan como una dilatación y una disfunción de la motilidad esofágica e intestinal. La disfagia, principalmente para los alimentos solidos, es la manifestación clínica más frecuente de la afectación esofágica. La enfermedad del colon crónica es la alteración más frecuente después de la cardiopatía. Los síntomas se producen en una fase más tardía de la enfermedad. El cuadro clínico se inicia con dificultades para la defecación seguidas de estreñimiento, pudiendo presentarse complicaciones como un fecaloma o un vólvulo del sigmoide. (1)

La enfermedad gastrointestinal crónica produce síntomas que se observan en pacientes con diagnostico de Acalasia esofagica o megacolon. El megaesófago de la enfermedad de Chagas se presenta con síntomas como la disfagia o la regurgitación y puede conducir a infecciones pulmonares por aspiración o a la desnutrición intensa, es causa también de acalasia esofágica. El megacolon puede provocar largos períodos de estreñimiento y en algunos pacientes un vólvulo intestinal.

Evolución de la enfermedad de Chagas:
Fase aguda: En los casos que desarrollan enfermedad aguda clínicamente aparente, los síntomas comienzan tras un período de incubación de 1 a 2 semanas, y consisten en fiebre, malestar general, linfadenopatía generalizada y hepatoesplenomegalia. Menos del 10% de los pacientes con enfermedad de Chagas aguda desarrollan miocarditis aguda con aumento del tamaño cardíaco y derrame pericárdico e insuficiencia cardíaca, o meningoencefalitis aguda.
Fase indeterminada: En la mayoría de los pacientes (90%) las manifestaciones clínicas desaparecen espontáneamente en 4 a 16 semanas. Todos los pacientes después de una fase aguda de la enfermedad entran en un período de latencia clínica denominado fase indeterminada. Los pacientes permanecen asintomáticos, pudiendo evolucionar o no hacia una fase determinada de la enfermedad. Puede durar años.
Fase crónica: Se observa que entre el 10 al 30% de los individuos infestados desarrollan signos clínicos de la enfermedad de Chagas crónica. En la fase crónica la afección cardíaca es la más grave, por que puede aparecer afectación de la función miocárdica con insuficiencia cardíaca, arritmias y tromboembolismo. Además se detectan las formas crónicas digestivas, que se manifiestan como una dilatación y una disfunción de la motilidad esofágica e intestinal, con síntomas como la disfagia, y la presencia de Acalasia esofágica, unido a megacolon que puede provocar estreñimiento y en algunos casos un vólvulo intestinal.

-Manifestaciones cardiacas de la enfermedad de Chagas:

La afección cardiaca es la manifestación más severa de la enfermedad de Chagas crónica, la misma se presenta años o décadas posteriores a la infección inicial, también se le conoce como cardiopatía o cardiomiopatía chagásica crónica.

Esta es una enfermedad progresiva que se caracteriza por una respuesta inmune inflamatoria continua que conduce a daño miocárdico y fibrosis. (4)

La enfermedad suele afectar al corazón y los síntomas se deben a trastornos del ritmo, miocardiopatía y tromboembolias. La alteración observada con mayor frecuencia en la electrocardiografía es el bloqueo de rama derecha, pero también son comunes otras formas de bloqueo auriculoventricular, extrasístoles ventriculares, taquiarritmias y bradiarritmias. Se describe que la miocardiopatía ocasiona insuficiencia cardiaca derecha o biventricular y pueden ocurrir embolias por trombos murales en el cerebro u otras zonas.

La afectación cardiaca se considera que es la complicación más severa de la enfermedad como hemos visto, con gran diversidad de manifestaciones, desde infección asintomática hasta insuficiencia cardiaca con miocardiopatía dilatada y muerte súbita. (5)

Diagnostico:

El número de tripanosomas en sangre periférica es alto durante la fase aguda, y los parásitos se detectan con facilidad en el examen de las extensiones finas o en las gotas gruesas.

Para su diagnóstico en la fase aguda, este se realiza mediante la demostración de la presencia del parásito. La detección únicamente es posible mediante la visualización en un examen directo fresco, frotis, gota gruesa o microhematocrito, y en algunos centros mediante medios de cultivo e inoculación de animales de laboratorio. (2)

El diagnóstico de laboratorio de la fase aguda puede realizarse mediante la detección del parásito en la sangre periférica. La detección de anticuerpos anti-T. cruzi de la clase IgM a títulos mayores de 1:10, con la inmunofluorescencia directa, indican la presencia de la enfermedad. También se puede utilizar en la fase crónica la detección de ADN del parásito mediante PCR en la sangre o los tejidos corporales.

En la fase crónica, debido a la baja parasitemia, se deben emplear otros métodos de detección, como lo son el ELISA (enzimoinmunoanálisis de adsorción) o IFI (inmunofluoresencia indirecta) para comprobar la presencia de anticuerpos específicos en contra de T. Cruzi.

El diagnóstico se confirma con ambas pruebas postivas, en caso de ser discordantes los resultados se requiere realizar una tercera técnica. (2,3)

Otros exámenes que se pueden indicar para detectar la afectación cardiaca son los siguientes:

1. Electrocardiograma(ECG),
2. Rayos X de tórax PA.
3. Ecocardiograma transtorácico.
4. Resonancia magnética del área cardiaca.

Conclusiones:

Tratamiento:

Existen dos fármacos activos contra T. cruzi: el nifurtimox y el benzonidazol. Ambos fármacos son activos contra las formas sanguíneas e hísticas de los parásitos. Se utilizan por la vía oral y por un período de 30 a 60 días. Están contraindicados en casos de embarazo, insuficiencia hepática y renal. El nifurtimox se presenta en comprimidos de 120 mg, y se administra en dosis de 8 a 10 mg/kg/día en adultos y de 10 a 15 mg/kg/día en los niños, en dos tomas diarias. El benzonidazol se presenta en comprimidos de 100 mg y se administra en dosis de 5 mg/kg/día en adultos y de 7 a 10 mg/kg/día en niños, en dos dosis diarias, no obstante existen otros medicamentos en estudio como el itraconazol para tratar esta enfermedad.

Se han realizado publicaciones al respecto, pero la lesión crónica de los órganos en esta enfermedad, que se puede deber en parte a que las respuestas autoinmunes, parecen ser irreversibles.

Las medidas generales comprenden administración de diuréticos, implantación de marcapasos, fármacos antiarrítmicos, trasplante cardíaco, dilatación esofágica y cirugía del tracto gastrointestinal, según sea el tipo de complicación que presente el paciente si es a nivel del sistema cardiovascular o del aparato digestivo.

Profilaxis:

La profilaxis de la enfermedad de Chagas se basa en prevenir la transmisión del parásito al individuo combatiendo al vector. La enfermedad de Chagas está relacionada con las condiciones socioeconómicas y, por tanto, su prevención está vinculada a medidas que favorezcan la mejora de las condiciones de vida de los individuos residentes en áreas de mayor endemia. En el caso de la transmisión transfusional es fundamental la selección de los donantes mediante la realización de pruebas serológicas.

Bibliografia:

1. Farreras Rozman. Medicina interna, Ediciones Hartcourt, 14 edición, Año:2000

2. Salazar-Schettino PM, Bucio-Torres MI, Cabrera-Bravo M, de Alba-Alvarado MC, Castillo-Saldaña R, Zenteno-Galindo E, et al. Enfermedad de Chagas en México. Revista de la Facultad de Medicina de la UNAM. 2016, May – Junio.

3. Rivero I. Enfermedad de Chagas. Revista Medica De Costa Rica Y Centroamerica. (2016); 83 (619): 297 301p. Disponible en: http://revistamedicacr.com/index.php/rmcr/article/view/134/0

4. Peixoto GDL, Martinelli Filho M, Siqueira SFD, Nishioka SAD, Pedrosa AAA, Teixeira RA, Costa R, Kalil Filho R, Ramires JAF. Predictors of death in chronic Chagas cardiomyopathy patients with pacemaker. International Journal of Cardiology. 2018 01; 250: 260-265. https://doi.org/10.1016/j.ijcard.2017.10.031

5. Kevin Daniel Hines Chaves; Rebeca Zumbado Vásquez; Valeria Castro Corrales. Enfermedad de chagas: afección cardiaca. Revista Médica Sinergia Vol.4 Num: 5 - Mayo 2019 pp: 101 – 110

6. Harrison. Principios de medicina interna, Ediciones Mc Graw-Hill, 17 edición, Año: 2008

Titulo: Anisakiasis. Diagnostico y tratamiento.

Autor: Jorge Serra Colina.

Resumen:

La anisakiasis digestiva es una enfermedad parasitaria que se adquiere tras la ingesta de pescado crudo o poco cocinado. Las manifestaciones clínicas son secundarias a la acción del parasito *Anisakis simplex* sobre la pared del tubo digestivo. Se plantea que esta enfermedad actualmente está infra diagnosticada, aunque cada vez es más frecuente la publicación de nuevos casos. La sintomatología es muy variable, en función del área del tubo digestivo donde asiente la larva del parasito. Puede simular diversos cuadros quirúrgicos y enmascarar el diagnóstico positivo en el paciente, como obstrucción intestinal, apendicitis, peritonitis, ulcera peptica y enfermedad de Crohn. El trabajador de la salud debe tener presente este diagnóstico al preguntarle al paciente sobre los antecedentes de ingesta de pescado crudo o poco cocinado, sobre todo si el paciente acude a la consulta con un cuadro abdominal agudo.

Palabras claves: Anisakiasis; Abdomen agudo; Gastroenteritis eosinofilica.

Introducción:

La anisakiasis es una enfermedad causada por la ingestión de la larva del gusano *Anisakis*, presente con frecuencia en el pescado crudo o poco cocinado.

El *Anisakis* es un parásito de unos 20-30 mm cuyas larvas se alojan en múltiples especies marinas y del que el hombre es un huésped accidental. Esto quiere decir, que interrumpe el ciclo vital normal del parásito al ingerirlas especies habitualmente infectadas por este. (11)

La gran mayoría de las infestaciones cursan de modo asintomático, o bien se manifiestan por fenómenos de hipersensibilidad inmediata, mediada por IgE. Esta enfermedad puede simular otros cuadros intestinales, como ulcera, apendicitis, peritonitis y enfermedad de Crohn.

Es una parasitosis con la cual está poco familiarizado el personal que trabaja en la salud pública, es decir médicos, técnicos de salud. Etcétera. (1)

Epidemiologia.

El Anisakis es un nematodo de la familia Anisakidae. Existen 4 especies del género Anisakis: simplex, physeteris, tipica y schupakovi. Causa zoonosis cuando el ser humano se convierte en huésped accidental, interrumpiendo así el ciclo vital normal del parásito. El reservorio de estos nematodos está constituido por mamíferos acuáticos, ballenas, parasitados en el tubo digestivo. Los huevos excretados eclosionan en el agua, transformándose en larvas en estadio 2, que son microscópicas, nadan libremente y son capaces de sobrevivir de 2-3 meses. Al ser ingeridas por pequeños crustáceos integrantes del plancton (primer huésped intermediario), en ellos tendrá lugar la transformación de las larvas al estadio 3, que son infectivas para peces y calamares, en los cuales una vez ingeridas migran del intestino a los tejidos, sobre todo a la cavidad peritoneal, y crecen hasta alcanzar tamaños macroscópicos de hasta 3 cm o más de longitud. Estas larvas pueden transmitirse de un pez a otro por depredación.

Cuando los peces infectados son ingeridos por ballenas, marsopas, delfines u otros huéspedes definitivos, las larvas penetran en la mucosa gástrica, y se convierten en adultos, y de esta manera se cierra el ciclo vital del parásito. El país con mayor prevalencia de anisakiasis es Japón, debido en parte a la costumbre de comer pescado crudo o semicrudo. En Europa, el país con mayor número de casos es Holanda. (1)

En nuestro país, existe un alto grado de parasitación en la mayoría de las especies de pescado de consumo habitual (superior incluso al 40% en algunas de ellas), con la única excepción quizá de la sardina, si bien el porcentaje de muestras afectadas es muy variable según la zona de origen y la época del año. A pesar de ello, el número de casos de parasitación por *Anisakis* comunicados en España es menor del que cabría esperar en el segundo país del mundo en cuanto a ingesta de pescado por habitante y año. (1)

Patogenia:

El *Anisakis* puede producir enfermedad en el ser humano mediante dos mecanismos:
  a) el debido a la hipersensibilidad inmediata mediada por la inmunoglobulina IgE,
  b) mediante el efecto local del parásito sobre la pared del tubo digestivo. En cuanto al primer mecanismo, el más frecuente, aunque de menor interés para el cirujano, el parásito posee varios antígenos capaces de inducir la síntesis de IgE, y ocasionar diversos cuadros alérgicos cuya gravedad varía desde una simple urticaria hasta un angioedema e incluso un shock anafiláctico. El diagnóstico de estos cuadros exige un alto índice de sospecha por parte del médico.

De modo característico, las manifestaciones alérgicas suelen preceder a las digestivas, en caso de existir estas últimas.

La afección del tubo digestivo se produce con mucha menor frecuencia, y puede ocurrir en pacientes de cualquier edad, aunque la enfermedad es más rara a partir de los 60 años, quizá porque la acidez gástrica, que favorece el desarrollo de la larva, decrece con la edad. Los diversos cuadros se pueden clasificar inicialmente en formas gástricas e intestinales. (1)

Histopatología:

Se caracteriza por los fenómenos inflamatorios locales. El parásito penetra en la mucosa y desencadena una reacción inflamatoria de tipo predominantemente alérgico hasta que es extirpado, o bien muere destruido por las defensas del huésped. La respuesta inicial del huésped se observa en las primeras 24 horas, con la formación en el paciente de edema, erosiones, ulceraciones e infiltrados hemorrágicos de la mucosa y submucosa. A partir de entonces, lo que llama la atención desde el punto de vista histopatológico es el parásito o sus restos rodeados de un importante infiltrado eosinófilo, al que con frecuencia se añade un componente variable de linfocitos, células plasmáticas y polimorfonucleares neutrófilos.

Este infiltrado eosinófilo se describe en todos los estudios, es constante e invariable en las diferentes localizaciones del parásito y es debido a la producción de potentes factores quimiotácticos para eosinófilos. El huésped adquiere capacidad para destruir las larvas mediante el desarrollo de una respuesta inmunitaria tanto humoral (inmunoglobulinas, linfocitos B), como de tipo celular (linfocitos T)

Manifestaciones Clínicas:

Las manifestaciones alérgicas abarcan todo el rango de posibilidades de reacción de hipersensibilidad tipo I (mediada por IgE): urticaria, angioedema, hipotensión y shock anafiláctico, e incluso asma o empeoramiento de un asma previo. Su grado de intensidad es muy variable y lo único característico es el antecedente de ingesta de pescado poco cocinado y el intervalo libre de algunas horas. La repercusión local es muy variable según el tramo intestinal afectado. Las manifestaciones clínicas también son inespecíficas y aparecen tras un período de latencia tras la ingesta del pescado, que suele variar entre una y 12 h, para las formas gástricas, y más de 12 h para las intestinales.

La localización gástrica se produce en un 60-70% de los casos; generalmente, se producen náuseas, vómitos y dolor epigástrico, síntomas que se acompañan a veces de una reacción urticarial. En una serie de 178 pacientes a los que se realizó una endoscopia, no se observó preferencia del gusano por ninguna región en particular; se encontró un edema localizado o generalizado, con o sin erosiones, en el 86% de los casos, y una formación seudotumoral en el 43%. El gusano se observa con relativa facilidad anclado en la mucosa y puede ser extraído con la pinza de biopsia en la mayoría de las ocasiones.

Cuando no se pudieron extirpar las larvas de *Anisakis*, el dolor epigástrico continuó durante algunos días hasta que los gusanos murieron en el espesor de la mucosa. En algunos casos poco frecuentes, la lesión de la mucosa podría haber sido el origen de una hemorragia digestiva alta, y se ha descrito algún caso de ulcera péptica de larga evolución con mala respuesta al tratamiento médico.

Algunos autores distinguen una variedad llamada "anisakiasis gastroalérgica", en la que predominarían los síntomas alérgicos y las manifestaciones digestivas quedan en un segundo plano. En algunos casos poco frecuentes, la lesión de la mucosa podría haber sido el origen de una hemorragia digestiva alta. (1,7)

Diagnóstico:

El diagnóstico definitivo de esta parasitosis manifestada de forma aguda se realiza *a posteriori* en el estudio anatomopatológico del segmento resecado. En pocos casos el parásito se encuentra en el corte y se identifica por sus características morfológicas. El diagnóstico positivo de esta enfermedad puede ser Clínico, Radiológico, por Ecografía y Endoscópico.

Prueba serológicas:

La determinación de anticuerpos contra antígenos somáticos y productos de excreción-secreción de *Anisakis* son el fundamento de las pruebas inmunológicas. (1)

Dichas pruebas son importantes para el diagnóstico cuando existe la sospecha clínica sin poder aislar las larvas, en los casos de anisakiasis crónica o enfermedad extraintestinal. Se suelen emplear las determinaciones de IgE total, inmunoglobulinas circulantes específicas y proteína catiónica de los eosinófilos.

Existe también un test cutáneo *(prick-test)*, realizado con un extracto del parásito y disponible comercialmente, que posee una elevada sensibilidad y su resultado puede conocerse en pocos minutos. Su principal inconveniente es su escasa especificidad. La medición de anticuerpos IgE e IgA se correlaciona sensiblemente con infestaciones recientes, mientras los anticuerpos IgG e IgM pueden ser detectados hasta 6 meses después del contagio. (5).

Tratamiento:

En primer lugar, debemos subrayar que, si se sospecha la enfermedad, el tratamiento de la anisakiasis debe ser siempre médico y únicamente considerar la cirugía cuando no hay respuesta o bien existen complicaciones que obliguen a la misma. Como se ha comentado anteriormente, en las formas gástricas, de sintomatología más leve y generalmente no obstructiva, la endoscopia diagnóstica suele ser, al mismo tiempo, terapéutica. Al extraer el gusano, la sintomatología mejora rápidamente.

Cuando se sospecha el diagnóstico preoperatoriamente, los cuadros inflamatorios u obstructivos pueden remitir con un tratamiento conservador, que consiste básicamente en dieta absoluta y fluidoterapia. Algunos autores han propuesto tratamientos antihelmínticos como el mebendazol. (1)

La eficacia de estas medidas no ha sido probada en ensayos clínicos, aunque existe un trabajo donde se encuentran eficaces medicamentos como la ivermectina y el albendazol contra el *Anisakis, in vitro* y en cobayas (6). Las manifestaciones sistémicas de hipersensibilidad pueden ser tratadas de modo inespecífico con fármacos antihistamínicos.

Profilaxis:

Es importante que las autoridades sanitarias insistan en campañas informativas y desaconsejen la ingesta de pescado crudo o poco cocinado. El consumidor debería tener garantías de que los boquerones en vinagre han sido sometidos a proceso de congelación-descongelación antes de ser consumidos, especialmente en nuestro medio, en que son el factor etiológico más frecuente. La evisceración del pescado inmediatamente tras su captura probablemente tenga poco valor práctico, ya que suele haber larvas en el tejido muscular en la mayoría de los ejemplares portadores.

Las larvas de Anisakis pueden permanecer viables bajo condiciones adversas. Por ejemplo, pueden sobrevivir en vinagre 51 días y 6 días en formalina al 10% a temperatura ambiente, 50 días a 2 °C y alrededor de 2 h a –20 °C. Sin embargo, a 60 °C las larvas mueren en 1 segundo. Por tanto, se recomienda cocinar el pescado, o congelarlo a –20 °C durante 24 h o más tiempo. El horno microondas no se recomienda como método de cocinado, pues no garantiza una temperatura homogéneamente superior a 60 °C en todos los puntos del pescado. La sal, el aceite, el escabeche y el pescado ahumado tampoco muestran eficacia alguna sobre las larvas. (1)

Las enfermedades por anisakiasis se consideran en muchos casos como una enfermedad profesional, es decir que es una enfermedad contraída como consecuencia del trabajo que realice la persona afectada. (9)

Los sectores laborales de riesgo para las enfermedades por anisakiasis, son los pescadores, en las tareas de evisceración, corte, o manipulación del pescado infestado, también podría aparecer en trabajadores que manipulen harinas de pescado contaminadas para la elaboración de diverso productos alimentarios, pescaderos en tareas parecidas de evisceración o corte y cocineros en la preparación de diversos platos con pescado contaminado, tanto en la cata del plato como en algún caso se ha relacionado con vapores del cocinado. En decir todos aquellos que trabajan tanto en la captura, limpieza, manipulación, venta, elaboración o preparación del pescado contaminado. (9)

Conclusiones:

La anisakiasis es una enfermedad aún poco conocida por lo que es importante que el profesional de la salud la conozca, y la tenga en mente, además es importante que pregunte en la entrevista medica al paciente, sobre donde trabaja, y sobre los antecedentes de ingesta de pescado poco cocinado en los pacientes con un cuadro abdominal agudo de etiología no precisada.

Bibliografía:

1. Jaime Zuloaga, Javier Arias, José L. Balibrea. Anisakiasis digestiva. Aspectos de interés para el cirujano. Madrid, España. Cir Esp 2004;75(1):9-13
2. López-Peñas D, Raírez-Ortiz LM, Del Rosal-Palomeque R, López- Rubio F, Fernández-Crehuet R, Miño-Fugarolas G. Anisakiasis en España: una enfermedad creciente [revisión]. Gastroenterol Hepatol 2000;23:307-11.
3. De la Torre-Molina R, Pérez-Aparicio J, Hernández-Bienes M, Jurado-Pérez R, Martínez-Ruso A, Morales-Franco E. Anisakiasis en pescados frescos comercializados en el norte de Córdoba. Rev Esp Salud Pública 2000;74:517-26.
4. Gutiérrez-Ramos R, Guillen-Bueno R, Madero-Jarabo R, Cuéllar DH. Digestive haemorrhage in patients with anti-*Anisakis* antibodies. Eur J Gastroenterol Hepatol 2000;12:337-43.
5. Sakanari JA, Loinaz HM, Deardorff TL, Raybourne RB, McKerrow JH, Frierson JG. Intestinal anisakiasis. A case diagnosed by morphologic and immunologic methods. Am J Clin Pathol 1988;90:107-13.
6. Dziekonska-Rynko J, Rokicki J, Jablonowski Z. Effects of ivermectin and albendazole against *Anisakis simplex* in vitro and in guinea pigs. J Parasitol 2002;88:395-8.

7. Castan B, Borda F, Inarrairaegui M, Pastor G, Vila J, Zozaya JM. Digestive anisakiasis: clinical manifestations and diagnosis according to localization. Rev Esp Enferm Dig 2002;94:463-72.

8. Farreras Rozman. Medicina interna, Ediciones Hartcourt, 14 edición, Año:2000

9. Vicente pardo José Manuel. El anisakis y sus enfermedades como enfermedad profesional. Med Segur Trab (Internet) 2016; 62 (244) 223-240, Julio - septiembre 2016

10. Field-Cortazares Jorge, Calderón-Campos Roberto. Intoxicación por Anisakis. Bol Clin Hosp Infant Edo Son 2009; 26(1): 43-47

11. M. Villafruela Cives, A. Henríquez Santana. Anisakiasis. M. Villafruela Cives, A. Henríquez Santana

12. Paula Rey Girón. La anisakiasis, ¿un problema de salud pública?. Trabajo de fin de grado de Nutrición Humana y Dietética Curso 2014-2015

Titulo: Leptospirosis.

Autor: Dr. Jorge Serra Colina. Especialista en Medicina familiar.

Introducción:

La leptospirosis es una enfermedad infecciosa producida por una espiroqueta de origen animal, denominada Leptospira interrogans, un complejo integrado por 23 serogrupos, la cual es común en los roedores y otros mamíferos.

Esta enfermedad fue descrita por A. Weil a finales del siglo XIX. Sin embargo, el conocimiento de su agente causal no fue posible hasta 1914, cuando los japoneses Inada e Ido consiguieron transmitir la enfermedad al cobayo y aislar el agente causal, al que denominaron *Spirochaeta icterohaemorrhagiae*.

La leptospirosis es una enfermedad infecciosa cuya importancia va en aumento, como lo demuestran los grandes brotes registrados hace un tiempo en Asia, América Central y del Sur y Estados Unidos. Es producida por leptospiras patógenas y se caracteriza por un amplio espectro de manifestaciones clínicas que oscilan desde una infección desapercibida hasta una enfermedad fulminante y fatal.

Se plantea que la leptospirosis leve se puede presentar como un proceso seudogripal, es decir, con cefalalgias y mialgias, mientras que la leptospirosis grave, que se conoce también como sindrome *de Weil, aparece con manifestaciones clínicas* características como es la ictericia, alteraciones de la función renal y diátesis hemorrágica.

Epidemiologia:

La leptospirosis es una es una enfermedad infecciosa que se considera como una zoonosis de distribución mundial, producida por espiroquetas del género *Leptospira*, que afecta a diversas especies de animales salvajes y domésticos. El hombre se infecta al entrar en contacto con los animales infectados o con el medio ambiente contaminado.

La leptospirosis es una importante zoonosis ampliamente distribuida, que afecta por lo menos a 160 especies de mamíferos. El reservorio más importante son los roedores, sobre todo las ratas, pero otros mamíferos silvestres así como animales domésticos y de granja también albergan estos microorganismos. Las leptospiras establecen una relación de simbiosis con el hospedador y a veces persisten durante años en el túbulo renal. Algunos serotipos se asocian con determinados animales; por ejemplo, el serotipo Icterohaemorrhagiae/Copenhageni con las ratas, el Grippotyphosa con los ratones campestres, el Hardjo con el ganado bovino, el Canicola con los perros y el Pomona con los cerdos, pero también pueden presentarse en otros animales.

Existe un estado de portador, en el que los animales eliminan leptospiras con la orina durante meses. Las infecciones humanas se adquieren por contacto directo con la orina o los tejidos de un animal infectado, o de forma indirecta por contacto con agua o tierra contaminadas. La piel con abrasiones y las mucosas expuestas (conjuntival, nasal, oral) son las puertas de entrada habituales en los humanos. La infección afecta a personas de cualquier edad y alrededor del 75% de los pacientes son varones.

Ademas la leptospirosis puede ser una enfermedad laboral, por ejemplo en granjeros, poceros, trabajadores de mataderos, pero en Estados Unidos casi todos los pacientes se contagian de modo accidental durante actividades recreativas, como al nadar en aguas contaminadas.

Como señalamos la transmisión de las leptospiras en humanos puede surgir después de contacto directo con la orina, la sangre o el tejido de un animal infectado o la exposición al entorno contaminado; rara vez la transmisión ocurre de un humano a otro. Las leptospiras son excretadas en la orina y sobreviven en el agua varios meses, razón por la cual es un vehículo importante en su propagación. Las epidemias de leptospirosis a veces son consecuencia a la exposición de agua de inundaciones o contaminada por orina de animales infectados, como se ha notificado en Nicaragua.

En 1999, en China fueron notificados más de 500 000 casos, con índices de letalidad que variaron de 0.9 a 7.9%. En el mismo año en Brasil fueron notificados más de 28 000 casos. Frecuentemente los humanos son infectados por leptospiras, pero sólo algunos muestran síntomas o termina por presentar leptospirosis grave. En un estudio en marcha de cohortes en Brasil, 5% de las personas en la investigación habían sido infectadas, en tanto que la incidencia de leptospirosis grave es del 9.5 por 100 000 casos.

Etiología:

El género *Leptospira* está constituido por espiroquetas flexibles y helicoidales de 0,1 µm de diámetro y de 6-12 µm de longitud, con las extremidades incurvadas en forma de gancho. Se tiñen débilmente por el método de Gram, a pesar de poseer la estructura de pared celular característica de las bacterias gramnegativas.

El género *Leptospira* se halla constituido por dos especies: *L. biflexa*, espiroqueta saprófita de vida libre, y *L.interrogans*, patógena para el hombre y los animales, cuyo hábitat natural son los túbulos contorneados del riñón de los animales enfermos o portadores. Su composición antigénica es compleja y no bien conocida. En base a los antígenos de la membrana externa *L. interrogans* se subclasifica en 205 serovars que a su vez se agrupan en 23 serogrupos.

Patogenia:

Las leptospiras se comportan como microorganismos puramente invasivos. Estos penetran en el organismo humano, gracias a su movilidad en rotación y traslación, a través de pequeñas heridas o erosiones de la piel o por las mucosas, como la conjuntiva y nasofaringe, para luego difundir rápidamente en el organismo por la vía sanguínea (fase febril o de leptospiremia).

Los anticuerpos aparecen entre el 5.º y 7.º días y actúan facilitando la opsonización de las leptospiras circulantes, momento en que dejan de detectarse en sangre y se eliminan por la orina (fase inmune o de leptospiruria). Las leptospiras en el cuerpo son causa de una vasculitis generalizada responsable de isquemia renal y dilatación capilar o hemorragias en prácticamente todos los órganos.

Manifestaciones clínicas:

El período de incubación de la enfermedad oscila entre 2 y 20, generalmente del 7 a 13 dias. La enfermedad es característicamente bifásica. Presenta una fase septicémica, que comienza de modo brusco, con cefalea, dolores musculares intensos, escalofríos y fiebre. Es típico observar el exudado conjuntival, que en general aparece a los 3 o 4 dias.

También resultan comunes la esplenomegalia y la hepatomegalia. Esta fase dura 4 a 9 dias, con escalofríos recurrentes y picos febriles de hasta 39 ℃. La fiebre cede después;

Al cabo de entre 6 y 12 dias de tener la enfermedad aparece la segunda fase o de inmunidad, relacionada con la aparición de anticuerpos en el suero, donde recidivan la fiebre y los síntomas anteriores y pueden aparecer signos de meningitis. El examen del LCR después del séptimo día revela pleocitosis en al menos el 50% de los pacientes. En casos raros se encuentran iridociclitis, neuritis óptica y neuropatía periférica. Si el contagio se produce durante el embarazo, la leptospirosis puede causar aborto, incluso durante el período de convalecencia.

Una vez establecida la infección, existen varias posibles respuestas, según la relación huésped-parásito. Aproximadamente el 15% de las infecciones cursan de forma subclínica, sólo evidenciada por una seroconversión. Entre las personas que desarrollan manifestaciones clínicas, el 90% tiene una forma leve anictérica y el 5-10% una forma grave, conocida como enfermedad o síndrome de Weil.

La **enfermedad de Weil** (leptospirosis ictérica) es una forma grave de leptospirosis que cursa con ictericia y de modo habitual con azoemia, hemorragias, anemia, trastornos de la conciencia y fiebre continuada. El comienzo es similar al de las formas menos graves; los signos de disfunción hepatocelular y renal aparecen entre los días tercero y sexto. Las anomalías renales comprenden proteinuria, piuria, hematuria y uremia. Las manifestaciones hemorrágicas se deben a lesión capilar. Puede existir trombocitopenia. El daño hepático es mínimo y puede evolucionar hacia la recuperación completa.

La infección por cualquier serotipo puede cursar con meningitis aséptica, como veremos mas adelante.

La leptospirosis se considera típicamente una enfermedad bifásica, sin embargo, su comportamiento clínico suele ser monofásico. bien porque en las formas leves la segunda fase sea clínicamente breve o inexistente o bien porque en las formas graves se ponen de manifiesto una expresión continua de los diferentes signos y síntomas dela enfermedad de Weil.

Esta enfermedad se divide para su estudio en Leptospirosis anicterica y síndrome de Weil o leptospirosis ictérica.

En la Leptospirosis anicterica la fase febril o de leptospiremia traduce la invasión de todos los tejidos por *Leptospira* y explica el carácter sistémico del cuadro clínico. Suele tener un comienzo brusco con escalofríos y fiebre de 39-40º, acompañado de mialgias y cefalea intensa. Las mialgias, localizadas o generalizadas, espontáneas o desencadenadas con la palpación, sobre todo en pantorrillas, músculos lumbosacros y abdominales, constituyen uno de los datos clínicos más relevantes.

La fase febril o de leptospiremia traduce la invasión de todos los tejidos por *Leptospira* y explica el carácter sistémico del cuadro clínico. Suele tener un comienzo brusco con escalofríos y fiebre de 39-40º, acompañado de mialgias y cefalea intensa. Las mialgias, localizadas o generalizadas, espontáneas o desencadenadas con la palpación, sobre todo en pantorrillas, músculos lumbosacros y abdominales, constituyen uno de los datos clínicos más relevantes.

La cefalea es muy intensa y responde mal a los analgésicos habituales. A menudo hay anorexia, náuseas y vómitos, cuya asociación con dolor abdominal obliga a su diferenciación con un cuadro de abdomen agudo. En ocasiones los pacientes presentan diarrea.

Puede producirse un síndrome de distrés respiratorio del adulto. Las alteraciones neurológicas, como cambio en el nivel de conciencia, delirio, alucinaciones, encefalitis y parálisis de los pares craneales, son menos frecuentes. La colecistitis acalculosa es una complicación rara pero muy grave.

El signo físico más característico, aunque puede faltar, es la congestión conjuntival, preferentemente pericorneal y, a veces, hemorrágica.

Esta primera fase de la enfermedad dura, con oscilaciones, entre 4 y 9 días, finalizando con defervescencia y desaparición progresiva de la sintomatología coincidiendo con la respuesta inmunitaria humoral y la presencia de leptospiras en la orina (fase inmune o de leptospiruria)

La evolución posterior es variable. En el 35% de los pacientes la recuperación es completa. En la forma bifásica típica, después de un período relativamente asintomático de 13 días, comienzan las manifestaciones clínicas de la segunda fase. La fiebre es menos elevada e incluso puede estar ausente, siendo las mialgias y las alteraciones gastrointestinales de menor intensidad. Existe una reacción meníngea en el 80-90% de los pacientes, que es sintomática en menos del 50%. Si hay clínica meníngea, ésta desaparece en pocos días y rara vez se prolonga más de 14 días. Se considera que las leptospiras pueden ser causa del 5-13% de los casos esporádicos de meningitis aséptica.

El LCR muestra pleocitosis con predominio inicial de polimorfonucleares seguido de células mononucleares, aumento de las proteínas y cifras de glucosa normales. Estas alteraciones del LCR suelen durar unas 2 semanas y, de manera excepcional, entre 2 y 3 semanas. Menos frecuente es la presencia de iritis, iridociclitis, coriorretinitis o de manifestaciones del SNC y del SNP (encefalitis, mielitis, neuritis periféricas). Durante esta fase también pueden ser causa de miocarditis, en general de poca trascendencia clínica, y la denominada fiebre pretibial, caracterizada por la presencia de lesiones eritematosas en la región pretibial.

Síndrome o enfermedad de Weil:

Con este término se denomina a la forma grave de la leptospirosis, producida por diferentes serotipos, siendo el más frecuente *L. interrogans* serovar *icterohaemorrhagie*. Clínicamente cursa con ictericia, insuficiencia renal, hemorragias, anemia, alteraciones de la conciencia, miocarditis y fiebre continua. Tras un comienzo similar al de las formas leves de leptospirosis, a los 4-7 días aparecen los signos y síntomas indicativos de la gravedad del cuadro clínico.

De forma general la ictericia es el primer sirno de gravedad, ya que la enfermedad nunca es mortal en su ausencia. Suele existir hepatomegalia dolorosa de 2 o 3 traveses de dedo y puede palparse el bazo. La ictericia es fundamentalmente a base de la bilirrubina conjugada; las cifras de transaminasas están poco elevadas, no siendo superiores a 5 veces el valor normal. Las alteraciones renales, las complicaciones hemorrágicas y el colapso cardiovascular son más frecuentes en los pacientes con ictericia grave, aunque también pueden verse en las formas anictéricas.

El trastorno renal se traduce por proteinuria, piuria, cilindruria, hematuria con elevación de las cifras de nitrógeno ureico y creatinina. En ocasiones puede aparecer un síndrome urémico-hemolítico.

Las manifestaciones hemorrágicas aparecen como lesiones purpúricas o como epistaxis, hemoptisis, hemorragia gastrointestinal y, con menos frecuencia, como hemorragia subaracnoidea, pulmonar y suprarrenal.

Exámenes de laboratorio:

La cifra de leucocitos suele ser inferior a 15 X 10^9/L, aunque en ocasiones, sobre todo en las formas ictéricas, puede llegar a 50 X 10^9/L. Cuando la evolución se prolonga son frecuentes la anemia y la trombocitopenia. Ademas la eritrosedimentacion está aumentada.

Las alteraciones hepáticas se traducen por el patrón de colestasis intrahepática antes descrito, con bilirrubina y transaminasas elevadas.

Las alteraciones renales se hallan siempre presentes. Varían desde mínimas alteraciones del sedimento (leucocituria, hematuria, cilindruria), proteinuria (en general inferior a 1 g/24 h) hasta valores de insuficiencia renal.

1. Hemograma: normal o anemia leve.
2. Leucograma: normal o leucocitosis con desviación izquierda o leucopenia.
3. Eritrosedimentación: aumentada
4. Bilirrubina: elevada a expensa de la fracción directa.
5. Creatinina: normal o elevada.
6. TGP y TGO: elevadas el doble o triple.
7. CPK: elevada en los primeros días.
8. Fosfatasa alcalina: puede estar elevada.
9. Plaquetas: trombocitopenia en la insuficiencia renal.
10. Orina: proteinuria, piuria, cilindros y hematuria microscópica.
11. LCR citoquímico: pleocitosis menor de 500 células al inicio a predominio de neutrofilos y después linfocitos, con glucosa normal y las proteínas elevadas entre 50-100 mg por 100 mL.

12. Laboratorio de microbiología:
a) LCR Gram: negativo.
b) Cultivos especiales:

- Hemocultivo: medio líquido de Korthof en las dos primeras semanas de la enfermedad.

- LCR: igual que el hemocultivo.

- Orina: después de la 1ra o 2da sem (después del 10mo día).

c) Estudios serológicos: extraer una primera muestra en la primera semana de la enfermedad, el cual en la mayoría de los casos resulta negativo, en otros presenta un nivel de anticuerpos bajos y algunos presentan títulos significativos (> 1:80), en los dos primeros ejemplos deberá siempre tomarse una segunda muestra, a los 7 días de la primera, la cual confirmará la enfermedad si hay una seroconversión o aumento del título serológico 4 veces mayor.

La técnica más útil y sencilla para determinar infección reciente en los casos de leptospirosis humana es la hemaglutinación pasiva (HA) con una sensibilidad de 92 % y una especificidad de 95 %.
La microaglutinación con antígenos vivos (MAT) se utilizará en centros de referencias.
La microscopía directa en campo oscuro de orina o LCR puede ser valiosa en el diagnóstico presuntivo, pero son frecuentes los artefactos.

Tratamiento:

En todo paciente todo paciente sospechoso de leptospirosis se indicara de forma inmediata, y en
correspondencia con el estado del paciente.

1. Notificación inmediata por el sistema de información directa y se le llenará tarjeta de Enfermedad de Declaración Obligatoria.
2. Ingreso inmediato en el ámbito hospitalario de todo paciente con ictericia, con cuadro de distres respiratorio, signos de insuficiencia renal aguda, signos meníngeos, u otra manifestación clínica que induzca a un mal pronóstico o por otro criterio del facultativo, como pacientes ancianos y embarazadas;
3. El resto de los pacientes será atendido por el médico de familia, para su vigilancia, control y seguimiento como un ingreso domiciliario.

Medidas generales.

1. Reposo.
2. Dieta blanda o libre.
3. Hidratación: suero fisiológico 0,9 %.
4. Tratamiento sintomático.
5. Tratamiento con antibiótico.
6. Tratamiento de las complicaciones.

Antibióticos a emplear:

1. Casos graves: penicilina cristalina de 8 000 000-12 000 000 U/día por vía EV.

en dosis fraccionadas cada 4 o 6 h en las primeras 72 h y después continuar con 1 000 000 U de penicilina rapilenta por vía i.m. cada 12 h durante 7 días.
2. Casos benignos: penicilina cristalina 1 000 000 U por vía i.v. cada 6 h las primeras 72 h y continuar con 1 000 000 U de penicilina rapilenta por vía IM cada 12 h durante 7 días.
3. Si hay alergia a la penicilina: tetraciclina 500 mg por v.o. cada 6 h durante 7 días.
4. Otros antibióticos:
a) Doxiciclina: 100 mg por via oral, 2 veces al día por 7 días.
b) Cefalosporina: de 1ra o 3ra generación.
c) Amoxacilina o eritromicina.
No usar aminoglucósidos.

Tratamiento de las complicaciones. En caso de presentar insuficiencia renal y/o hepática, manifestaciones neurológicas, cardiacas o respiratorias o uveítis anterior, se indicará tratamiento específico.

Bibliografía:

1. Farreras Rozman. Medicina interna, Ediciones Hartcourt, 14 edición, Año:2000
2. El manual Merck, ediciones Hartcourt, decima edición, año:1999
3. Roca Goderich Raúl. Temas de medicina interna. Ecimed. La Habana. Año:2004
4. Matarama Peñate Miguel, Medicina interna, Diagnóstico y tratamiento. Editorial ciencias medicas, La Habana, año:2005
5. Harrison. Principios de medicina interna, Ediciones Mc Graw-Hill, 17 edición, Año: 2008
6. Bello S, Rodríguez M, Paredes A, et al. Comportamiento de la vigilancia epidemiológica de la leptospirosis humana en Colombia, 2007-2011. Biomédica 2013;33(Supl.1):153-60
7. Marco Torres-Castro,Silvia Hernández-Betancourt, Piedad Agudelo-Flórez, Esteban Arroyave-Sierra, Jorge Zavala-Castro,Fernando I. Puerto. Revisión de la epidemiología de la Leptospirosis. Rev Med Inst Mex Seguro Soc. 2016;54(5):620-5
8. Manuel Céspedes Z, Lourdes Balda J, Dana González Q, Rafael Tapia L. Situación de la Leptospirosis en el Peru. Rev Peru Med Exp Salud Publica 23(1), 2006
9. Manuel Céspedes Z. Letospirosis: Enfermedad Zoonotica reemergente. Rev Peru Med Exp Salud Publica 22(4), 2005
10. Enna Zunino M. Rolando Pizarro P. Leptospirosis. Puesta al día. Rev Chil Infect 2007; 24 (3): 220-226

Titulo: Parotiditis epidémica.

Autor: Dr. Jorge Serra Colina.

Introducción:

La parotiditis o paperas como también se conoce, es una enfermedad infecciosa aguda que consiste en la tumefacción inflamatoria de las glándulas parótidas. Es una enfermedad vírica generalizada, aguda y contagiosa que suele causar un aumento de tamaño doloroso de las glándulas salivales, sobre todo de las parótidas.

El término parotiditis es demasiado limitado, ya que pueden afectarse, simultáneamente o de forma aislada, las restantes glándulas salivales, así como el sistema nervioso central, el páncreas, los testículos y los ovarios.

El agente etiológico es un paramixovirus, es un virus ARN, que se propaga por gotitas infectadas o por contacto directo con materiales contaminados con la saliva infectada. Se plantea que el virus penetre por la boca y puede encontrarse en la saliva durante 1 a 6 días antes de que las glándulas salivales aumenten de tamaño y durante la fase en que persiste la tumefacción, generalmente de 5 a 9 días.

Tiene un período de incubación de 15-21 dias, en el cual se multiplica en las vías respiratorias altas y los ganglios linfáticos regionales, después pasa al torrente circulatorio. De esta forma llega a diferentes órganos, como glándulas salivales, páncreas, tiroides, corazón, hígado, riñón y otros. El virus se elimina por la orina.

Se ha aislado el virus también en la sangre, en la orina y en el liquido cefaloraquideo (LCR) de los pacientes con afectación del sistema nervioso central (SNC). Un episodio de la enfermedad suele dar inmunidad permanente al individuo, aunque sólo una glándula salivar haya aumentado de tamaño.

La parotiditis es endémica en las áreas densamente pobladas, pero puede aparecer en epidemias cuando se reúnen muchos individuos susceptibles. Su contagiosidad es inferior a la del sarampión o la varicela. Sus épocas de incidencia máxima son el final del invierno y el comienzo de la primavera. Aunque la enfermedad puede aparecer a cualquier edad, la mayoría de los casos ocurren en niños de 5 a 10 años, es rara en menores de 2 años; los lactantes menores de 1 año suelen ser inmunes a la enfermedad. (1)

Aunque desde la introducción de la vacunación universal en España entre 1982 y 1985, la incidencia de la parotiditis ha disminuido progresivamente: en 1983 se declararon 222.908 casos y en 1993 sólo 6.218. (2) Sin embargo ha habido diversos brotes tanto en Europa como en España que se han atribuido a una baja eficacia vacunal o a la acumulación de personas susceptibles. (2)

Características del virus:

El virus de la parotiditis es un miembro del género Paramixovirus, de la familia Paramyxoviridae. El virión completo tiene una forma esférica irregular, con un diámetro que oscila entre 90 y 300 nm, y tiene dos componentes: la nucleocápside y la envoltura.

La nucleocápside del virus de la parotiditis es una estructura tubular helicoidal formada por una molécula lineal continua de ARN monocatenario rodeado por subunidades proteicas que se repiten de forma simétrica y está encerrada en una envoltura que tiene tres capas. Sólo se conoce un serotipo del virus de la parotiditis.

El virus se replica en una amplia variedad de líneas celulares, así como en huevos embrionados de gallina.

Epidemiología:

El virus tiene una distribución universal, siendo la infección más frecuente al final del invierno y en primavera; en los trópicos no se aprecia este patrón estacional. El ser humano es el único huésped natural conocido.

La infección ocurre generalmente durante la infancia, con una incidencia máxima entre los 5 y 14 años de edad. No obstante, los niños preescolares también juegan un importante papel desde el punto de vista epidemiológico, ya que pueden desarrollar formas atípicas de la enfermedad y ser una fuente imprevista de contagio para sus familiares. En la edad adulta se comporta como una enfermedad más grave, de forma que más de la mitad de los fallecimientos acaecen en adultos.

El período de contagio puede extenderse desde 7 días antes del inicio de la tumefacción parotídea hasta 9 días después del mismo, pero generalmente se limita a los 1 o 2 días previos y los 5 días posteriores al comienzo de la inflamación de las parótidas. La parotiditis es menos contagiosa que el sarampión o la varicela.

Desde la introducción de la vacuna de la parotiditis, la incidencia de la enfermedad ha disminuido de manera notable. Sin embargo, todavía aparecen casos, sobre todo en niños de 10 a 14 años y, algo menos, en los de 5 a 9 años y los de 15 a 19 años.

En España, antes del inicio de la vacunación sistemática, estaban predispuestos a la infección dos de cada tres niños de 3 a 5 años y más de la mitad de los de 6 a 7 años; en los diversos grupos de edad analizados, la tasa de seroprotegidos aumentaba en relación directa con el número de hermanos y los años de escolarización.

La incidencia de la enfermedad ha disminuido en un 97% en comparación con los primeros años de la década de 1980, después de la vacunación sistemática con la vacuna triple víral (parotiditis, rubéola, sarampión), que se inició en 1981, y a partir de 1985, con coberturas vacunales por encima del 80%, se produjo un brusco descenso del número de casos, se describe que poco más de 100 casos por cada 100.000 habitantes, manteniéndose una tendencia descendente en los años posteriores. (1)

Anatomía patológica:

La histología de las parótidas muestra una inflamación inespecífica con edema intersticial difuso y leucocitos mononucleares que respetan notablemente las células glandulares.

El cuadro microscópico de la afección pancreática y testicular es idéntico, con la excepción del posible hallazgo de áreas de infarto isquémico en los testículos, que se debe al compromiso vascular producido por la compresión producida por el edema al desarrollarse en un órgano envuelto por la túnica albugínea que es inextensible.

En los casos de encefalitis por el virus puede haber desmielinización, aumento de la microglia e indemnidad neuronal notable, o una encefalitis primaria con neuronólisis y sin desmielinización.

Manifestaciones clínicas:

Después de un período de incubación de 14 a 24 dias, el paciente comienza a desarrollar escalofríos, cefaleas, anorexia, malestar general y febrícula o fiebre moderada, que puede persistir 12-24 horas antes de que se aprecie la afectación salival. También puede haber mialgias y anorexia, en los casos leves, estos síntomas prodrómicos pueden faltar.

Los datos de estudios longitudinales sugieren que del 15 al 20% de las infecciones por el virus de la parotiditis no dan lugar a la aparición de sintomatología y que sólo un 30 a 40% de las infecciones producen el cuadro típico agudo de la enfermedad. (1)

Las manifestaciones clínicas de la infección por el virus de la parotiditis se caracterizan por la presencia de fiebre discreta y la tumefacción de las parótidas, unilateral o más frecuentemente bilateral, que aparece al cabo de 2 a 3 semanas de la exposición.

El dolor al masticar o al deglutir, en especial al tragar líquidos ácidos como vinagre o zumo de limón, es el síntoma más precoz de la parotiditis. También es frecuente que el paciente refiera dolor de oídos.

Existe una notable sensibilidad a la presión sobre la parótida o las otras glándulas salivales afectadas. Con el desarrollo de la parotiditis, la temperatura asciende con frecuencia hasta 39,5 o 40 °C.

La inflamación de las parótidas y el dolor, que se agudiza con la masticación como dijimos, suelen alcanzar su máxima intensidad al segundo o tercer días de la enfermedad, seguido de una defervescencia en el curso de una semana o menos.

La inflamación de las parótidas se acompaña de hipersensibilidad y de desaparición del espacio existente entre el lóbulo de la oreja y el ángulo de la mandíbula. También es posible observar el compromiso de las otras glándulas salivales en hasta un 10% de los casos, pero ello es raro como única manifestación de la enfermedad.

A veces también aumentan de tamaño las glándulas submaxilares y sublinguales; más rara vez, éstas son las únicas afectadas. En los casos en que se produce tumefacción del cuello por debajo del maxilar inferior o con afectación de la glándula submaxilar, puede desarrollarse un edema supraesternal.

Las sublinguales son las glándulas que se afectan con menor frecuencia y cuando ello ocurre se asocia a la tumefacción de la lengua.

El mecanismo propuesto para el compromiso de la lengua y del área supraesternal es la obstrucción del drenaje linfático de estas regiones por la tumefacción de las glándulas salivales.

Los orificios orales de los conductos de las glándulas afectas sobresalen y se hallan ligeramente inflamados. La piel que reviste las glándulas puede volverse tensa y brillante y, durante el período febril de 24 a 72 h, al palpar esta zona se produce un dolor agudo.

La inflamación glandular aumenta durante unos días y luego remite en forma gradual, desapareciendo al cabo de una semana.

Complicaciones:

1. **Orquitis u ooforitis:** Además de afectar a las parótidas, la manifestación más frecuente de la parotiditis en los varones pospúberes es la orquitis, que se produce en alrededor del 20% de los casos. El testículo presenta dolor e hipersensibilidad y experimenta un aumento de tamaño de varias veces lo

normal; es frecuente que se produzca fiebre al mismo tiempo. En la mitad de los varones afectados aparece cierto grado de atrofia testicular, en el testículo afectado. Como la orquitis es bilateral en menos de 15% de los casos, la esterilidad consecutiva a la parotiditis es un hecho poco frecuente. En la mujer, la ovaritis (mucho menos frecuente que la orquitis del varón) puede producir dolores en la región inferior del abdomen, pero no ocasiona esterilidad.

2. **Meningoencefalitis:** La afección del sistema nervioso central es la manifestación extraglandular más frecuente de la infección por el virus de la parotiditis. La meningitis clínica aparece en el 1 al 10% de los pacientes con paperas y es típico observar el cuadro característico de cafalea, rigidez de nuca, vómitos o desorientación antes o después de la aparición de la inflamación de las parótidas; en el LCR obtenido mediante punción lumbar se observa la presencia de una pleocitosis con un predominio de linfocitos.

En 50% de los casos de parotiditis clínica puede haber pleocitosis del líquido cefalorraquídeo (LCR) de hasta 1 000 células/micro litro, pero sólo se encuentran signos evidentes de irritación meníngea en 5 a 25% de los casos. En las primeras 24 horas suelen predominar los polimorfonucleares en el LCR, pero hacia el segundo día casi todas las células son linfocitos.

La meningitis aséptica de la parotiditis sin afección parotídea es indistinguible clínicamente de la causada por otros virus. La meningitis parotídea casi siempre cura en forma espontánea,

Se ha descrito el desarrollo de un cuadro de encefalitis en uno de cada 4.000 a 6.000 casos de parotiditis. La encefalitis de comienzo precoz representa una lesión directa de las neuronas como resultado de la invasión vírica, mientras que la forma de comienzo tardío es un proceso desmielinizante postinfeccioso relacionado con la respuesta del huésped a la infección.

Se plantea que en casos de parotiditis se producen signos graves de encefalitis, con somnolencia o incluso coma o convulsiones, que pueden aparecer de forma brusca. El 30% de las infecciones del SNC por este virus ocurren sin parotiditis asociada. En la mayoría de los casos de afectación del SNC, el pronóstico es favorable y considerablemente mejor que el de la encefalitis del sarampión, aunque se han descrito secuelas permanentes como sordera nerviosa unilateral o parálisis facial. (4)
Se ha observado la aparición de secuelas como un retraso del desarrollo psicomotor.
Como sucede en otras infecciones víricas, en algunas raras ocasiones puede dar lugar a una forma rara de encefalitis para o postinfecciosa. (4)

Otras manifestaciones neurológicas poco frecuentes son la ataxia cerebelosa aguda postinfecciosa, la mielitis transversa, síndrome de Guillain-Barré, estenosis del acueducto de Silvio seguida de hidrocefalia y polineuritis.

3. **Pancreatitis.** Hacia el final de la primera semana de la enfermedad, algunos pacientes presentan náuseas y vómitos repentinos y copiosos, con dolor abdominal más intenso en el epigastrio, lo que sugiere una pancreatitis. Además existe una elevación de la amilasa en sangre y orina. Estos síntomas desaparecen al cabo de 1 semana y el paciente se recupera por completo.
La pancreatitis a veces es difícil de diagnosticar debido a que la elevación de la amilasa sérica se da también en la parotiditis no complicada con pancreatitis.

4. **Otras complicaciones.** En muy raras ocasiones se observan prostatitis, nefritis, miocarditis, mastitis, poliartritis y afectación de la glándula lagrimal. La afectación del tiroides o del timo puede provocar edema y tumefacción preesternales, pero este fenómeno suele asociarse a la afectación de la glándula submaxilar.

Otras complicaciones poco frecuentes de la parotiditis además de las anteriores son: mastitis, tiroiditis, hepatitis y púrpura trombocitopénica. Cuando una embarazada padece parotiditis durante el primer trimestre de la gestación se observa también un aumento de riesgo de abortos espontáneos. La parotiditis durante el embarazo no provoca un parto prematuro ni malformaciones fetales.

Diagnóstico:

En la actualidad la parotiditis es una enfermedad rara en muchos países donde existe la vacunación con la vacuna PRS, como en Estados Unidos. El diagnóstico se hace fácilmente en caso de parotiditis bilateral aguda y con el antecedente de exposición reciente a la enfermedad. Si la parotiditis es unilateral o no se manifiesta, o cuando hay ataque de sitios fuera de la parótida, se necesita a veces el diagnóstico con técnicas de laboratorio.

Exámenes de laboratorio:

Se utilizan pruebas de laboratorio como el cultivo y aislamiento del virus a partir de la saliva, orina o LCR, preferentemente en el curso de los 5 primeros días de la enfermedad, o la demostración de seroconversión o de un aumento significativo del título de anticuerpos específicos. La técnica serológica preferible es el enzimoinmunoanálisis.

La determinación de anticuerpos IgM permite el diagnóstico mediante el análisis de una única muestra de suero y no suelen existir reacciones cruzadas con otros paramixovirus.

En la parotiditis se producen anticuerpos frente a los antígenos soluble (S) y vírico (V). Los anticuerpos anti S aumentan durante la primera semana de la infección y caen rápidamente, de forma que a menudo han desaparecido ya a los 6 a 8 meses de la enfermedad; los anticuerpos anti V suelen ascender más tarde que los S, pero su caída es más lenta, deteniéndose en una meseta.

El virus de parotiditis se aísla fácilmente después de inocular en cultivos celulares muestras clínicas adecuadas. La partícula se identifica rápidamente en cultivos hechos con el método de centrifugación y cultivo, por medio de inmunofluorescencia.

El virus puede recuperarse de la saliva, la faringe y la orina durante los primeros días de la enfermedad y del LCR de los pacientes que tienen meningitis de la parotiditis.

La excreción del virus por la orina puede persistir hasta dos semanas. También se emplea la PCR para identificar al virus de esta enfermedad en muestras clínicas. La prueba de inmunoadsorbente ligado a enzimas de gran sensibilidad es útil para diagnosticar la parotiditis y determinar la predisposición a la enfermedad.

La parotiditis aguda se puede diagnosticar observando una elevación considerable del título de anticuerpos entre el suero de la fase aguda y el de la convalecencia por un aumento significativo de IgG o demostrando la IgM específica en una muestra de suero.

La elevación del nivel sérico de la amilasa también es un dato a favor del diagnóstico de parotiditis. Si se dispone de un servicio de virología, el virus será fácil de aislar a partir de la garganta, el LCR y a veces en la orina.

Diagnóstico diferencial:

La tumefacción provocada por el virus de la parotiditis en la parótida o en otras glándulas salivales debe distinguirse de otros cuadros que semejan una parotiditis.

Diagnostico diferencial:
Parotiditis bacteriana supurada.
Infección por virus Coxsackie.
Infección por VIH.
Infección por virus de la influenza del tipo A y tipo 3.
Infección por virus de Epstein-Barr.
Sarcoidosis.
Síndrome de Sjögren
Diabetes mellitus.
Fármacos. (Fenilbutazona, propiltiouracilo, guanetidina).
Obstrucción ductal por cálculos o estenosis del conducto de Stenon.
Quiste parotídeo
Tumor benigno o maligno parotídeo.
Tifus.
Síndrome de Mikulicz.
Torsion testicular.
Meningitis viricas.

Las adenopatías situadas a lo largo de la mandíbula pueden confundirse con un aumento de tamaño de las glándulas salivales. La meningoencefalitis de la parotiditis, que a veces es la única manifestación de la enfermedad, debe distinguirse de otras meningitis víricas.

La torsión testicular puede producir una masa escrotal dolorosa parecida a la que se observa en la orquitis de la parotiditis. Otros virus como el enterovirus pueden causar meningitis aséptica, que es indistinguible clínicamente de la ocasionada por el virus de la parotiditis.

Profilaxis:

En la parotiditis no complicada, el pronóstico es excelente, aunque en algunas raras ocasiones se producen reactivaciones tras un período de unas 2 semanas.

La vacuna hecha con virus vivos atenuados de parotiditis (cepa Jeryl Lynn) induce la aparición de anticuerpos que protegen al receptor contra la infección en más de 95% de los casos.

La vacuna antiparotiditis PRS está indicada para la inmunización primaria de los niños y niñas de 12 a 15 meses de edad. Se recomienda una dosis de revacunación, que se administrará en cualquier momento a partir de 1 mes después de la primera dosis y antes de la pubertad; esta segunda dosis se suele aplicar actualmente a los 4-6 años. Salvo contraindicación específica, en uno y otro caso se debe administrar en forma de triple vírica (PRS).

Se dice que la segunda dosis de vacuna antiparotiditis es importante debido a que se produce un número importante de episodios de paperas en personas vacunadas y a que la enfermedad es más grave en adolescentes y adultos.(1)

Existen varias razones para seguir vacunando frente a la parotiditis: el aumento de la edad de los pacientes que presentan la enfermedad, la mayor incidencia de complicaciones en los adolescentes y adultos, las ventajas económicas de la vacunación –sobre todo al administrarla en combinación con las del sarampión y de la rubéola– frente a los gastos ocasionados por la enfermedad.

Tratamiento:

El tratamiento es sintomático. La dieta blanda reduce el dolor al masticar. Las sustancias ácidas (zumos de cítricos) también causan molestias, por lo que deben evitarse. Pueden administrarse analgésicos para la cefalea y el malestar general.

Si las náuseas y los vómitos de la pancreatitis son intensos, deberá suprimirse la alimentación oral y establecer el equilibrio hídrico mediante la administración de soluciones glucosadas y salinas por vía endovenosa.

Las complicaciones también se tratan de forma sintomática. Los pacientes con orquitis requieren reposo en cama. Muchas veces, suspender el escroto con algodón con un puente de cita adhesiva entre los muslos para reducir al mínimo la tensión o aplicar cubitos de hielo ayuda a aliviar el dolor. Los corticosteroides no suelen ser necesarios, aunque pueden disminuir el dolor y la tumefacción de la orquitis aguda.

Bibliografía:

1. Farreras Rozman. Medicina interna, Ediciones Hartcourt, 14 edición, Año:2000
2. Montserrat Rodríguez-Framil, Joaquín Campos-Franco, Rosario Alende-Sixto y Arturo González-Quintela. Infección por el virus de la parotiditis en adultos, Cartas científicas. Servicio de Medicina Interna. Hospital Clínico Universitario de Santiago de Compostela. España. Enferm Infecc Microbiol Clin 2006;24(7):469-74
3. Joaquín Díaz, Alejandro Domínguez, Natalia Cortés, Florencia De La Maza, Alejandro Velásquez Díaz. Brotes epidémicos de parotiditis.

Revisión de la literatura. Universidad de Chile, Facultad de Medicina. Rev. Ped. Elec. [en línea] 2020, Vol 17, N°1. ISSN 0718-0918

4. El manual Merck, ediciones Hartcourt, decima edición, año:1999
5. Harrison. Principios de medicina interna, Ediciones Mc Graw-Hill, 17 edición, Año: 2008
6. Raúl Carrillo-Esper. Sahira Salinas-Ruiz. Jorge A González-Salazar. Antonio Hernández-Rayón. Alejandro Cruz-Suárez Mendoza. Verónica González. Parotiditis postanestésica. Cir Ciruj 2002; 70: 102-104
7. Manuel Díaz Álvarez. Daniel Claver Isás. Teresa Medina González. Libertad Rivera Alés. Serie de 8 casos de parotiditis supurada aguda Neonatal. Revista Cubana de Pediatría. 2015;87(2):254-261
8. Roberto Gómez García, Marisol Gómez Chávez, Fernando Alfredo Cedillo Hernández. Parotiditis endémica. Revista ADM 2003;LX(4):150-154
9. Eduardo Millán Ortuondo , Itxaso González Sancristóbal , Leyre López Soria , Juan Emilio Echevarría Mayo , Visitación de Castro Laiz , Nerea Muniozguren Agirre. Brote de parotiditis vírica en un colegio de Bizkaia en 2006. Rev Esp Salud Pública 2007, Vol. 81, N.° 1
10. J. Guimbao Bescos et al. La parotiditis en época posvacunal. Patrón epidemiológico y efectividad vacunal en un brote epidémico. Aragón, España, Medicina clínica, Vol. 99. Num.8. 1992

Titulo: Rubéola.

Autor: Dr. Jorge Serra Colina.

Introducción:

La rubéola es una infección vírica aguda de niños y adultos que se caracteriza por producir exantema, fiebre y adenopatías, junto a otras manifestaciones clínicas, aunque en la práctica se observan un gran porcentaje de casos de rubéola, tanto en niños como en adultos, que son subclínicos.

Se plantea que la rubéola es una enfermedad generalmente leve, que como dijimos se caracterizada por un exantema maculopapular discreto, adenopatías y febrícula.

Su importancia fundamental radica en la posibilidad de infección del feto, con aparición de malformaciones congénitas, cuando es contraída por una embarazada no inmune, lo que se conoce como rubéola congénita.

Etiología:

El agente etiológico es un virus que contiene ARN, de la familia *Togaviridae*, género *Rubivirus*. Hay un solo serotipo y la enfermedad confiere inmunidad permanente, por lo que sólo puede pasarse una vez. El virión tiene una estructura esférica y es relativamente grande, con un nucleocápside de unos 30 nm de diámetro y rodeado por una envoltura lipídica de 60-70 nm de diámetro que contiene glucoproteínas.

El virus está íntimamente relacionado con los alfavirus, pero a diferencia de ellos no necesita vector alguno para su transmisión. Además, no hay homología entre las secuencias del ARN del virus de la rubéola y los alfavirus.

Epidemiologia:

El único reservorio y fuente de infección es el ser humano. La transmisión de la forma posnatal es a través de contacto directo o de diseminación de gotitas de saliva procedentes de las secreciones rinofaríngeas de los pacientes. Hasta la introducción de la vacuna ha sido una enfermedad endémica en todo el mundo, con ciclos epidémicos cada 6 a 9 años, que afectaban sobre todo a la población infantil.

El período de máxima contagiosidad se extiende desde unos pocos días antes del inicio del exantema hasta 3-4 días después; pero no es tan contagiosa como el sarampión. Los niños afectos de rubéola congénita son contagiosos, debido a que eliminan el virus durante muchos meses en sus secreciones rinofaríngeas y en la orina.

Aproximadamente una tercera parte de las infecciones son asintomáticas y la inmunidad que da la enfermedad es permanente.

La epidemia más reciente ocurrió en Estados Unidos entre 1964 y 1965, en la que se produjeron más de 12 millones de casos de rubéola posnatal y más de 20 000 casos de síndrome de rubéola congénita. Aunque no han ocurrido epidemias graves desde que empezó a emplearse la vacuna de virus vivos atenuados de la rubéola en 1969, se han informado brotes en lugares en los que los individuos susceptibles entran en contacto estrecho entre sí, como escuelas y centros de trabajo.

Se plantea que en los estados unidos y en España, la incidencia de la rubéola ha disminuido drásticamente a causa de la vacunación, aunque siguen produciéndose brotes y es necesario seguir identificando la enfermedad y las poblaciones susceptibles para proceder a su vacunación. La infección natural deja una inmunidad que dura toda la vida.

En países con altas tasas de inmunización como España, la incidencia de rubéola ha descendido en cerca de un 98-99%, y la mayoría de casos actualmente ocurren en adultos jóvenes no vacunados.

Patogenia:

La patogenia de la enfermedad incluye los mismos pasos que el sarampión, pero induce una mayor reactividad hiperplásica del tejido linfoide. La anatomía patológica es muy poco expresiva, mostrando a lo sumo la hiperplasia folicular linfoide.

En la rubéola congénita se produce una viremia fetal a todos los tejidos, que explica su sintomatología polimorfa. Durante el período embrionario, de la 3.ª a la 12.ª semanas de gestación, la inmadurez propia del estadio de desarrollo determina que se produzcan graves malformaciones como consecuencia de su efecto citopático.

Mientras que la infección durante el período fetal se caracteriza por un bloqueo de la mitosis de las células infectadas, lo cual determina una reducción global de la celularidad. El feto puede sufrir retraso del crecimiento.

Manifestaciones clínicas:

En los pacientes afectados se distinguen los mismos períodos que en el sarampión, aunque no tienen una secuencia tan marcada ni una clínica tan expresiva. El período de incubación dura de 2-3 semanas. Los pródromos son muy breves y prácticamente asintomáticos; como máximo duran 24-48 horas, los que incluyen febrícula, ligero catarro con estornudos y discreta conjuntivitis.

No existe enantema, pero pueden aparecer unas pequeñas manchas rojas en el velo del paladar, denominadas manchas de Forschheimer, que adquieren en ocasiones un aspecto petequial y pueden confluir.

La característica principal en esta fase es la aparición de adenopatías, llamativas por su número, tamaño y localización, que ocupan sobre todo los territorios retroauriculares, cervicales posteriores y suboccipitales.

En el período exantemático aparece fiebre, que no suele superar los 39 ºC, mayor hipertrofia glanglionar en las zonas descritas, que se conoce como *signo de Theodor* y un exantema maculopapuloso que se inicia en la región retroauricular y se extiende rápidamente predominando en el tronco, el mismo es tenue y se aprecia mejor en las superficies de extensión, con excepción de las mejillas, es poco confluente, de pequeño tamaño y desaparece a los 2-3 días.

En el niño no es pruriginoso, mientras que en el adulto sí lo es, pudiendo confundirse con un proceso de tipo alérgico. En la edad pediátrica se ha descrito la existencia de hasta un 25% de rubéolas sin exantema.

Las complicaciones son poco frecuentes, siendo las más frecuentes artritis, encefalitis y trombocitopenia.

Las artralgias y artritis son más frecuentes en los adolescentes y adultos que en los niños, y predominan en las mujeres, su distribución es poliarticular, siendo las articulaciones interfalángicas, la rodilla y la muñeca las más afectas. Por lo general se inicia días después de la aparición del exantema y dura entre unos días o pocas semanas. La encefalitis es una complicación rara, que se cifra en alrededor de 1 caso por cada 6.000 episodios de rubéola.

Una complicación poco frecuente es la hepatitis leve. Los pacientes con inmunodepresión no presentan mayor riesgo de padecer rubéola, a diferencia de lo que ocurre con el sarampión.

Rubeola congénita:

La infección de la madre al comienzo del embarazo se puede transmitir al feto y provocar en él rubéola congénita.

Esta enfermedad afecta a cerca de un 50% de los embarazos cuando la mujer se infecta en las primeras 8 semanas de gestación, disminuyendo la incidencia progresivamente hasta un 20% en las infectadas entre la 9.ª y la 16.ª semanas. La infección intrauterina por virus de la rubéola puede provocar un aborto espontáneo, un mortinato, un recién nacido con una o múltiples malformaciones o puede resultar asintomática.

Las anomalías que se han descrito son muy variadas, se clasifican en oftálmicas, como cataratas, microftalmía, glaucoma, coriorretinitis, las cardíacas, que consisten en, persistencia del conducto arterioso, estenosis de arterias pulmonares periféricas, comunicación interauricular o interventricular, auditivas como sordera neurosensorial, y neurológicas representadas por microcefalia, meningoencefalitis, y retraso mental.

Además, los niños suelen tener escaso desarrollo ponderoestatural, lesiones óseas, hepatosplenomegalia, trombocitopenia, ictericia, lesiones purpúricas y alteraciones en la eritropoyesis.

Anomalías congénitas causadas por la Rubeola. (1,2)

Anomalías congénitas causadas por la Rubeola por sistemas.	Lesiones producidas en el organismo.
Oftálmicas.	Cataratas, microftalmía, glaucoma, coriorretinitis, Miopia, Glaucoma, Retinopatia.
Cardíacas	Persistencia del conducto arterioso, estenosis de arterias pulmonares periféricas, comunicación interauricular o interventricular.
Auditivas.	Sordera neurosensorial.
Neurológicas.	Microcefalia, meningoencefalitis, Encefalopatia y retraso mental.
Crecimiento y desarrollo.	Bajo desarrollo ponderoestatural.
Sistema óseo.	Anormalidades óseas.
Gastrointestinales.	Hepatitis, Hepatosplenomegalia, ictericia.
Sistema hemolinfopoyetico.	Purpura, alteraciones en la eritropoyesis. Trombocitopenia, Anemia hemolítica.
Sistema urogenital.	Criptorquidia.
Sistema endocrino.	Trastornos tiroideos, Diabetes mellitus.

Diagnóstico:

El diagnóstico clínico es muy difícil en los casos esporádicos y sin antecedente conocido de exposición al contagio, debido a que la rubéola posnatal es un proceso muy leve y que muchos casos son subclínicos, el diagnóstico basado en el cuadro clínico puede resultar difícil.

Además hay que tener en cuenta que existen otras enfermedades que se parecen a la rubéola, como la toxoplasmosis, la escarlatina, el sarampión modificado, la roséola, la quinta enfermedad (eritema infeccioso por parvovirus B19) y las infecciones por enterovirus.

El mejor sistema para establecer el diagnóstico es el cultivo celular en medios virológicos apropiados de muestras nasofaríngeas. El virus también puede ser aislado de la faringe, la sangre o la orina, sobre todo en lactantes con infección congénita.

La reacción en cadena de la polimerasa (PCR) también es útil para el diagnóstico; las técnicas en cuestión son particularmente adecuadas cuando se sospecha rubéola congénita. Con frecuencia, el diagnóstico de laboratorio se efectúa mediante pruebas serológicas.

En este caso las pruebas serológicas específicas constituyen otro método útil para confirmar la infección. (1,2)

La prueba más utilizada es la prueba de inmunoadsorbente ligado a enzimas, (ELISA), que permite detectar los anticuerpos IgG e IgM. Se diagnostica rubéola aguda si se comprueba una elevación al cuádruplo o mayor en el título de anticuerpos IgG comparando el suero de la fase aguda con el suero de la fase de convalecencia o si se descubren anticuerpos IgM específicos de la rubéola en una muestra de suero, pero en ocasiones pueden haber casos falsos positivos o falsos negativos.(2)

La rubéola congénita se diagnostica aislando al virus, una prueba positiva de PCR, detectando anticuerpos IgM en una sola muestra de suero o comprobando la persistencia en el suero de los anticuerpos antirrubéola pasado un año de edad, o bien una elevación del título de anticuerpos durante la lactancia en un lactante no vacunado.

También se han utilizado los tejidos sometidos a biopsia, el líquido cefalorraquídeo, o ambos, para demostrar los antígenos de la rubéola mediante utilización de anticuerpos monoclonales, así como para detectar el RNA de la rubéola por hibridación in situ y por la reacción en cadena de la polimerasa.(2)

El diagnóstico diferencial debe establecerse con todas las entidades que cursan con exantemas maculopapulosos.

Diagnostico diferencial:
Toxoplasmosis.
Escarlatina.
Sarampión modificado.
eritema infeccioso por parvovirus B19
infecciones por enterovirus
Mononucleosis.

Prevención:

El largo y generalizado uso de las vacunas contra el sarampión se ha traducido en un drástico descenso en los casos y la mortalidad por sarampión en todo el mundo en comparación con la época anterior a la vacunación. (6)

La prevención se realiza a traces de la vacuna de virus vivos atenuados de la rubéola, Esta vacuna se desarrolló para prevenir la rubéola congénita, asegurándose de que muy pocas embarazadas fueran vulnerables y de que hubiera una circulación muy escasa de virus naturales. La vacuna de la rubéola induce la seroconversión en más del 95% de los vacunados.

La vacunación contra la rubéola es la forma idónea para la prevención de la infección y el único método capaz de eliminar los casos de infección congénita. La vacuna antirrubéola se administra como triple viral o PRS, que contiene además las vacunas frente al sarampión y la parotiditis.

Más del 95% de las personas vacunadas a partir de los 12 meses de edad desarrollan anticuerpos protectores.

Se recomiendan dos dosis de vacuna, no porque sean frecuentes los fallos de la inmunización, sino porque las consecuencias de la falta de protección de la mujer embarazada son suficientemente graves como para intentar abolirlas.

La primera dosis se administra a los 12-15 meses y la segunda se suele poner a los 4-6 años o a los 11-12 años. Los efectos adversos de la vacuna, tanto en su formulación monovalente como de triple vírica, son mínimos.

El embarazo constituye una contraindicación, dado el riesgo teórico de rubéola congénita debida al virus vacunal.

Tratamiento:

Prevención:

La prevención se realiza en el 95% de los casos con la aplicación de la vacuna de virus vivo atenuado de rubeola, PRS, que se administra al año de edad conjuntamente con los virus de de sarampión y paperas.

La vacuna también se administra a adolescentes para evitar la rubeola congénita.

La inmunización esta contraindicada en mujeres embarazadas, debido a que produce embriopatía rubeolica. En caso de contagio de la embarazada se debe interrumpir el embarazo.

Tratamiento medico:

1. Notificación en las primeras 24 horas del diagnostico.
2. Aislamiento de los casos.
3. Hace un tiempo atrás se utilizó gammaglobulina hiperinmune con intención de prevenir la variante congénita cuando una embarazada se infectaba. (2)
4. Se emplean medidas terapéuticas para aliviar los síntomas, como la fiebre, las artralgias y la artritis.
5. Si se presentara purpura tromcitopenica idiopática, se indicara plasma rico en plaquetas.
6. Tratamiento con antibióticos para la otitis media.

Tratamiento de la rubeola congénita:

- La terapia esta dirigida a tratar la sepsis y tratar la insuficiencia cardiaca si la hubiera.
- Tratamiento quirúrgico: se basa en la corrección de las anomalías que existieran en el paciente.

Bibliografía:

1. Farreras Rozman. Medicina interna, Ediciones Hartcourt, 14 edición, Año:2000
2. Harrison. Principios de medicina interna, Ediciones Mc Graw-Hill, 17 edición, Año: 2008
3. El manual Merck, ediciones Hartcourt, decima edición, año:1999
4. Juan Francisco Román-Pedroza,Edith Cruz-Ramírez, Kathia Elia Landín-Martínez, Mónica Salas-García, Eduardo López-Ortiz, José Ernesto Ramírez-González, Irma López-Martínez y José Alberto Díaz-Quiñonez. Algoritmo diagnóstico para la confirmación de casos de sarampión y rubéola en México, Gaceta Médica de México. 2019;155

5. Ricardo Figueroa-Damián, Federico J. Ortiz-Ibarra, José Luis Arredondo-García, José R. Ahued-Ahued. Resultado de los embarazos complicados con rubéola, 1990-1997. Salud Publica Mex 1999;41:271-277.

6. Mark Muscat y colaboradores. Situación del Sarampión y la rubeola en la región de la OMS. Rev Esp Salud Pública 2015;89: 345-351.

7. Luis Armando Rosales-Santiago. Carlos Aguilar-Arguello. María del Carmen Alvarez-Molina. Patricia Ulloa-Patiño. Rubéola congénita, análisis de un caso con lesión hepática. Salud en Tabasco Vol. 17, No. 3, Septiembre - Diciembre 2011, pp. 77-80. Disponible en www.saludtab.gob.mx/revista

8. Gómez LA, Montoya G, Rivera HM, Hernández JC. Características de la estructura molecular de las proteínas E del virus del Zika y E1 del virus de la rubéola y posibles implicaciones en el neurotropismo y en las alteraciones del sistema nervioso. Biomédica 2017;37(Supl.1):121--32

Titulo: Sarampión.

Autor: Dr. Jorge Serra Colina.

Introducción:

Es una enfermedad aguda de causa viral que se caracteriza por un cuadro clínico que cursa en tres fases, primero con un período de incubación prácticamente silente, luego por síntomas pródromicos con fiebre, enantema y proceso catarral nasofaríngeo, seguido de un período de estado en el que además de fiebre elevada aparece un exantema maculopapuloso.

El agente causal es un mixovirus del género de los Morbillivirus, de la familia Paramyxoviridae, es un virus ARN, del que se conoce sólo un tipo antigénico. Los viriones del sarampión son estructuras esféricas pleomórficas que miden 100 a 250 nm de diámetro y que están constituidas por seis proteínas.

El virus tiene una cubierta lipídica derivada de la membrana plasmática de las células infectadas, en cuya superficie se hallan dos glicoproteínas (hemaglutinina y de fusión) y en su interior una nucleocápside helicoidal que contiene la nucleoproteína unida al ARN del genoma.

La cápside interna está compuesta de ARN y tres proteínas. La cubierta externa está compuesta de una proteína de matriz que envía prolongaciones cortas de glucoproteína superficial o peplómeros, una hemaglutinina (H), y la otra, una proteína de fusión (F). La variabilidad genética del virus natural, en el que se han identificado 23 genotipos, permite identificar las cepas endémicas dentro de un sitio particular en que han surgido casos de sarampión. Los receptores celulares del virus del sarampión son las moléculas CD46 y CD150 expresadas en muchas células de humanos.

Los daños a la salud pública son secundarios a las bajas coberturas de vacunación, las cuales deben mantenerse entre 92-95% para interrumpir la transmisión de la entidad. La incidencia mundial de casos de sarampión disminuyó en alrededor de 83% entre los años de 2000 y 2017, es decir, la tasa de 145 casos por millón de habitantes pasó a 25 casos por millón.(4)

Al igual que la varicela, el virus es extraordinariamente contagioso y se propaga fundamentalmente por las pequeñas goticas de saliva de las vías respiratorias altas procedentes de una persona que se halla en la fase prodrómica o en la eruptiva inicial de la enfermedad. La diseminación indirecta por medio de personas no infectadas u objetos es rara. El período contagioso de la enfermedad comienza 2-4 dias antes de la aparición del exantema y persiste durante 2-5 dias en las fases agudas. El virus desaparece de las secreciones de la nariz y la garganta cuando el exantema se desvanece. Las personas que desarrollan una descamación leve tras el exantema ya no son contagiosas.

Patogenia:

El virus del sarampión invade el epitelio respiratorio y se disemina por el torrente sanguíneo al sistema reticuloendotelial, a partir del cual infecta a todos los tipos de leucocitos, provocando una infección de la piel, el aparato respiratorio y otros órganos. Se desarrollan viremia y también viruria. En los tejidos respiratorios y linfoide se encuentran células gigantes multinucleadas con cuerpos de inclusión en el núcleo y el citoplasma (células de Warthin-Finkeldey), que son patognomónicas del sarampión.

A través de la orofaringe o la conjuntiva, el virus llega al tejido linfoide local y las vías respiratorias altas, donde se reproduce originando una viremia inicial asintomática durante los primeros 4 días tras el contagio. Por vía hematógena o vehiculizado por los propios linfocitos, el virus asienta luego en el tejido linfoide del sistema reticuloendotelial (amígdalas, adenoides, bazo, tejido linfoide intestinal), donde se multiplica y produce como efecto citopático unas células gigantes multinucleadas, antes mencionadas.

La invasión directa de los linfocitos T y el aumento de los niveles de citocinas supresoras, como la interleucina 4, pueden tener importancia en la depresión transitoria de la inmunidad celular que acompaña al sarampión y que persiste en forma temporal después del mismo. Las células que más se infectan en la sangre son los monocitos.

Se plantea que la infección de la totalidad del aparato respiratorio explica la tos y la coriza características del sarampión, así como las manifestaciones menos frecuentes de crup, bronquiolitis y neumonía. La lesión generalizada del aparato respiratorio, con la consiguiente pérdida de cilios, predispone a las infecciones bacterianas secundarias, como la neumonía y la otitis media.

Al décimo día del contagio se inician la respuesta inmune del huésped y la producción del interferón, que disminuyen progresivamente la tasa de viremia, y aparece la erupción con el enantema y el exantema característicos que definen el período exantemático.

Las reacciones inmunitarias contra el virus en las células endoteliales de los capilares de la dermis desempeñan una función importante en el desarrollo de las manchas de Koplik (el enantema patognomónico), así como en el exantema.

En los sujetos con inmunodeficiencias puede darse un sarampión grave aunque no existan estas manifestaciones. En las fases tempranas de la enfermedad se han demostrado antígenos del sarampión en la piel afectada.

Epidemiologia:

Es una enfermedad muy contagiosa que se transmite por contacto directo con gotitas de secreciones nasofaríngeas infectadas o, más raramente, por diseminación aérea. El pico de incidencia en poblaciones no vacunadas se produce en los meses de invierno y primavera. La enfermedad tiene una distribución universal, antes de que la vacunación se generalizara, solía producirse una epidemia de sarampión cada 2 o 3 años, con pequeños brotes localizados en los años intermedios. La mayoría de los casos con sarampión sucedían en niños preescolares y escolares pequeños, y pocas personas eran aún sensibles a los 20 años. El único reservorio es el ser humano.

Un recién nacido hijo de una madre que padeció el sarampión recibirá una inmunidad pasiva transplacentaria que perdurará durante la mayor parte de su primer año de vida; a partir de entonces, la susceptibilidad será alta. Un ataque de sarampión confiere inmunidad para toda la vida.

Los pacientes son contagiosos desde 1 o 2 días antes de empezar la fase prodrómica hasta 3-4 días después de surgir el exantema. Las personas que desarrollan una descamación leve tras el exantema ya no son contagiosas.

De 1993 a 1996 en Estados Unidos se notificaron menos de 1 000 casos por año; 309 casos se dieron en 1995; 116 en 2001 y sólo 37 en 2004. Los estudios moleculares señalaron interrupción de la transmisión del sarampión "autóctono", en 1993. Desde esa fecha muchos casos han sido consecuencia de la importación internacional del virus por migrantes o ciudadanos estadounidenses que vuelven de otros países. (1)

Manifestaciones clínicas:

El sarampión es una enfermedad viral comienza tras un período de incubación de 7 a 14 días, manifestándose con unos pródromos caracterizados por fiebre, coriza, tos seca, secreción nasal, lagrimeo y conjuntivitis. La fiebre es progresiva, con temperaturas de hasta 40.6°C, con temperatura elevada durante los primeros 2 días, que desciende hacia el final para volver a ascender al inicio del exantema.

La conjuntivitis se acompaña de marcada fotofobia, lagrimeo, hiperemia conjuntival y, en ocasiones, secreción purulenta. La obstrucción nasal es notable, con estornudos y abundante rinorrea. La tos es seca, irritativa y molesta, producida en parte por un componente de laringotraqueítis que en casos graves llega a producir estridor.

En esta fase aparece un enantema en la zona adyacente al velo del paladar, en forma de unas manchas rojas separadas por mucosa sana y que tienden a confluir.

Las manchas de Koplik patognomónicas aparecen 2 a 4 dias más tarde, en la mucosa bucal frente al primer y segundo molares superiores. Estas manchas parecen granos diminutos de arena blanca rodeados por una areola inflamatoria.

El signo o las manchas de Koplik se observa en la cara interna de los labios y en la mucosa yugal a nivel de los molares; el aspecto también semeja a pequeños granitos de sal que resaltan sobre el intenso enantema eritematoso. El signo de Koplik aparece unas 48 h antes del brote exantemático y es un dato patognomónico, este puede faltar en una cuarta parte de los pacientes y en ocasiones puede afectar otras áreas mucosas. Junto a los hallazgos más específicos, aparece malestar general, anorexia y dolor abdominal a causa de la invasión del tejido linfoide. La duración de los pródromos es de 3 a 6 días.

El inicio del período exantemático está marcado por una nueva elevación de la temperatura con más sintomatología catarral, anorexia y postración.

El exantema característico surge de 3 a 5 dias después del comienzo de los síntomas y 1 a 2 dias después de la manchas de Koplik. Comienza por delante, por debajo de las orejas y a los lados del cuello, en forma de máculas irregulares que pronto se hacen maculopápulas y se extienden con rapidez, entre 24 y 48 horas, hacia el tronco y las extremidades, momento en el que empiezan a desaparecer de la cara.

Este exantema maculopapuloso, no pruriginoso y eritematoso característico del sarampión, comienza específicamente en el nacimiento del pelo y por detrás de las orejas, se extiende hacia abajo, por el tronco y las extremidades, suele respetar las palmas de las manos y las plantas de los pies.

Al segundo o tercer días, las manchas se hacen mayores y confluyen, la fiebre remite y el estado general mejora. Puede haber vómitos y diarrea, así como adenopatías.

Al cuarto día del período exantemático empiezan a aclararse las lesiones cutáneas siguiendo la misma secuencia topográfica que durante su instauración y, progresivamente, se produce una descamación fina, furfurácea, en los lugares de mayor afección, al tiempo que el exantema adquiere una tonalidad cobriza.

En ocasiones el exantema tiene un componente hemorrágico de mayor o menor intensidad; en estos casos se habla de "sarampión hemorrágico" que, en general, no supone un peor pronóstico. Se describe que en los exantemas especialmente graves pueden encontrarse petequias o equimosis.

En el punto álgido de la enfermedad, la temperatura puede superar los 40 °C y hay edema periorbitario, conjuntivitis, fotofobia, tos seca, exantema extenso y prurito discreto; el paciente suele parecer muy enfermo.

Los síntomas y signos generales son proporcionales a la gravedad de la erupción y varían con la epidemia. Al cabo de 3 a 5 dias, la fiebre desaparece por lisis, el paciente se siente mejor y el exantema comienza a desaparecer rápidamente, dejando una coloración parda seguida de descamación.

La fiebre prolongada sugiere la existencia de una complicación del sarampión. La linfadenopatía, la diarrea, el vómito y la esplenomegalia son frecuentes. La radiografía de tórax puede ser anormal incluso en el sarampión no complicado por la propensión de este virus a invadir el aparato respiratorio. Todo el proceso dura alrededor de 10 días. La enfermedad tiende a ser más grave en los adultos que en los niños, con fiebre más alta, exantema más llamativo y una mayor incidencia de complicaciones.

En las personas con inmunidad parcial por vacunación activa o pasiva pueden darse formas más leves de la enfermedad, con síntomas menos intensos y un exantema más ligero, proceso denominado *sarampión modificado*.

Complicaciones:

Las complicaciones del sarampión según la localización afectada, se localizan en el aparato respiratorio, el sistema nervioso central (SNC) y el aparato digestivo.

Las complicaciones pueden ser consecuencia de la propia infección vírica o de sobreinfección bacteriana, siendo las principales la otitis media, laringotraqueobronquitis y neumonía, estas son más frecuentes en niños pequeños.

Las sobreinfecciones bacterianas son frecuentes y se manifiestan como neumonías, otitis medias y otras infecciones supurativas.

En algunos casos aparece una encefalitis aguda, que puede ser grave y a menudo deja secuelas neurológicas. La encefalitis afecta a 1 de cada 1000-2000 enfermos de sarampión y aparece entre 2 dias y 3 semanas a partir del exantema. Suele manifestarse por fiebre alta, convulsiones y coma.

La sintomatología aparece generalmente entre el segundo y el quinto días del período exantemático, en forma de fiebre, cefalea, vómitos, convulsiones, somnolencia, irritabilidad, coma o cambios de personalidad. Frecuentemente hay signos de irritación meníngea. El LCR suele mostrar discreta pleocitosis de predominio linfocitario e hiperproteinorraquia.

La afección respiratoria, se puede manifestar en forma de laringitis, crup o bronquitis, se ve en la mayor parte de los casos de sarampión no complicado. En los niños pequeños, la complicación más frecuente es la otitis media.

La neumonía es un motivo común de hospitalización, especialmente en los adultos, esta suele ser de origen vírico, pero también se produce con cierta frecuencia por una infección bacteriana secundaria, la mayoria debida a estreptococos, neumococos o estafilococos. La neumonía primaria de células gigantes (de Hecht) tiene mayor incidencia en los pacientes inmunodeprimidos, o mal nutridos.

Los pacientes con inmunodeficiencia de tipo celular, congénita o adquirida, como leucemia o infección por VIH, tienen unas tasas elevadas de mortalidad a expensas de complicaciones respiratorias y neurológicas y a veces no desarrollan el exantema característico. La afección pulmonar o neumonía es muy frecuente en estos casos y recibe el nombre de neumonía primaria de células gigantes.

Las complicaciones digestivas del sarampión comprenden gastroenteritis, hepatitis, apendicitis, ileocolitis y adenitis mesentérica. No es infrecuente detectar niveles elevados de aminotransferasas de aspartato y de alanina, en ausencia de síntomas digestivos como la ictericia.

En ocasiones, una púrpura trombocitopénica aguda, a veces asociada a graves manifestaciones hemorrágicas, puede complicar la fase aguda del sarampión.

Otras complicaciones raras son la miocarditis, la glomerulonefritis y la púrpura trombocitopénica posinfecciosa. El sarampión puede agravar una tuberculosis preexistente, probablemente por depresión de la inmunidad celular inducida por el virus.   En los niños con deficiencias nutricionales, fundamentalmente de vitamina A, tienen un elevado riesgo de sufrir queratitis con úlceras corneales que pueden acabar en ceguera.

Complicaciones del Sarampión.
Otitis media.
Neumonía.
Laringotraqueobronquitis (crup)
Gastroenteritis.
Adenitis cervical.
Encefalitis aguda.
Panencefalitis esclerosante subaguda (SSPE)
Trombocitopenia.
Queratitis.
Miocarditis.
Apendicitis.

El sarampión da lugar a una situación de anergia que se manifiesta por una falta de respuesta transitoria, entre 2 y 6 semanas, a la tuberculina en personas que deberían tener una reacción positiva.

Sarampión atípico:

El síndrome del sarampión atípico puede comenzar de forma brusca, con fiebre elevada, toxicidad, cefalea, dolor abdominal y tos. El exantema puede aparecer 1 o 2 d más tarde, comenzando muchas veces en las extremidades, y es de tipo maculopapuloso, vesicular, urticariforme o purpúrico. Son frecuentes los edemas de manos y pies; en muchos casos, se desarrollan neumonía y adenopatías hiliares y las densidades nodulares en los pulmones pueden persistir durante 12 semanas o más.

En las personas que recibieron la vacuna contra el sarampión inactivada con formol (que se empleó en Estados Unidos entre 1963 y 1967 y en Canadá hasta 1970), y que más adelante quedaron expuestas al virus del sarampión, se describió una forma atípica de esta enfermedad.(1)

Después de un pródromo de varios días que incluyo fiebre, mialgias y cefalalgias aparece la erupción; comienza en zonas periféricas y puede consistir en un cuadro urticariano, maculopapuloso, hemorrágico, vesiculoso o de varios tipos juntos. La fiebre es alta y se acompaña de edema de las extremidades, infiltrados intersticiales en pulmones, hepatitis y a veces derrame pleural.

El trastorno, a pesar de su gravedad, termina por ceder de manera espontánea. En estos pacientes no se puede identificar el virus del sarampión por aislamiento; se piensa que la enfermedad es causada por la hipersensibilidad al virus inducida por una vacuna inactivada. Por lo que para evitar tal situación habrá que aplicar una vacuna hecha con virus atenuados vivos del sarampión a los adultos que en un momento anterior recibieron la vacuna hecha con virus inactivados en formol. Se describe que desde hace más de 35 años no se cuenta con la vacuna hecha de virus inactivados en formol y por ello prácticamente ha desaparecido el sarampión atípico.

Diagnóstico:

El sarampión típico puede sospecharse en un paciente con coriza, fotofobia y signos evidentes de bronquitis, pero antes de la aparición del exantema el diagnóstico definitivo sólo puede establecerse por la identificación de las manchas de Koplik.

Las pruebas microbiológicas más utilizadas para el diagnóstico son las serológicas: seroconversión o aumento significativo del título de anticuerpos específicos en muestras recogidas en la fase inicial y 2 a 4 semanas después, o presencia de anticuerpos de tipo IgM antisarampión en una sola muestra durante la fase aguda.

-Exámenes de laboratorio:

En el sarampión son frecuentes la linfopenia y la neutropenia, que pueden deberse a la invasión de los leucocitos por el virus, con muerte celular posterior. La leucocitosis puede indicar la existencia de una sobreinfección bacteriana.

Se puede establecer rápidamente un diagnóstico específico del sarampión mediante la tinción con inmunofluorescencia de un frotis de secreciones respiratorias con antígeno del sarampión; con este fin se dispone comercialmente de anticuerpos monoclonales conjugados con fluoresceína. También se puede usar el microscopio para buscar células gigantes multinucleadas en las secreciones.

El virus del sarampión se demuestra por cultivo o reacción en cadena de la polimerasa en secreciones de vías respiratorias o en orina.

Para el diagnostico se cuenta con diversos estudios serológicos como:

El diagnóstico serológico por inmunoanálisis enzimático (*enzyme immunoassay*, EIA) no obligadamente se hace con rapidez si se estudian muestras de suero en fases aguda y de convalecencia. Sin embargo, la medición de IgM específico por EIA permite hacer el diagnóstico basándolo en una muestra de suero de fase aguda.

Los anticuerpos IgM específicos se detectan en término de 24 a 48 h de haber comenzado la erupción y el título de IgG aumenta significativamente después de 10 días. El sarampión y SSPE atípicos se acompañan de concentraciones grandísimas de anticuerpos antisarampionosos en sangre, LCR o ambos líquidos.

Los pacientes con encefalitis sarampionosa suelen tener niveles elevados de proteínas en LCR y pleocitosis linfocítica.

Diagnostico diferencial:

El diagnóstico diferencial debe establecerse con todas las causas de exantemas maculopapulosos, que pueden ser:

1. El síndrome de Kawasaki.
2. La escarlatina.

3. Mononucleosis infecciosa.
4. Toxoplasmosis.
5. Exantemas por fármacos.
6. infección por *Mycoplasma pneumoniae*.
7. Meningococcemia.
8. Púrpura de Henoch-Schönlein.
9. El exantema súbito.
10. infecciones por adenovirus, echovirus y coxsackievirus.

Al principio, el sarampión puede hacer pensar en la **escarlatina**, debido a la faringitis y la fiebre, pero en el primero no aparece la leucocitosis de la escarlatina y el exantema es morfológicamente distinto.

Las erupciones medicamentosas (por ejemplo debidas a fenobarbital o sulfamidas) se asemejan al exantema del sarampión, pero carecen de los pródromos típicos, la tos o la progresión cefalocaudal de la erupción, mientras que es más frecuente la afectación de las palmas y las plantas.

El exantema súbito cutáneo es similar al del sarampión, pero es poco frecuente en niños mayores de 3 años. En general, puede diferenciarse por su elevada temperatura inicial, la ausencia de manchas de Koplik y el malestar y la aparición del exantema cuando la fiebre cede.

En el diagnóstico diferencial del sarampión se debe prestar atención a la epidemiología actual de la enfermedad en la comunidad y a los antecedentes del paciente respecto a la vacuna contra el sarampión.

Tratamiento:

El tratamiento del sarampión es en gran medida de mantenimiento y sintomático.

A los pacientes con otitis media y neumonía se les administra antibióticos.

En los sujetos con encefalitis se precisa un tratamiento de mantenimiento, que incluye la vigilancia del aumento de presión intracraneal.

Los estudios con testigos han sugerido un beneficio clínico de las dosis elevadas de vitamina A en los casos de sarampión grave o que lo es potencialmente, de manera particular en niños menores de dos años de edad que se encuentran o pueden estar malnutridos. Por todo esto se administra una dosis de vitamina A, 50 000 UI a los lactantes de uno a seis meses de edad, se recomienda una dosis de 100 000 UI a los que tienen siete a 12 meses y una dosis de 200 000 UI a los que tienen más de un año de edad. Después se administra una sola dosis en dos días consecutivos.

Se recomienda el tratamiento con vitamina A para los niños hospitalizados por sarampión y para los que lo sufren y tienen trastornos de las defensas, pruebas de deficiencia de esta vitamina, trastorno de la absorción intestinal, malnutrición moderada a grave o inmigración reciente desde una región en la que la tasa de mortalidad por el padecimiento es muy elevada. La administración de vitamina A se puede acompañar de vómito y cefalea transitorios.

Diversas investigaciones indican que el tratamiento con vitamina A reduce la morbilidad y la mortalidad de los niños afectos de sarampión en países en vías de desarrollo, por lo que se recomienda que se administre vitamina A a los niños diagnosticados de sarampión en poblaciones donde sea habitual la deficiencia de esta vitamina, así como en aquellos lugares en que la mortalidad por sarampión alcance el 1%. (2)

La ribavirina es eficaz contra el virus del sarampión *in vitro* y es conveniente administrarla en los individuos que experimentan trastornos de las defensas. (1)

Profilaxis:

Se dispone de una vacuna de virus vivos atenuados (vacuna PRS) que puede proporcionar una inmunidad de larga duración.

La vacuna produce una infección leve o inaparente, no contagiosa, y una respuesta de anticuerpos similar a la del sarampión natural. En <5% de los vacunados aparece fiebre >38 °C de 5 a 12 d después de la vacunación, seguida muchas veces de un exantema. Las reacciones del SNC son extraordinariamente raras. Se debe vacunar a los contactos que no estén inmunizados con la vacuna PRS.

En los contactos: se administra la inmunoglobulina estándar, que previene o reduce la intensidad del sarampión cuando se administra en los 6 días siguientes a la exposición, por lo que se recomienda darla a los contactos sensibles con factores de riesgo (0,25 mL/kg en embarazadas y niños menores de un año; 0,50 mL/kg en inmunodeprimidos).

La medida preventiva más importante es la vacunación, que posee una eficacia protectora de al menos el 95% cuando se administra a partir de los 12 meses de edad. Una segunda dosis de la vacuna incrementa la inmunidad hasta el 99%.

Bibliografía:

1. Harrison. Principios de medicina interna, Ediciones Mc Graw-Hill, 17 edición, Año: 2008

2. Farreras-Rozman. Temas de medicina interna, ediciones Hartcourt, 14 edición, Año: 2000

3. Manual de Merck, ediciones Hartcourt, decima edición, Año:1999

4. Miguel Ángel Martínez-Medina. Manuel Alberto Cano-Rangel. Reneé Alejandra Palacios-Castro. Carlos Jesús Canales-Guerrero. Jaime Gabriel Hurtado-Valenzuela. Sarampión. Bol Clin Hosp Infant Edo Son 2021; 38(2); 102-117

5. Miguel A. Galindo, Manuel Santín, Sonia Resik, María de los Ángeles Ribas, María Guzmán, Pedro Mas Lago, Marc Strassburg, Bradley S. Hersh. Ciro A. de Quadros. La eliminación del sarampión en Cuba. Rev Panam Salud Publica/Pan Am J Public Health 4(3), 1998

6. Carmen Montaño Remacha , Virtudes Gallardo García , M Mar Mochón Ochoa, Marcelino García Fernández , José María Mayoral Cortés . Josefa Ruiz Fernández . Brotes epidémicos de Sarampión en Andalucía durante el periodo 2010-215. Rev Esp Salud Pública 2015;89: 407-418. N.º 4 - Julio-Agosto 2015

7. Vargas-Almanza Iván de Jesús, Aragón-Nogales Ranferi, Miranda-Novales María Guadalupe. Situación actual del sarampión en México y en el mundo. Rev Mex Pediatr 2019; 86(4):133-137

8. José Antonio Vargas-Soler, William Javier Morales-Camacho, Sandra Plata-Ortiz, Andrés Camilo Macias-Celis, Laura Ximena Nocua-Alarcon, Ana Milena Noguera-Sanchez, Yozsef Cardenas-Guerrero. Sarampión en pediatría: el resurgir de una enfermedad prevenible por vacunación. Rev Mex Pediatr. 2020; 87(1):30-37. Vol. 87, No. 1 Enero-Febrero 2020. pp 30-37

9. Jean-Marc Olivé. Estrategias para eliminar el Sarampión en el mundo. Departamento de Vacunas y otros Biológicos. Programa Ampliado de Inmunizaciones. Organización Mundial de la Salud. Rev Esp Salud Pública 1999: 73: 597-603, no. 5 Septiembre-Octubre 1999

10. Ricardo Fadic R. Guillermo Repetto D. Sarampión: antecedentes históricos y situación actual. Rev Chil Pediatr. 2019;90(3):253-259

Titulo: Brucelosis.

Autor: Dr. Jorge Serra Colina.

Introducción:

La Brucelosis, también conocida como fiebre ondulante o fiebre de Malta, es la enfermedad producida por las bacterias del género Brucella, que suelen transmitirse al hombre a partir de los animales domésticos. Este término se adoptó en honor de Bruce, quien aisló por primera vez el microorganismo en 1887. (4)

El agente etiológico fue descubierto a finales del siglo XIX por David Bruce, quien fue enviado a investigar a la Isla de Malta (Mediterranean Fever Commission) la causa de un padecimiento febril que había producido la muerte de un número de soldados. El germen se identificó en 1887 en el bazo de cuatros soldados fallecidos y fue denominado *Micrococcus melite*. (3,4)

Los microorganismos causantes de la brucelosis humana son:

- Brucella abortus (de las vacas),

-B. melitensis (de ovejas y cabras)

-B. suis (de los cerdos B. suis biotipo 4, conocido antes como B. rangiferi, en caribús de Alaska y Siberia).

-B. canis (de los perros) ha provocado infecciones esporádicas.

Se describen como dijimos seis tipos de brucellas: B. melitensis, B. abortus, B. suis, B. canis, B. ovis y B. neotomae, aunque sólo los cuatro primeros son causa de enfermedad humana.

Estos se caracterizan por ser pequeños cocobacilos gramnegativos, aerobios, cuyo crecimiento es lento y se ve favorecido por la adición de sangre o suero a los medios de cultivo. En la especie B. melitensis se han descrito 3 biovariedades (1, 2, 3), en la B. abortus, 7 (1, 2, 3, 4, 5, 6 y 9), y en la B. suis, 4 (1, 2, 3 y 4), cuya diferenciación reviste en la actualidad interés de carácter epidemiológico.

La brucelosis es una zoonosis, es decir, una enfermedad cuyo reservorio lo constituyen los animales, en particular domésticos (cabras, ovejas, vacas, cerdos).

Cada una de las especies diferentes de Brucella muestra una gran predilección por un huésped determinado, por ejemplo B. melitensis, cabras y ovejas; B. abortus, las vacas y B. suis, por los cerdos cerdos, aunque no son raras las infecciones cruzadas.

Epidemiologia:

La brucelosis es una zoonosis cosmopolita, que ocasiona más de medio millón de casos anuales en humanos, especialmente en países en desarrollo (Olivares et al., 2017). (1)

La brucelosis se adquiere por contacto directo con secreciones y excreciones de animales infectados, o bien al ingerir leche o productos lácteos que contienen microorganismos viables. Raras veces se transmite de persona a persona.

Es decir que el hombre es un huésped secundario, donde la extensión de persona a persona es rara, tanto por vía sexual como por vía placentaria o por la lactancia.

Los principales mecanismos de adquisición de la infección son la inoculación conjuntival, la respiratoria por inhalación, la cutánea y la digestiva. Los tres primeros intervienen cuando existe un contacto más o menos directo con el ganado enfermo, mientras que la vía digestiva está implicada cuando la enfermedad se adquiere tras la ingesta de productos lácteos no controlados.

La brucelosis se adquiere por contacto directo con secreciones y excreciones de animales infectados, o bien al ingerir leche o productos lácteos que contienen microorganismos viables. La enfermedad es más prevalente en áreas rurales, de hecho se conoce que la brucelosis es una enfermedad profesional de carniceros, cazadores, veterinarios, granjeros y ganaderos; también los niños se pueden contagiar al ingerir leche cruda o quesos no pasteurizados. La enfermedad es muy rara en Estados Unidos, Europa y Canadá, pero se han reportado casos en Medio oriente, regiones mediterráneas, México y América Central.

España ocupa uno de los primeros lugares entre los países europeos, aunque la incidencia anual ha descendido de muy significativa, aquí la enfermedad infecciosa es casi exclusivamente debida a B. melitensis, que tiene mayor contagiosidad y patogenicidad.

Patogenia:

En la puerta de entrada, Brucella es inicialmente fagocitada por los leucocitos polimorfonucleares y los monocitos; si sobrepasa esta barrera, alcanza por vía linfática los ganglios regionales correspondientes. Desde allí puede invadir el torrente sanguíneo, donde es vehiculizada y fagocitada por los polimorfonucleares y macrófagos y transportada a los diversos órganos, en particular del sistema mononuclear fagocítico.

Aquí la Brucella tiene capacidad de sobrevivir y multiplicarse en el interior de las vacuolas de los fagocitos séricos y viscerales, donde queda protegida de la acción bactericida de los anticuerpos y muchos antibióticos.

Esta capacidad de supervivencia intracelular condiciona el curso ondulante de la enfermedad y su tendencia a presentar recaídas y evolucionar a la cronicidad.

Las diferentes especies determinan en parte la evolución de la infección; así por ejemplo, la B. melitensis tiene mayor virulencia y muestra predisposición al desarrollo de recaídas y evolución a la cronicidad; B. suis produce con frecuencia formas localizadas crónicas con necrosis y supuración, y B. abortus se caracteriza por su menor invasividad, responsable de frecuentes formas asintomáticas y de fácil control terapéutico.

Anatomía patológica:

La respuesta tisular a la infección brucelar, expresión del mecanismo patogénico expuesto, consiste en una infiltración de células mononucleares, con aparición de células epitelioides, células tipo Langerhans y formación de granulomas, que en general no son necrosantes excepto en las infecciones por B. suis. Los granulomas brucelares pueden fibrosarse y finalmente calcificarse.

Cuadro clínico:

El período de incubación oscila entre 5 dias y varios meses, con una media de 2 semanas. El inicio puede ser agudo y repentino, con escalofríos y fiebre, cefalea intensa, dolores, malestar y, en ocasiones, diarrea; y en otros casos también puede ser de tipo insidioso, con malestar, dolores musculares, cefalea y dolor en la nuca, seguidos de una elevación vespertina de la temperatura.

Cuando la enfermedad progresa, la fiebre se eleva a 40-41 °C, y luego disminuye gradualmente hasta aproximarse a la normalidad por la mañana, cuando el enfermo experimenta sudación profusa.

La Fiebre que aparece en la Brucelosis, puede acompañarse de sudación profusa, especialmente por la noche.

Ahora en áreas endémicas, la enfermedad es difícil de diferenciar de otras muchas que causan fiebre. Sin embargo, dos manifestaciones identificadas en el siglo XIX han permitido diferenciar la brucelosis de otras fiebres tropicales como la fiebre tifoidea y el paludismo:

1) Sin tratamiento, la fiebre de la brucelosis sigue un perfil ondulante que persiste semanas, antes de comenzar el periodo afebril, que puede ir seguido de recaídas.

2) La fiebre de la brucelosis se acompaña de signos y síntomas musculoesqueléticos en aproximadamente la mitad de los pacientes.

En los casos típicos de la Brucelosis, la fiebre intermitente persiste entre 1 y 5 semanas, seguida por remisión durante 2-14 dias, en la que los síntomas disminuyen notablemente o ceden; más adelante reaparece la fiebre. Sin embargo, en ocasiones, la enfermedad evoluciona como brucelosis subaguda o crónica, con ondas febriles repetidas (ondulaciones) y remisiones que se repiten durante meses o años.

La enfermedad siguiendo su evolución natural, tiene varias formas clínicas:

-Esta puede autolimitarse en el intervalo de unos meses tras varias ondas febriles.
-Otras veces se establece una localización de la infección o el proceso no se resuelve espontáneamente y tiende a la recurrencia y a la cronicidad.
-Otro número de pacientes sufren una infección por completo asintomática.

Posterior a la fase inicial, se produce estreñimiento acusado; aparecen anorexia, pérdida de peso, dolor abdominal, dolor articular, cefalea, lumbalgia, debilidad, irritabilidad, insomnio, depresión mental e inestabilidad emocional. Se aprecia esplenomegalia y los ganglios linfáticos pueden estar ligera o moderadamente agrandados; hasta el 50% de los pacientes presentan hepatomegalia.

Alrededor de la tercera parte de los pacientes presenta tos seca o productiva, más del 20% estreñimiento y entre el 5 y el 10% diarrea. Además puede palparse hepatomegalia ligera o moderada en más del 50% de los casos, esplenomegalia en más del 30% y adenopatías en alrededor del 15%, y en más del 5% de los pacientes se observan lesiones cutáneas, en forma de una erupción papulonodular no pruriginosa, predominante en el tronco y las extremidades.

El desarrollo de localizaciones específicas es característico de la enfermedad. La frecuencia aumenta en relación con el tiempo de evolución de la infección antes del inicio del tratamiento. Estas localizaciones pueden presentarse en cualquier fase de la enfermedad, acompañadas o no de síntomas sistémicos y, a menudo, asociadas entre sí.

-Localización osteoarticular: Es la más frecuente, siendo la sacroilitis la más prevalente (10-15%), predominando en la población joven de ambos sexos. Puede ser poco llamativa desde el punto de vista clínico y de evolución benigna, en ocasiones bilateral o asociada a una espondilitis lumbar, factores todos ellos que dificultan el diagnóstico. La espondilitis, presente en el 5-10% de los pacientes, se caracteriza por su gravedad y afecta sobre todo a varones de edad avanzada. Se acompaña en muchas ocasiones de fiebre, síntomas generales y hemocultivos positivos en una fase precoz de la enfermedad.

En la mayoría de los enfermos se advierten signos focales y los más comunes son dolor musculoesquelético y signos físicos en las zonas periférica y axil del esqueleto, en 40% aproximadamente de los casos. La osteomielitis por lo común afecta a las vértebras lumbares y dorsales inferiores (torácicas) y no a las vértebras cervicales y dorsales superiores. (7)

-Neurobrucelosis: La afección del sistema nervioso central (SNC) es mucho menos frecuente (25%). En la literatura se describían su gran polimorfismo clínico, representado por meningotropismo con predominio en las meninges basales y en la localización espinal y afección más frecuente del VIII par craneal. La mayoría de los casos actuales corresponden a meningitis, con un componente más o menos manifiesto de encefalitis, de curso relativamente agudo o solapado y crónico. Puede observarse todo tipo de focalidad neurológica y, en los casos de larga evolución, a veces hidrocefalia.

- Localización respiratoria. La afección establecida del tracto respiratorio es rara (2%), pero puede ocurrir en cualquier localización. Los infiltrados pulmonares son las formas más habituales y en ocasiones aparece derrame pleural. El aislamiento de *Brucella* en el esputo resulta muy difícil.

- Localización genitourinaria. La orquiepididimitis es un síntoma característico de la enfermedad, que se presenta en más del 5% de los varones. La brucelosis debe tenerse siempre en cuenta en el diagnóstico diferencial de un varón joven con orquitis. En general es unilateral, con una participación menor del epidídimo y de evolución benigna; cuando es bilateral no suele asociarse a atrofia y esterilidad. En cuanto a la afección de los otros tramos del sistema excretor es mucho más rara, destacando la prostatitis (1%).

- Localización cardiovascular. Menos del 2% de los pacientes hospitalizados por brucelosis presentan endocarditis, que reviste gran importancia por su gravedad y por ser responsable de la mayoría de las muertes por la enfermedad. Puede afectar válvulas previamente sanas, con predominio de la válvula aórtica sobre la mitral. Su curso clínico suele ser agudo, con sepsis grave, de difícil control por la antibioticoterapia, y desarrollo frecuente de inestabilidad hemodinámica, en particular en su localización aórtica. Macroscópicamente se encuentran a menudo grandes vegetaciones, abscesos miocárdicos, ulceración y destrucción valvular. (6)

- Localización hepática. El 50% de los enfermos tienen una discreta citólisis, y alrededor del 30%, elevación de la fosfatasa alcalina, en general de escasa importancia y fácilmente reversible con el tratamiento. El sustrato histológico es el de una hepatitis intersticial, a menudo de carácter granulomatoso. La ictericia es de aparicion infrecuente. Es raro que se desarrolle un absceso hepático.

- Localización ocular. La afección ocular es poco frecuente (2%) y se halla limitada en general a defectos transitorios de la agudeza visual, sin anomalías detectables en la exploración ocular o, a lo sumo, pequeños exudados en el fondo del ojo. Se ha descrito todo tipo de formas clínicas, entre las cuales la uveítis es la lesión más común.

- Sangre y médula ósea. Una tercera parte de los pacientes tienen la eritrosedimentacion normal y en sólo el 10% ésta es superior a 70 mm en la primera hora. Entre el 5 y el 10% presenta una anemia importante, por bloqueo medular. Alrededor del 50% tiene leucopenia, el 5% leucocitosis y el 65% linfocitosis relativa, que puede cursar como un síndrome mononucleósico; estas anomalías de la serie blanca pueden persistir durante un tiempo prolongado, incluso después de haber seguido una buena evolución clínica. La observación de trombocitopenia es rara. (6)

Las diferentes localizaciones serian las siguientes:

| Localización osteoarticular, |
| Neurobrucelosis. |
| Localización respiratoria, |
| Localización genitourinaria, |
| Localización cardiovascular, |
| Localización hepática, |
| Localización ocular, |
| Sangre y médula ósea. |

Los enfermos con brucelosis aguda no complicada suelen recuperarse en 2-3 semanas. Se plantea que las complicaciones son raras, pero incluyen endocarditis bacteriana subaguda, meningitis, encefalitis, neuritis, orquitis, colecistitis, absceso hepático y lesiones óseas.

Diagnostico:

Entre los datos que orientan al diagnóstico en la anamnesis están, los viajes a un área endémica, el empleo en un laboratorio de microbiología diagnóstica, el consumo de leche no pasteurizada o sus productos, como serían quesos tiernos, el contacto con animales y, en un entorno endémico, el antecedente de un trastorno similar en la familia, visto en casi la mitad de los casos.

Como hemos visto a causa de su extraordinario polimorfismo la brucelosis precisa desde el punto de vista clínico un diagnóstico diferencial con muchas enfermedades. En los casos agudos debe descartarse las siguientes enfermedades:

Fiebre tifoidea.
Virosis.
Leptospirosis.
Toxoplasmosis.
hepatitis B.
Enfermedad por citomegalovirus.
Mononucleosis.
Tuberculosis.
Linfoma.
Proceso neoplasico.

El diagnóstico de certeza de la enfermedad solo pude establecerse mediante examen de laboratorio, pues los antecedentes epidemiológicos relacionados con el agente causal, junto con las manifestaciones clínico-radiológicas sugerentes, permiten establecer solo el diagnóstico presuntivo.

Exámenes complementarios:

La cifra total de leucocitos suele ser normal o baja, con linfocitosis relativa o absoluta durante la fase aguda. El diagnóstico definitivo suele basarse en el aislamiento de microorganismos, habitualmente en sangre y con menos frecuencia en liquido céfalo raquídeo (LCR), orina o tejidos.

La brucelosis se confirma mediante métodos directos de aislamiento del microrganismo por cultivo de sangre u otros líquidos orgánicos o mediante métodos indirectos de carácter inmunológico, de hecho el aislamiento del microorganismo de la sangre u otros productos biológicos establecen el diagnóstico inequívoco de brucelosis.

-Entre los que son útiles los Cultivos. Los hemocultivos son los más empleados y eficaces utilizando los frascos bifásicos de Ruiz Castañeda con una fase líquida y otra sólida. Estos han sido el sistema preconizado durante años por su eficacia y seguridad para el personal de laboratorio. El crecimiento suele detectarse entre la segunda y la tercera semanas de incubación, pero un pequeño porcentaje de cultivos puede positivizarse más tarde, por lo que es recomendable mantener la incubación 45 días, antes de considerarlos negativos.

También son eficaces los medios modernos con tripticasa que normalmente se utilizan para hemocultivos con un 10 % de CO_2. El medulocultivo ofrece un alto índice de positividad, pero se reserva para casos especiales. Aunque con cierta dificultad, la brucella puede cultivarse a partir de LCR líquido y de las serosas, lesiones cutáneas, válvulas cardíacas, humor vítreo y pus de los abscesos.

-Detección por reacción en cadena de la polimerasa (PCR). Este método se ha mostrado muy útil para la identificación de Brucella y la diferenciación de sus diversas especies en el laboratorio.
La prueba PCR realizada en sangre periférica tienen el enorme potencial de detectar bacteriemia, predecir la recaída y excluir "brucelosis crónica". Según algunos autores, la PCR podría ser más sensible y mucho más rápida que los hemocultivos, y no conlleva el riesgo biológico que imponen los cultivos. (7)

-Pruebas serológicas. Cuando la confirmación bacteriológica directa no es posible, el diagnóstico de brucelosis se hace por métodos inmunológicos como:

La seroaglutinación, fijación de complemento, Coombs antibrucella, test ELISA y como señalamos mediante la prueba de reacción en cadena de la polimerasa. De todos los exámenes, el más difundido es la seroaglutinación, que detecta el total de anticuerpos aglutinantes IgM e IgG sin hacer diferenciación de ambas. Para esto es necesario recurrir a la exposición del suero al 2-mercaptoetanol el cual destruye la IgM y deja la IgG intacta, o bien recurrir al la técnica de ELISA.

No existe un valor diagnóstico fijo, sin embargo un título de 1:160 o mayor es indicativo de enfermedad activa. Un titulo de 1:80 (100 U/mL, o mayor se considera indicativo de brucelosis aún más cuando el examen clínico y la epidemiología se corresponden con dicha infección.

-La prueba de Coombs anti-Brucella ha sido la más importante en la detección de Ac no aglutinantes. La prueba de Coombs antibrucella detecta anticuerpos no aglutinantes, normalmente más cuantiosos que los aglutinantes. El cociente Coombs/seroaglutinación se incrementa progresivamente a lo largo de la enfermedad.

Cuando ambas pruebas son negativas el diagnóstico de brucelosis es prácticamente descartado. Una disminución de los anticuerpos IgG después del tratamiento es signo de mejoría y su aumento es predictivo de una recaída. También es necesario señalar que las pruebas intradérmicas con antígeno brucelar son de escaso valor diagnóstico ya que solo confirman un contacto del organismo con la brucella, pero no es indicativo de enfermedad activa.

-Biopsia hepática. Debe realizarse a todo enfermo con diagnóstico presuntivo de brucelosis u otra granulomatosis, cualquiera que sea su localización aparente y en el cual no se ha confirmado el diagnóstico por otros medios.

-Radiología. Los signos radiográficos de la brucelosis, aunque no patognomónicos, sí son característicos y se observan en la columna especialmente en los cuerpos vertebrales toráxicos inferiores y lumbares e incluyen:

1. Pérdida de la definición cortical o erosiones francas del margen anterior y superior de los cuerpos vertebrales.
2. Esclerosis reactiva y proliferación de hueso neoformado.
3. Pérdida de la altura de espacio y disco intervertebral.
4. Inflamación del tejido blando periespinal por absceso de paravertebrales.
5. Lisis de los cuerpos vertebrales que pueden provocar el colapso de dichos vertebrales (vértebras en cuñas).

Evolución:

Luego de finalizar el tratamiento, un porcentaje bajo de pacientes persiste con febrícula durante un período variable, en ocasiones de varios meses. Algunos de ellos desarrollan finalmente una clara recaída de la enfermedad, pero en otros la febrícula remite y la evolución posterior es buena. Las recaídas predominan en los primeros meses que siguen al tratamiento. Se ha visto que el diagnóstico de la enfermedad puede ser difícil en aquellos casos cuya clínica es solapada.

Pronostico:

El pronóstico global de la enfermedad bien tratada es bueno, aunque en un pequeño número de pacientes pueden persistir síntomas inespecíficos de difícil explicación durante largo tiempo. Algunos casos de espondilitis, endocarditis y neurobrucelosis pueden dejar secuelas importantes. La mortalidad puede estar en un valor inferior al 1% y se relaciona especialmente con la existencia de endocarditis.

Tratamiento:

Profilaxis:
La pasteurización de la leche ayuda a prevenir la infección humana por Brucella; los quesos frescos pueden estar contaminados. Es importante la educación sanitaria al personal de riesgo, las personas que manipulan animales o reses muertas posiblemente infectados deben emplear gafas y guantes de goma, así como evitar la contaminación de heridas cutáneas. En Estados Unidos y en otros países se aplican programas para detectar la

infección en los animales, sacrificar a los animales infectados y vacunar a las crías seronegativas de vacas y cerdos.

Los objetivos generales de la terapia antimicrobiana contra la brucelosis son combatir la infección actual, aplacar sus síntomas y evitar recidivas.

En el caso de adultos con brucelosis aguda diseminada (que ha durado menos de un mes) se necesita un ciclo terapéutico de seis semanas, que incorpore como mínimo dos antimicrobianos. La enfermedad compleja o local obliga a tres meses de tratamiento o más.

El tratamiento de la brucelosis en adultos es el siguiente:

1. Estreptomicina: 0.75 a 1 g/día durante 15 a 21 días, via IM + Doxiciclina: 100 mg dos veces al día por 45 días, via oral.
2. Tetraciclina: 500 mg 4 veces al día (sustituye a la doxiciclina) + estreptomicina de igual dosis al anterior.
3. Doxiciclina o tetraciclina del modo antes citado + rifampicina 15 mg/kg/día una sola dosis matinal en ayunas por 45 días.
4. Doxiciclina o tetraciclina + quinolona (ciprofloxacina) por 45 días.
5. Clotrimoxasol (trimetroprin/sulfametoxasol) + estreptomicina 1 g por vía IM o rifampicina 15 mg/kg de peso durante 5 semanas.

Durante la gestación el trimetropin/sulfametoxasol es especialmente útil, al igual que la rifampicina, por un periodo mínimo de 4 semanas.
En la endocarditis por brucella y en la neurobrucelosis suele utilizarse la triple asociación de doxiciclina, rifampicina y estreptomicina, además debe valorarse los beneficios de la cirugía en la afectación cardiaca.

Todos los casos de infección por *Brucella* en animales y seres humanos deben ser notificados a las autoridades de salud pública pertinentes.

Bibliografía:

1. R. Weinborn et al. Brucelosis en personas con riesgo ocupacional en clínicas veterinarias de dos ciudades del centro sur de Chile. Rev Inv Vet Perú 2020; 31(4): e17377
2. César Augusto Vega López, Raúl Ariza Andraca, Federico Leopoldo Rodríguez Weber. Brucelosis. Una infección vigente. Acta Medica Grupo Ángeles. Volumen 6, No. 4, octubre-diciembre 2008
3. Ruiz CM. *Introducción histórica*. En: Ruiz Castañeda M. Brucelosis. La Prensa Médica Mexicana. México, 1990. 7 ed. 2-13.
4. Laval E. Contribución al estudio histórico de la brucelosis en Chile. Rev Chil Infect 2006; 23(4): 362-66.

5. Ricardo Leonidas Guerrero Casagualpa; María Agustina Vélez Macías; Kimberlyn Adriana Cevallos Bravo; María Angélica Mendoza Intriago. Causas, síntomas y tratamiento a los pacientes contagiados por brucelosis. Ecuador. Revista recimundo/4.(4).octubre.2020.382-391

6. Farreras-Rozman. Temas de medicina interna, ediciones Hartcourt, 14 edición, Año: 2000

7. Harrison. Principios de medicina interna, Ediciones Mc Graw-Hill, 17 edición, Año: 2008

Titulo: Pediculosis.

Autor: Dr. Jorge Serra Colina.

Concepto:

La pediculosis es la infestación por piojos, esta enfermedad puede afectar a la cabeza *(Pediculus humanus capitis),* el cuerpo *(Pediculus humanus corporis)* o la zona genital *(Phthirus pubis).* Los piojos de la cabeza y del pubis (ladillas) viven directamente en el huésped, mientras que el piojo del cuerpo vive en la ropa. La infestación es masiva en las areas superpobladas o en personas con una mala higiene corporal o sin ropas limpias.

Además los piojos corporales son vectores importantes de organismos responsables del tifus epidémico, la fiebre de las trincheras y la fiebre recurrente.

En Chile es frecuente en escolares, estimándose en millones el número de casos a nivel mundial, y aunque tiene una prevalencia del 0,7% al 29,7%, no es considerada como un grave problema de salud pública. (3,4)

El piojo del cuero cabelludo es de color grisáceo, o rojizo cuando está repleto de sangre; las hembras miden 3-3,5 mm de longitud y los machos 2-2,5 mm. Es reconocible por su cuerpo deprimido en sentido dorso-ventral, su pequeña cabeza piriforme, con cortas antenas y ojos muy conspicuos e incoloros, su tórax indiviso y su abdomen fusiforme, con el extremo escotado en las hembras y acuminado en los machos.

Los adultos y sus estadios inmaduros (ninfas) viven fijados a los pelos del cuero cabelludo, principalmente en los de las zonas retroauriculares y de la nuca, en todo el cuero cabelludo en las infestaciones intensas. Se nutren de sangre 4-6 veces cada día. Las hembras ponen 6-10 huevos por día, ovales y blanquecinos, conocidos como liendres, de forma elipsoide, 1 mm de largo y provistos de un opérculo con vesículas aéreas en su superficie. Los huevos se fijan al pelo a 1-2 cm de la piel, mediante un cemento que abraza firmemente el pelo y el polo basal del huevo.

Una hembra puede poner hasta unos 300 huevos durante su corta vida, que permanecen en los pelos incluso después de la eclosión de la ninfa. Por ello, y aunque la mayoría de los sujetos parasitados no albergan más allá de una o dos docenas de adultos y un número similar de ninfas, los huevos pueden hallarse en ellos en un número de varios millares.(2)

Transmisión:

Es una enfermedad de distribución mundial, donde la transmisión de un individuo a otro requiere un contacto estrecho de sus cueros cabelludos, lo que es frecuente entre los niños durante sus juegos o entre las personas que comparten una cama.

La Pediculosis humanus capitis como se dijo se transmite por contacto personal y por objetos como los sombreros y los peines. Su aparición esta relacionada con un bajo nivel socio-económico de las personas afectadas y la higiene, resultando más frecuente en escolares.

Manifestaciones clínicas:

En la Pediculosis capitis la sintomatología depende de la irritación causada por sus picaduras y del grado de sensibilización del individuo. La infestación por piojos tiene como principal sintomatología el prurito que la acompaña. En infestaciones intensas la pediculosis puede estar acompañada por la presencia de pelos apelmazados y la base cutánea afecta por un impétigo consecutivo al rascado.

Aunque la pediculosis se suele localizar en el cuero cabelludo, puede afectar a las cejas, las pestañas y la barba. El prurito es intenso y se pueden producir escoriaciones en el cuero cabelludo, con posible sobreinfección bacteriana secundaria. Son frecuentes las adenopatías posterocervicales de tamaño moderado.

En los niños la infestación limitada al cuero cabelludo puede determinar una dermatitis generalizada inespecífica. Se debe explorar el cuero cabelludo, si es posible con una lupa de aumento, y se reconocen las liendres (huevos) –de morfología ovoide, tamaño pequeño y coloración grisácea– fijadas a los pelos, a veces en gran cantidad. A diferencia de la caspa, no se pueden desprender y maduran, llegando al estado de piojo en 3 a 14 dias. Los piojos se observan (con menos frecuencia que las liendres) alrededor del occipucio y detrás de las orejas.

El Pediculosis humanus corporis es poco frecuente cuando la higiene es buena. Se encuentran con facilidad las liendres y los piojos en la ropa interior porque los piojos habitan en las costuras de la ropa que se lleva pegada a la piel. Las liendres se pueden encontrar en los vellos corporales y en las fibras de la ropa. Siempre se produce prurito. Las lesiones son muy frecuentes en los hombros, las nalgas y el abdomen. La exploración demuestra presencia de puntos rojos pequeños producidos por las picaduras, que se suelen acompañar de marcas lineales por rascado, urticaria o infecciones bacterianas superficiales. Una complicación posible es la forunculosis.

El Pediculosis pubis se suele transmitir por vía venérea. Los piojos genitales (ladillas) suelen infectar el vello anogenital, pero pueden afectar otras zonas, sobre todo en las personas con mucho vello. Se debe explorar con cuidado la zona anogenital en busca de piojos, que pueden ser escasos y se parecen a las pequeñas costras de la dermatitis por rascado. A veces se observan los piojos en las pequeñas manchas azuladas de la piel, sobre todo del tronco. Las ladillas suelen estar unidas a la piel en la base del pelo. Un signo de infestación es la presencia de pequeñas manchas pardas oscuras diseminadas (excrementos del piojo) en la ropa interior, en las zonas de contacto con la región anogenital. Se pueden desarrollar con rapidez escoriaciones y dermatitis secundaria, a menudo por automedicación.

Diagnóstico:

En las infecciones ligeras suele ser difícil o negativo el hallazgo de los piojos. En cambio, la observación de las liendres resulta más fácil si se realiza su búsqueda en las regiones retroauriculares y de la nuca, y es facilitada por el empleo de una lámpara de Wood, a través de la misma, los huevos en desarrollo presentan un tono blanco perlado brillante que resalta sobre el fondo negro del campo de observación.

El examen microscópico de estos huevos, y del aspecto de las cámaras aéreas de sus opérculos y del cemento que los fija al pelo, permite diferenciar los huevos de este piojo de los de su congénere y de la ladilla.

Prevención:

La prevención de la pediculosis y la reinfestación incluyen la enseñanza de una buena higiene personal a los niños y a los adultos, además evitar compartir los peines, cepillos, gorros, bufandas y ropa. En los adultos un comportamiento sexual responsable reduce el riesgo de infestación por ladillas, entre otras infecciones de transmisión sexual.

Tratamiento:

Los miembros de la familia y los contactos sociales próximos deben recibir tratamiento.

El lavado del pelo con agua caliente y jabón reduce tan sólo el número de adultos y ninfas.

En cuanto al tratamiento medicamentoso se indica la crema o champú de permetrina al 5%, aplicar sobre la piel, cuya seguridad en el tratamiento de la escabiosis se ha demostrado también. En la pediculosis se debe mantener el contacto con el fármaco durante 8 a 12 horas, y después bañarse con agua hervida. La permetrina en concentraciones menores no resulta tan eficaz como la crema al 5%. Los piojos y las liendres se pueden eliminar mecánicamente con un peine, después del lavado y de aplicado el medicamento.

El Lindano líquido al 1%, aplicado sobre la piel (hexacloruro de ganmabenceno), o el benzoato de bencilo es otra opción terapéutica.

El tratamiento sistémico de la pediculosis más eficaz y el más utilizado es la Ivermectina: la dosis es de 200 mcg/kg por vía oral, repitiendo una segunda toma a los 7-10 días. (6)

La infestación de los párpados y las pestañas puede ser más difícil de tratar; en general hay que eliminar los piojos con pinzas. Se deben descontaminar las fuentes de infestación (peines, gorras, ropa de cama y de vestir) con aspiradora, lavado y planchado a presión o limpieza en seco. Las recaídas en algunos casos son frecuentes.

Bibliografía:

1. Manual de Merck, ediciones Hartcourt, decima edición, Año:1999
2. Farreras-Rozman. Temas de medicina interna, ediciones Hartcourt, 14 edición, Año: 2000
3. Gazmuri B Paola. Arriaza Bernardo et al. Estudio epidemiológico de la Pediculosis en escuelas básicas del extremo norte de Chile. Rev Chil Pediatr 2014; 85 (3): 312-318
4. Cazorla D, Ruiz A, Acosta M: Estudio clínico-epidemiológico sobre Pediculus capitis en escolares de Coro, estado Falcón, Venezuela. Investigación Clínica 2007; 48 (4): 445-57.
5. Toloza A, Vassena C, Gallardo A, González-Audino P, Picollo M: Epidemiology of Pediculosis capitis in elementary schools of Buenos Aires, Argentina. Parasitology Research 2009; 104 (6): 1295-8.
6. Michael Angelo Quiroz-Herbert, Katy Lizet Reyes-Hernández, Nora Patricia Sánchez-Chávez, Ulises Reyes-Gómez, Samuel Hernández-Lira, Diana Reyes-Hernández, Claudia Santamaría-Arza, Ulises Reyes-Hernández. Pediculosis. Bol Clin Hosp Infant Edo Son 2015; 32(1): 22-25

Titulo: Escabiosis.

Autor: Dr. Jorge Serra Colina.

Introducción;

La escabiosis es una infección transmisible por ectoparásitos, que se caracteriza por prurito intenso y surcos superficiales en la piel. Esta enfermedad se produce por el ácaro Sarcoptes scabiei, el cual vive en túneles construidos a través del estrato córneo de la epidermis. La hembra fecundada abre surcos en el estrato córneo y deposita sus huevos a lo largo de los mismos, y las larvas nacen a los pocos días.

El ácaro tiene un tamaño menor de 0,5 mm, cuerpo globoso, cutícula estriada y cortas patas terminadas en ventosas pediceladas o largas cerdas.

La escabiosis se transmite con facilidad, a menudo a toda una familia, por el contacto piel con piel con una persona infectada, como personas que duermen juntas. La transmisión por ropa de vestir o de cama es poco relevante.

Hábitat:

Las hembras viven en túneles que excavan en la capa córnea del estrato de Malpighi, a un ritmo de 1 o 2 mm al día, durante los 2 meses de su vida. Cada día depositan dos o tres huevos, a la vez que dejan sus deposiciones, grupos de escíbalos ovalados de 15 a 30 µm.

Unos días después, eclosionan las larvas que abandonan el túnel y excavan pequeñas fosas superficiales donde tienen lugar las mudas a ninfas y a adultos, en las 48 horas que permanecen en la superficie cutánea son también las responsables principales del paso de la infección.

Epidemiologia:

En los individuos inmunocompetentes el número de hembras excavadoras es usualmente muy escaso, indicio de que existe un estado de equilibrio entre el parásito y su hospedador.

La prevalencia mundial es del 0,2% al 24% de forma cíclica. En dos poblaciones de Perú, Lima y Callao, la prevalencia de escabiosis aumentó en el 2016 a 0,22% en Lima y 0,58% en el Callao. (6)

El paso a un sujeto sano exige un contacto íntimo. En los lactantes es frecuente que la madre infectada sea la fuente del contagio, mientras que en los adultos se asocia con gran frecuencia a un acto sexual.

La transmisión indirecta, a través del uso de las ropas de cama y prendas de ropa interior contaminadas, es también posible si no han transcurrido más de 24 horas de ser usadas por un sujeto infestado.

Cuadro clínico:

La lesión inicial es el túnel excavado por las hembras, en cuya región anterior se observa una pequeña zona edematosa y una vesícula perlada de aproximadamente 1 mm de diámetro. El prurito, particularmente intenso durante la noche, es otro de los signos característicos, así como la presencia de nódulos cutáneos.

Se caracteriza por una reacción de hipersensibilidad retardada (una erupción papulosa, cada vez más pruriginosa), que comienza a los 30 a 40 dias de la infestación. El prurito es más intenso en la cama, pero esta periodicidad nocturna se observa en muchas dermatosis pruriginosas.

El paciente afectado puede presentar varios cientos de pápulas pruriginosas, y suelen existir <10 surcos. Los surcos corresponden a una línea delgada, ondulante y ligeramente descamativa cuya longitud va desde milímetros a 1 cm. Se suele observar un pequeño ácaro (0,3 a 0,4 mm) en el extremo del surco, que se suele localizar en el espacio interdigital, en la superficie flexora de las muñecas, alrededor de los codos o los pliegues axilares, alrededor de la aréola mamaria en la mujer y en los genitales de los varones, en la cintura y en la parte inferior de las nalgas.

La cara no se suele afectar en los adultos. En los pacientes con inmunodeficiencias y los lactantes, el cuadro clínico puede ser atípico, con descamación no pruriginosa por infección por miles de parásitos (sobre todo en palmas y plantas en adultos y en el cuero cabelludo en los niños).

La Escabiosis se clasifica en tres tipos fundamentales:

A) Sarna del adulto inmunocompentente: En los adultos y niños mayores, el síntoma principal durante el período de estado es el prurito cutáneo, de intensidad variable, que se exacerba cuando el sujeto se acuesta. Los túneles aparecen como pequeños trazos cutáneos de 1 mm de ancho y 1 a 2 cm de largo, de curso zigzagueante, precedidos por la vesícula. La observación de estas lesiones patognomónicas es muchas veces difícil.

El rascado, las lesiones eccematosas secundarias y las debidas a la invasión por bacterias piógenas pueden hacer irreconocibles los túneles. Estas lesiones se localizan en las caras laterales de los dedos y pliegues interdigitales, cara inferior de las muñecas, axilas, cintura y región umbilical, senos, cara interna de los muslos, pene y escroto y tobillos. Las regiones palmar y de la planta del pie no se ven afectas.

Se observan nódulos, de color rojizo-parduzco, los que se presentan particularmente en los niños con un proceso escabioso desarrollado.

B) Sarna del Lactante: Aquí las lesiones no afectan nunca a los dedos y, en cambio, las plantas de los pies están afectas en el período inicial, para extenderse más tarde por la región umbilical, las nalgas y regiones axilares e invadir después todo el cuerpo, la cara incluida, pero respetando generalmente el cuero cabelludo. En un alto porcentaje de casos se presentan lesiones secundarias inespecíficas que suelen complicarse por sobreinfecciones de tipo impétigiforme.

C) Sarna Noruega: Esta aparece en individuos inmunodeprimidos, en algunas personas de edad avanzada, en enfermos con determinadas formas de lepra, en personas alcohólicas y pacientes psiquiatricos. En este caso existe una enorme proliferación del ácaro, que pulula debajo de lesiones cutáneas hiperqueratósicas, costrosas, que pueden alcanzar hasta 2 cm de espesor y son altamente pruriginosas.

Diagnóstico:

El diagnostico se apoya en la observación de las lesiones típicas, su característica distribución y su asociación con el prurito nocturno.

Para corroborar la enfermedad se tienen que demostrar los surcos, algo difícil por su escaso número y porque quedan ocultos por los signos de rascado y por la dermatitis secundaria. Si no se identifican los surcos en los dedos, las muñecas o los genitales masculinos, se debe explorar toda la superficie cutánea.

Ante un paciente con sospecha de Escabiosis se puede realizar la dermatoscopia con luz polarizada, o test de Muller, mediante el cual se puede confirmar el diagnóstico. (10)

Cuando se localice el posible surco, se debe confirmar el diagnóstico mediante el estudio microscópico de los raspados de la superficie del mismo, que se deben colocar en un cristal con glicerol, aceite mineral o aceite de inmersión y colocar un cubreobjetos (se debe evitar el hidróxido de potasio porque disuelve las heces). Si se reconocen los ácaros, los huevos o restos fecales se confirma el diagnóstico.

Tratamiento:

Previamente a la administración del tratamiento, aplicar medidas higiénicas. Luego seleccionar el fármaco escabicida adecuado y explicación de las normas de aplicación, el tiempo de permanencia y correcta aplicación, sobre todo en las zonas afectadas. (9)

En el caso de la sarna noruega, previamente al tratamiento escabicida se utilizaran agentes queratoliticos (vaselina salicilica) para eliminar la hiperqueratosis y favorecer la penetración del producto.

El tratamiento con fármacos tópicos (escabicidas) suele resultar eficaz y se debe aplicar el fármaco en toda la piel, desde el cuello hacia abajo, con especial hincapié en los espacios interdigitales, los genitales, las áreas perianales y los dedos de los pies. El fármaco debe permanecer en contacto con la piel al menos durante 12 h, si es posible 24 h, y después debe lavarse.

Se indica medicamentos como el Lindano al 1% o la permetrina administrada en forma de crema al 5%, que se aplicada en la piel de el cuerpo, se aconseja un baño jabonoso unas horas antes y de 8 a 12 horas horas después de aplicado el tratamiento.

Finalizado el tratamiento, el paciente se duchara y se cambiara totalmente de ropa de vestir y de cama.

Bibliografía:

1. Manual de Merck, ediciones Hartcourt, decima edición, Año:1999
2. Farreras-Rozman. Temas de medicina interna, ediciones Hartcourt, 14 edición, Año: 2000
3. Lilian Pérez, Carla Muñoz. Escabiosis en epidermolisis ampollar. Dermatol Pediatr Lat Vol 2 Nº2 Diciembre, 2004
4. Chouela E, Albeldaño A, Pellerano G, Hernández MI. Diagnosis and treatment of scabies. Am J Clin Dermatol. 2002;3:9-18.
5. Milton José Max Rodríguez-Zúñiga, Natalie Torres-Panduro. Escabiosis en Lima y Callao, 2016. Acta Med Peru. 2017;34(4):335-6
6. Ministerio de Salud del Perú. Escabiosis. Oficina General de Tecnologías de la Información [Internet]. Lima: Minsa; 2017. Disponible en: http://www.minsa.gob.pe
7. Antonio Plascencia Gómez, Héctor Proy Trujillo, Nixma Eljure López, Carlos Atoche Diéguez, Claudia Calderón Rocher. Escabiosis: una revisión. Dermatología Cosmética, Médica y Quirúrgica. Volumen 11 / Número 3 n julio-septiembre 2013

8. Fabián Alberto Rueda Zambrano. Paola Cáceres Corredor. Manejo práctico de la escabiosis en niños. Medunab. Vol. 5 Número 14 - Agosto de 2002

9. Lucia Perez Varela , Walter Martinnez Gomez, Sabela Paradela de la Morena.y Eduardo Fonseca Capdevila. Tratamiento de la escabiosis. Servicio de Dermatología, Complexo Hospitalario Universitario A Coruña, A Coruña, España. Piel (Barc., Ed. impr.) 2011;26(2):95–102

10. Sánchez Bernal Javier y colaboradores. Escabiosis en lactante: diagnostico dermatoscopico y test de muller. Zaragoza , España, Rev Pediatr Aten Primaria.2021:23:83-6

Titulo: Enfermedad por el virus de la inmunodeficiencia humana. SIDA.

Autor; Dr. Jorge Serra Colina.

Introducción:

El SIDA fue identificado por primera vez en Estados Unidos en el verano de 1981, cuando los CDC reportaron la aparición de neumonía inexplicada por Pneumocystis jiroveci (antes denominado P. carinii) en cinco varones homosexuales previamente sanos en Los Ángeles y casos de sarcoma de Kaposi (KS) con o sin neumonía por P. jiroveci en 26 personas previamente sanas en Nueva York y Los Ángeles.

En 1983 se aisló el virus de la inmunodeficiencia humana (VIH) a partir de un paciente con adenopatías linfáticas y en 1984 se demostró claramente que dicho virus era el agente causal del SIDA. En 1985 se desarrolló una prueba de inmunoadsorbente ligado a enzimas (*enzyme-linked immunosorbent assay*, ELISA) que permitió percatarse del alcance y la evolución de la epidemia de infección por el VIH, al principio en Estados Unidos y otros países desarrollados y después en las naciones en desarrollo de todo el mundo.

El abrumador crecimiento mundial de la pandemia por el VIH ha sido igualado por una explosión de información procedente de los campos de la virología del VIH, la patogenia (tanto inmunológica como virológica) y el tratamiento de la enfermedad causada por el propio VIH, el tratamiento y la profilaxis de las infecciones oportunistas asociadas con la infección por el VIH y el desarrollo de vacunas.

En el año 2016 se estimaba que 36.9 millones de personas vivían con VIH en el mundo (19), estas se localizaban principalmente en África subsahariana y Asia. Desde el inicio de la pandemia, aproximadamente 78 millones de personas se han infectado con VIH y han fallecido unos 41 millones de individuos; 17.1 millones de personas desconocen su diagnóstico y 22 millones no tienen acceso al tratamiento antirretroviral (TARV). (5,6)

Transmisión:

El VIH se transmite por medio de contactos homosexuales y heterosexuales; con la sangre y los hemoderivados; y por contagio de la madre infectada a su hijo durante el parto, el periodo perinatal o a través de la leche materna.

La infección por VIH es una enfermedad que se transmite sobre todo por vía sexual en todo el mundo. En Estados Unidos, casi 49% de los casos de VIH/SIDA diagnosticados en el año 2005 en adultos y adolescentes se atribuyeron a contacto sexual entre varones. El contacto heterosexual explica otro 32 por ciento.

En todo el mundo, el modo más común de infección, en particular en países en vías de desarrollo, es la transmisión heterosexual.

-El agente etiológico del SIDA es el VIH, que pertenece a la familia de los retrovirus humanos (Retroviridae) dentro de la subfamilia lentivirus . Los lentivirus no oncogénicos pueden causar enfermedades en otras especies animales como ovejas, caballos, cabras, vacas, gatos y monos. Los cuatro retrovirus humanos reconocidos pertenecen a dos grupos distintos: los virus linfotrópicos de células T humanas (*human T cell lymphotropic virus*, HTLV) I y II, que son retrovirus transformadores, y los virus de la inmunodeficiencia humana, VIH-1 y VIH-2, que tienen efectos citopáticos directos o indirectos. La causa más frecuente de enfermedad por el VIH en todo el mundo, y ciertamente en Estados Unidos, es el VIH-1, que comprende varios subtipos con distinta distribución geográfica.

El VIH-2 se identificó primero en 1986 en sujetos de África occidental y durante un tiempo permaneció confinado a dicha región. Sin embargo, después se describieron casos en todo el mundo a los que se puede seguir el rastro hasta África occidental o que se originaron a partir de contactos sexuales con personas de esa zona. Tanto el VIH-1 como el VIH-2 son infecciones zoonóticas.

-Genoma del VIH.

Como sucede con otros retrovirus, el VIH-1 dispone de genes que codifican sus proteínas estructurales: *gag* codifica las proteínas que forman el centro del virión (entre ellas el antígeno p24); *pol* codifica las enzimas encargadas de la transcripción inversa y de la integración y *env* codifica las glucoproteínas de la cubierta. Sin embargo, el VIH-1 es más complejo que otros retrovirus, en especial los del grupo que infectan a animales no primates y que contienen también al menos otros seis genes (*tat, rev, nef, vif, vpr* y *vpu*), codificadores de las proteínas que intervienen en la regulación de la expresión de los genes .

Se cree que varias de estas proteínas desempeñan una función en la patogénesis de la enfermedad producida por el VIH; Estos genes se encuentran flanqueados por las repeticiones terminales largas (*long terminal repeats*, LTR) que contienen elementos reguladores participantes en la expresión génica. La diferencia principal entre los genomas del VIH-1 y el VIH-2 consiste en que el segundo de estos virus carece del gen *vpu*, además de que contiene un gen *vpx* del que, a su vez, carece el primero.

-Historia natural de la infección por el VIH-1.

Mecanismos de transmisión e inmunopatología:

Datos recientes apoyan la hipótesis de que el VIH-1 prolifera en forma continua desde el momento en que infecta a un paciente, aunque a velocidades diferentes según el estadio evolutivo de la infección. Cabe distinguir:

a) una fase precoz o aguda de varias semanas de duración;

b) una fase intermedia o crónica, con replicación vírica activa y latencia clínica, de varios años de duración,

c) una fase final o de crisis que clínicamente correspondería a lo que se denomina complejo relacionado con el sida (CRS) y sida.

Desde el punto de vista virológico, nunca se entra en una verdadera fase de latencia a nivel global del organismo humano, pero sí que se han identificado virus viables integrados en el DNA de células humanas (latencia a nivel celular).

Fisiopatología y patogenia:

El sello de la enfermedad causada por el VIH es la profunda inmunodeficiencia, que se deriva sobre todo de un déficit progresivo, cuantitativo y cualitativo, de la subpoblación de linfocitos T conocida como *células T colaboradoras.* Estas células se definen fenotípicamente por tener en su superficie la molécula CD4 que funciona como el principal receptor celular del VIH. En fechas recientes se ha demostrado que, junto con la CD4, debe haber también un correceptor para que el VIH-1 pueda fusionarse y penetrar en forma eficaz en las células diana.

El VIH utiliza dos correceptores fundamentales para la fusión y la entrada; estos correceptores también son receptores fundamentales para ciertas citocinas de atracción química denominadas *quimiocinas* y son moléculas pertenecientes a la familia de receptores de siete dominios transmembranosos acoplados a la proteína G. Los dos correceptores fundamentales que utiliza el VIH son CCR5 y CXCR4.

Se han demostrado *in vitro* varios mecanismos que ocasionan la disfunción inmunitaria de las células T CD4+ y la reducción en el número de las mismas; éstos incluyen infección directa y destrucción de dichas células por VIH y la eliminación de células infectadas por el sistema inmunitario, así como los efectos indirectos, como el agotamiento inmunitario por la activación celular aberrante y la activación de la muerte celular inducida (véase más adelante). Los pacientes con cifras de células T CD4+ por debajo de ciertos valores (véase más adelante) se encuentran en riesgo de desarrollar varias enfermedades oportunistas, en particular las infecciones y neoplasias que definen al SIDA.

Algunas manifestaciones del SIDA, como el sarcoma de Kaposi y los trastornos neurológicos (véase más adelante), no pueden explicarse del todo por los efectos inmunodepresores del VIH, ya que estas complicaciones pueden aparecer antes de que se desarrolle un deterioro inmunitario grave.

Los efectos patógenos del virus y los fenómenos inmunopatogénicos que se producen durante la evolución del SIDA se combinan de una forma compleja y heterogénea desde el momento de la infección inicial (primaria) hasta el desarrollo de un estadio avanzado de la enfermedad. Es importante advertir que los mecanismos patógenos del padecimiento causado por el VIH son multifactoriales y multifásicos, además de distintos en las diferentes etapas de la enfermedad.

Por tanto, es esencial tener en cuenta la evolución clínica característica de un individuo infectado por el VIH para apreciar mejor estos fenómenos patógenos.

-Fase precoz o aguda:

Los mecanismos a través de los cuales se puede adquirir la infección por el HIV-1 son la transmisión maternofetal y perinatal, incluyendo la transmisión por leche materna, las transfusiones de sangre o derivados hemáticos, los trasplantes de órganos y tejidos, las relaciones sexuales y el contacto directo con sangre (compartir jeringuillas). Es probable que la evolución a partir de este momento sea relativamente independiente del mecanismo de transmisión, aunque la dosis infectante y la vía de infección podrían tener importancia. El paciente infectado persistirá asintomático o presentará un cuadro clínico caracterizado por un síndrome mononucleósico (en aproximadamente el 40-90% de los casos) acompañado generalmente por una erupción cutánea.

A partir de los primeros días de la infección el HIV-1 invade el tejido linfático, donde alcanza concentraciones muy elevadas. Durante la primoinfección en el plasma se pueden alcanzar niveles muy altos de viriones circulantes cuya presencia puede demostrarse a través de la detección de antígeno p24 (proteína mayor de la cápside vírica) o de la cuantificación de copias de RNA-HIV-1 (carga vírica) (2-6 semanas).

Posteriormente, en el tiempo aparecen los diferentes tipos de anticuerpos (1-3 meses), lo que coincidirá con la desaparición del antígeno p24 y una drástica reducción del nivel de virus circulante. A lo largo de este proceso agudo puede haber una inmunodepresión transitoria, capaz incluso de facilitar la aparición o la reactivación de determinadas infecciones oportunistas, como candidosis orofaríngea o esofágica y excepcionalmente infecciones por micobacterias o *Pneumocystis carinii*.

-Fase intermedia o crónica:

En esta fase, que generalmente dura varios años, persiste la actividad proliferativa vírica. En casi todos los pacientes es posible cultivar el HIV-1 tanto en el plasma como en las células mononucleares si se utilizan técnicas suficientemente sensibles o se puede detectar y cuantificar la concentración de RNA vírico (carga vírica). En plasma se alcanza un nivel de equilibrio que depende de la tasa de producción vírica (en el tejido linfático) y de la de destrucción. Este nivel de equilibrio tiene valor pronóstico, es estable durante períodos limitados de tiempo y es muy variable de un individuo a otro.

Los pacientes suelen estar asintomáticos, con o sin adenopatías, y pueden presentar trombocitopenia (sobre todo en los drogadictos) o trastornos neurológicos centrales o periféricos. La probabilidad actuarial de que la infección dejada a su evolución natural progrese hacia estadios más avanzados se aproxima al 50-80% a los 10 años de producida la infección y no parece haber diferencias importantes entre los distintos subgrupos de pacientes afectos. Existen, no obstante, grandes variaciones individuales. La viremia plasmática (carga vírica) y en menor medida la cifra de linfocitos CD4 son los mejores marcadores pronósticos de progresión clínica y mortalidad si no se efectúan intervenciones terapéuticas.

-Fase final o de crisis.

El incremento de la actividad replicativa del virus coincide clínicamente con la aparición de una intensa alteración del estado general y consunción (*wasting syndrome*), de infecciones oportunistas, de ciertos tipos de neoplasias o de trastornos neurológicos. A partir de entonces se considera que el paciente padece un sida (v. Criterios de sida, más adelante). El pronóstico a partir de este momento solía ser malo. La probabilidad de sobrevivir a los 2 años del diagnóstico del sida no era en general superior al 30-50%, y a los 3 años era inferior al 10-20%. La edad, el sexo, la actividad de riesgo a través de la cual se adquirió la infección por el HIV-1 y la forma de presentación influyen en el pronóstico. Con los tratamientos antirretrovíricos actuales (en general combinaciones de tres o más medicamentos) se ha conseguido restaurar parcialmente la inmunidad celular, retrasar la progresión y reducir la incidencia de infecciones oportunistas y mortalidad en más del 50%.

Las alteraciones inmunológicas que acompañan a la infección por el HIV-1 son prácticamente exclusivas de esta entidad y se deben a una destrucción y disfunción de los linfocitos CD4+ y al papel central y regulador que estas células desempeñan en el sistema inmunitario.

Desde fases muy precoces se pierde de forma prácticamente irreversible la capacidad de respuesta frente a antígenos específicos del VIH-1. El sistema inmunológico se pierde fundamentalmente por debajo de la cifra de 200 linfocitos CD4/µL.

-Epidemiología de la infección por VIH y del sida.

-Distribución de la infección por el HIV-1.

La OMS estima que en todo el mundo hay unos 30-40 millones de individuos infectados por el HIV-1. Este se distribuye por grandes áreas geográficas. En España, el número de pacientes infectados no debe ser inferior a 100.000-150.000 y probablemente se aproxime o sobrepase los 200.000. El porcentaje de homosexuales masculinos, drogadictos por vía parenteral y hemofílicos infectados es muy variable de una área geográfica a otra, pudiendo oscilar prácticamente entre el 0 y el 100%. La prevalencia de infección por el HIV-1 en la población general de los países occidentales es inferior al 0,5%.

-Clasificación de la infección por el VIH-1.

La infección aguda por el HIV-1 suele ser asintomática (en ocasiones se manifiesta como un síndrome mononucleósico que puede reconocerse hasta en el 30-60% de los casos).

A partir de ese momento el paciente puede persistir asintomático o presentar una gran variedad de manifestaciones clínicas, que comprenden desde la presencia de linfadenopatías generalizadas hasta infecciones oportunistas graves o neoplasias.

-Clasificación de la infección por el VIH-1 y criterios de sida.

En 1993 los CDC de EE.UU. publicaron la última revisión de la clasificación de la infección por el VIH-1 y de los criterios definitorios de sida. En esta nueva definición se considera afectos de sida a los pacientes infectados por el HIV que presentan alguna de las 26 complicaciones que aparecen cuando se tienen menos de 200 linfocitos CD4/µL.

Las nuevas entidades clínicas incorporadas como diagnósticas de sida fueron el carcinoma de cérvix invasivo, la tuberculosis pulmonar y la neumonía recurrente. El objetivo fundamental de esta nueva clasificación y definición de sida es reflejar la importancia clínica de la cifra de linfocitos CD4, con independencia de que existan manifestaciones clínicas.

Dinámica vírica:

La dinámica de la replicación y el recambio de los virus se han cuantificado en estudios clínicos usando modelos matemáticos sobre un fondo de inhibición de la transcriptasa inversa y la proteasa en individuos infectados por el VIH. El tratamiento con estos fármacos dio por resultado una declinación precipitada en el nivel de la concentración plasmática del virus, que de manera característica se redujo en bastante más de 90% en un plazo de dos semanas.

La cantidad de células T CD4+ en la sangre se incrementó de manera concurrente, lo que sugirió que la muerte de estas células guardaba una relación directa con la magnitud de la replicación vírica. Sin embargo, generalmente se acepta que un componente importante del incremento temprano en la cantidad de células T CD4+ después de iniciado el tratamiento se debe a la redistribución celular hacia la sangre periférica desde otros compartimientos corporales como consecuencia de alteraciones en la activación del sistema inmunológico. Se concluyó, con base en el modelo de la cinética de la declinación vírica y la aparición de mutantes resistentes durante el tratamiento, que 93 a 99% de los virus circulantes se habían originado en células T CD4+ recién infectadas y de recambio rápido y que entre 1 y 7%, aproximadamente, de estos virus lo habían hecho en células que vivían más tiempo, como los monocitos macrófagos. Una cantidad insignificante de estos virus se había originado en el reservorio de células infectadas de forma latente.

Se determinó, del mismo modo, que la semivida del virión circulante duraba entre 30 y 60 min y que la de las células infectadas de manera productiva era de un día. Dados los niveles relativamente sostenidos de las concentraciones plasmáticas de los virus y las células infectadas, se tiene la impresión de que cada día se producen y eliminan de la circulación cantidades extremadamente grandes del virus (casi 10^{10} y 10^{11} viriones).

Por añadidura, los datos disponibles sugieren que la duración mínima del ciclo de replicación del VIH-1 *in vivo* es de unos dos días. Otros estudios han demostrado que la disminución de la viremia resultante del tratamiento antirretrovírico guarda una correlación estrecha con la reducción de la replicación vírica en los ganglios linfáticos, lo que confirma de manera más contundente que el tejido linfoide es el sitio principal de la replicación del VIH y también el origen principal de la viremia.

Clasificación:

El sistema de clasificación actual de los CDC para adolescentes y adultos infectados con VIH ubica a las personas con base en las enfermedades asociadas con la infección con VIH y los recuentos de linfocitos T CD4+. El sistema se basa en tres niveles de recuento de los linfocitos en cuestión y en tres categorías clínicas, además de que está representado por una matriz de nueve categorías mutuamente excluyentes.

Con este sistema, cualquier paciente con infección por el VIH con un recuento de linfocitos T CD4+ menor de 200/microL, sufre, por definición, el SIDA, sin importar si presenta o no los síntomas de una o varias enfermedades oportunistas.

Una vez que los enfermos entran en la situación clínica definida como categoría B, su enfermedad no puede volver ya a la categoría A, ni siquiera en caso de que el cuadro ceda; lo mismo sucede con la categoría C en relación con la B.

-Clasificación hecha por los CDC para el diagnostico de SIDA. 1993			
Categoría según conteo de células T CD4.	(A). Asintomático o infección aguda por VIH, o (PGL)	(B). Sintomática. cuadros no A, ni C.	(C).Cuadros definidores de SIDA.
-Mayor de 500.	A-1	B-1	C-1
-200-499.	A-2	B-2	C-2
-menos de 200.	A-3	B-3	C-3.

De acuerdo con el recuento de células CD4 y el cuadro clínico tenemos tres rangos de laboratorio, atendiendo al recuento de CD4 y tres categorías clínicas que dan una matriz de nueve categorías clínicas mutuamente excluyentes.

1. Categorías de laboratorio:

a) Mayor de 500 células CD4.
b) De 200-499 células CD4.
c) Menor de 200 células CD4 (indicador de SIDA).

2. Categoría clínica: A (A1- A2 - A3), B (BI - B2 - B3) y C (C I - C2 - C3) condiciones indicadoras de SIDA.

Los pacientes afectados de SIDA serán aquellos que estén en la categoría C (C1-C2-C3) y aquellos que tengan menos de 200 linfocitos T CD4 (A3 -B3).

-Categoría A. Adulto con VIH que tengan una o más de las condiciones siguientes:
1. Infección asintomática por VIH.
2. LPG (linfoadenopatía persistente generalizada).

-Categoría B. Incluyen las condiciones siguientes:

1. Candidiasis vulvovaginal persistente (por más de un mes).
2. Candidiasis orofaríngea.
3. Displasia cervical moderada o severa o carcinoma *in situ.*
4. Síntomas B que persistan más de un mes.
5. Leucoplasia vellosa oral.
6. Herpes zoster que incluye al menos dos episodios distintos o más de un dermatoma.

7. Púrpura trombocitopénica idiopática (PTI).

8. Enfermedad inflamatoria pélvica; particularmente si está complicada con abscesos tubo-ováricos.

9. Neuropatía periférica.

-*Categoría C.* Sus condiciones están fuertemente asociadas con inmunodeficiencias severas, y causan gran morbimortalidad:

1. Candidiasis de los bronquios, tráquea o pulmones.
2. Candidiasis esofágica.
3. Cáncer del cuello invasivo.
4. Coccidioimicosis extrapulmonar.
5. Criptococosis extrapulmonar.
6. Criptosporidiasis intestinal crónica (más de un mes de duración).
7. Enfermedad por citomegalovirus (CMV) en un lugar diferente del hígado, bazo o ganglios linfáticos.
8. Encefalopatía por VIH (demencia).
9. Herpes simple mucocutáneo con úlceras crónicas de más de un mes de duración o que produzca bronquitis, neumonitis o esofagitis.
10. Histoplasmosis diseminada o extrapulmonar.
11. Isosporiasis intestinal crónica (más de un mes de duración).
12. Sarcoma de Kaposi (SK).
13. Sarcoma inmunoblástico (o término equivalente).
14. Linfoma de Burkitt (o término equivalente).
15. Linfoma cerebral primario.
16. Enfermedad por *Micobacterium avium* o *M. kansasii,* diseminada o extrapulmonar
17. Tuberculosis pulmonar o extrapulmonar.
18. Neumonía por *Pneumocystis carinii* (PCP).
19. Toxoplasmosis cerebral en pacientes en más de un mes de edad.
20. Sepsis recurrente por especie de *Salmonella* diferente a *S. typhi.*
21. Leucoencefalopatía multifocal progresiva.
22. Neumonía recurrente.

23. Síndrome de desgaste.

La categoría clínica A se aplica a la infección primaria y a los pacientes asintomáticos con linfadenopatías generalizadas persistentes o sin ellas.

La categoría clínica B se aplica a pacientes que presenten o hayan presentado síntomas debidos a enfermedades no pertenecientes a la categoría C, pero relacionadas con la infección por HIV o cuyo manejo y tratamiento puedan verse complicados debido a la presencia de la infección por el HIV.

La categoría clínica C se aplica a pacientes que presenten o hayan presentado alguna de las 23 complicaciones ya incluidas en la definición de sida de 1987, más otras tres nuevas (carcinoma de cérvix invasivo, tuberculosis pulmonar y neumonía recurrente) que se han añadido y que han sido aceptadas también por la OMS para Europa.

Los pacientes incluidos en las categorías C1, C2, C3, A3 y B3 se consideran afectos de sida. Las dos últimas categorías (A3 y B3) representan una ampliación respecto a la definición de 1987 basada exclusivamente en el recuento de linfocitos CD4. (OMS)

Distribución del sida: En diciembre de 1997, el programa de sida de las Naciones Unidas (UNAIDS) estimó que en el mundo había más de 30 millones de personas infectadas por el VIH-1 o con sida vivos. El número de casos reales, no obstante, podría ser superior al de los casos declarados.

La forma de presentación del sida en función del mecanismo de adquisición de la infección por el HIV-1 es variable. La forma más común es la infección oportunista en drogadictos y homosexuales, destacando la elevada incidencia de tuberculosis (TBC).

Asimismo, el sarcoma de Kaposi es una forma de presentación frecuente en homosexuales. A medida que se generalizó la profilaxis primaria para *Pneumocystis carinii*, *Toxoplasma gondii* y *Mycobacterium tuberculosis*, cobraron más importancia, como infección inicial, otros procesos, como la retinitis por CMV. Sin embargo, a partir de 1996, con la introducción de los potentes tratamientos antirretrovíricos (en general combinaciones de tres o más medicamentos) se ha reducido de forma notable la progresión de la infección, la incidencia de infecciones oportunistas y la mortalidad.

Cuadro clínico de la infección por VIH-1 y del sida.

-Manifestaciones clínicas asociadas a la primoinfección.

La primoinfección por el HIV-1 es una enfermedad sintomática transitoria que se acompaña de una elevada replicación del HIV-1 en plasma y tejido linfático. Los síntomas aparecen días (en general menos de 2 semanas) o hasta 10 semanas después del contagio y pueden detectarse en el 40-90% de los pacientes, aunque con frecuencia estas manifestaciones pasan inadvertidas o pueden confundirse con otros procesos banales. Las manifestaciones clínicas son compatibles con un síndrome mononucleósico y duran 1-3 semanas.

En ocasiones se acompañan de una meningoencefalitis aguda y, excepcionalmente, como consecuencia de las alteraciones transitorias de la inmunidad celular que se observan en este período de tiempo pueden aparecer algunas infecciones oportunistas (p. ej., candidiasis esofágica, tuberculosis). Como en esta fase inicial no se detectan anticuerpos frente al HIV-1, debe determinarse siempre la carga vírica plasmática o en su defecto la antigenemia p24 para diagnosticar la primoinfección del HIV-1.

-Trastornos neurológicos asociados a la infección por el VIH-1:

Las manifestaciones clínicas de carácter neurológico son la causa de un considerable grado de morbilidad en un elevado porcentaje de los pacientes con infección por el VIH, los problemas neurológicos de estas personas pueden estar relacionados primariamente con la patogenia de la infección por el VIH o ser secundarios a las infecciones oportunistas y neoplasias. Entre las enfermedades oportunistas que afectan al SNC se encuentran la toxoplasmosis, la criptococosis, la leucoencefalopatía multifocal progresiva y los linfomas primarios del SNC.

Otros problemas menos frecuentes son las infecciones micobacterianas, la sífilis y las infecciones por CMV, HTLV-I, *T. cruzi (enfermedad de Chagas)* o *Acanthamoeba*. En total, este grupo de enfermedades aparece en cerca de un tercio de los pacientes con SIDA. Estos datos son anteriores a la utilización generalizada del tratamiento antirretrovírico combinado y la frecuencia de los problemas neurológicos es considerablemente menor en los enfermos que reciben este tipo de tratamiento.

Se observan problemas neurológicos durante toda la evolución de la enfermedad, pudiendo ser de carácter inflamatorio, desmielinizante o degenerativo. El término trastorno neurocognitivo relacionado con VIH, se utiliza para describir una gama de trastornos que van desde los asintomáticos que son aparentes sólo con la realización de pruebas neuropsiquiátricas amplias, hasta la enfermedad grave. La forma más grave, el complejo de demencia relacionado con SIDA o encefalopatía por VIH, se considera como una enfermedad que define al SIDA. La mayoría de pacientes infectados con

VIH tienen algunos problemas neurológicos durante la evolución de la enfermedad.

La *encefalopatía por VIH*, llamada también demencia relacionada con el VIH o complejo de demencia relacionado con el SIDA, consiste en una constelación de signos y síntomas patológicos del SNC. Aunque ésta es, en general, una complicación tardía de la infección por VIH que progresa con lentitud durante meses, puede observarse en pacientes que tienen recuentos de células T CD4+ mayores de 350/microL.

La encefalopatía por el VIH es la primera enfermedad definidora de SIDA en casi 3% de los pacientes con infección por el VIH y, por tanto, es raro que preceda a las manifestaciones clínicas de la inmunodeficiencia. Con el tiempo, la encefalopatía del VIH clínicamente significativa se desarrolla hasta en 25% de los enfermos con SIDA. A medida que se atenúa la función inmunitaria, aumentan el riesgo y la gravedad de la encefalopatía por VIH.

-Trombocitopenia asociada a la infección por el VIH-1.

Entre el 5-45% de los pacientes infectados por el HIV-1 cursan con trombocitopenia (cifra de plaquetas inferior a 150×10^9/L, en algún momento de su evolución, cuyas características son similares a las de la púrpura trombocitopénica idiopática clásica: evolución crónica, datos de trombocitopenia de origen periférico y patogenia autoinmune.

-Infecciones oportunistas en los pacientes con sida.

La peculiar alteración inmunitaria de los pacientes con sida condiciona la etiología y las características de las infecciones oportunistas que presentan. Como la infección por el HIV-1 origina fundamentalmente una inmunodepresión celular por reducción de linfocitos CD4+, la mayoría de las infecciones oportunistas se deben a la reactivación de una infección latente adquirida años antes. La frecuencia relativa de cada una de estas infecciones traduce las peculiaridades del área geográfica donde el paciente vive, o donde haya vivido o viajado, y del grupo de riesgo al que pertenezca. Asimismo, su orden de aparición dependerá del grado de deterioro inmunológico.

La infección por el HIV-1 también provoca una alteración de la inmunidad humoral (hipergammaglobulinemia policlonal, junto con alteraciones en la respuesta humoral a estímulos antigénicos específicos), que explica la frecuencia relativamente alta y la gravedad de las infecciones producidas por bacterias capsuladas (*Streptococcus pneumoniae* y *Haemophilus influenzae*, entre otras).

Enfermedad avanzada por VIH: En los pacientes no tratados o en los que el tratamiento no ha controlado en forma adecuada la replicación vírica, tras un periodo variable que habitualmente se mide en años, el número de linfocitos T CD4+ desciende por debajo de un nivel crítico (menos de 200 células/microL) y la persona se vuelve muy vulnerable a las infecciones oportunistas.

Por este motivo, la definición de los casos de SIDA fue modificada por los CDC para que incluyera también a los individuos con infección por el VIH que tienen un recuento de células T CD4+ por debajo de dicho nivel. Los pacientes pueden tener síntomas y signos generales o pueden sufrir una enfermedad oportunista repentina sin ningún síntoma anterior, aunque esta última situación es excepcional.

La disminución de las células T CD4+ continúa siendo progresiva e incesante en esta fase. No es raro que el recuento de los linfocitos T CD4+ descienda hasta cifras de tan sólo 10/microL o que llegue incluso a cero.

En países donde el tratamiento antirretrovírico y la profilaxis y tratamiento de infecciones oportunistas se encuentran fácilmente disponibles para tales pacientes, la supervivencia se incrementa en forma espectacular incluso en etapas avanzadas de la enfermedad. Por el contrario, los pacientes no tratados que progresan a la forma más grave de inmunodeficiencia por lo general fallecen por infecciones oportunistas o por neoplasias.

Los posibles orígenes de las infecciones oportunistas en los pacientes con sida son los siguientes:

a) Reactivación de una infección latente adquirida años antes. Es la causa más frecuente. En la mayoría de los casos la primoinfección fue asintomática. Están producidas por microorganismos intracelulares como Mycobacterium tuberculosis, Toxoplasma gondii, P. carinii y virus del grupo herpes, entre otros.

b) Infección exógena. Estos pacientes pueden adquirir infecciones de novo por los mismos mecanismos que en el huésped inmunocompetente. Se adquieren, por ejemplo, por vía digestiva las infecciones por Isospora belli y Cryptosporidium, y por vía respiratoria la criptococosis.

c) Proliferación de microorganismos saprofitos de la piel y las mucosas. La candidiasis oral, esofágica y vaginal es el exponente más característico de este mecanismo. La mayoría de estas infecciones aparecen por debajo de los 200 linfocitos CD4/µL , cifra que se utiliza para iniciar la profilaxis primaria de las mismas. La respuesta al tratamiento de la fase aguda de estas infecciones suele ser buena en la mayoría de los casos; sin embargo, dado que en estos pacientes persiste una inmunodepresión celular profunda y debido a las características de este tipo de microorganismos (intracelulares, formas quísticas), la tasa de recidivas es muy alta, lo que obligará a efectuar un tratamiento de mantenimiento de por vida.

La generalización de la profilaxis primaria y, sobre todo, la mejoría inmunológica que se obtiene como respuesta a los tratamientos antirretrovíricos muy potentes ha hecho que la incidencia de infecciones oportunistas se haya reducido considerablemente a partir de 1996.

Actualmente se está investigando la posibilidad de retirada de las profilaxis en aquellos enfermos en los que se recupera la cifra de linfocitos CD4+ por encima de 200/μL de forma mantenida (más de 3-6 meses) y que presentan una carga vírica baja.

La mejoría de la respuesta inmunológica con los potentes tratamientos antirretrovíricos actuales, puede conllevar una recuperación de la respuesta proliferativa frente a diversos microorganismos, así como de células *naïve* después de 3-6 meses de tratamiento.

En cualquier caso, la retirada de la profilaxis primaria será más segura que la de profilaxis secundaria, ya que la recuperación de la capacidad de respuesta frente a una infección que ya se ha tenido, y ante la cual, por tanto, ya ha fracasado el sistema inmunitario, es más compleja.

-Infecciones pulmonares en los pacientes con sida.

Las afecciones respiratorias son muy frecuentes en los pacientes con sida. Si el paciente presenta fiebre alta, menos de 7 días de clínica y un infiltrado lobular, lo más probable es que se trate de una neumonía bacteriana, por lo que el tratamiento empírico debe efectuarse con eritromicina y/o una cefalosporina de tercera generación.

El neumococo es el germen más frecuente. Casi siempre existe bacteriemia. La neumonía bacteriana recurrente y la tuberculosis pulmonar se han incluido como criterios diagnósticos en la nueva definición de sida de los CDC de 1993. Por el contrario, si el cuadro clínico tiene más de 7 días de duración y la radiología muestra un patrón intersticial, lo más probable es que se trate de una neumonía por *P. carinii* y/o una tuberculosis (TBC), por lo que debe instaurarse el tratamiento adecuado.

La infección por el virus de inmunodeficiencia humana (VIH) constituye el principal factor de riesgo para desarrollar tuberculosis (TB) activa, mientras que la tuberculosis es el principal marcador de pronóstico de la infección por VIH en los países en desarrollo. (13,14)

Una cifra elevada de láctico-deshidrogenasa (LDH) plasmática en este contexto es muy sugestiva de neumonía por *P. carinii* y tiene valor pronóstico. Aunque la radiografía de tórax es muy sensible, se han descrito casos de neumonía por *P. carinii* con radiología normal, por lo que en un paciente infectado por el HIV-1 con muguet, leucoplasia vellosa, linfopenia o menos de 200 linfocitos CD4+/μL y sintomatología respiratoria subaguda (tos irritativa no productiva) y radiografía de tórax normal, debe efectuarse exámenes complementarios, gasometría o una gammagrafía con galio.

Si éstos demuestran alteraciones, es obligada la práctica de un esputo inducido o una fibrobroncoscopia con lavado broncoalveolar para descartar este u otros procesos patológicos. En la actualidad se utiliza cada vez más el examen del esputo inducido para efectuar el diagnóstico de la neumonía por *P. carinii*. En buenas condiciones se obtiene el diagnóstico mediante las tinciones de Giemsa o metanamina argéntica en el 40-80% de los casos. Si el esputo inducido es negativo o no se puede efectuar, la fibrobroncoscopia con lavado broncoalveolar es la técnica de elección, cuya sensibilidad en dicho proceso es del 85--95%.

Si aún no se lograra establecer el diagnóstico, podría realizarse una biopsia transbronquial (sensibilidad superior al 95%) o una biopsia pulmonar por minitoracotomía con el fin de descartar otras etiologías. El diagnóstico mediante PCR en el lavado broncoalveolar o en enjuagues de la cavidad oral tiene un elevado rendimiento diagnóstico y puede implementarse en un futuro próximo en la práctica clínica.

En las muestras respiratorias analizadas deben efectuarse también tinciones de Ziehl-Neelsen y Gram y cultivos en medios normales, Löwenstein y Sabouraud para descartar otras etiologías.

Otros microorganismos que pueden causar afección pulmonar en los pacientes infectados por el VIH son los siguientes: *Haemophilus influenzae, Pseudomonas aeruginosa, Legionella pneumophila, Rhodococcus equi, Actinomyces* spp, *Nocardia* spp, micobacterias (*M. kansasii, M. avium-intracellulare*), hongos (*Cryptococcus neoformans, Candida* spp y *Aspergillus*) y virus (CMV).

-Síndromes gastrointestinales y afección Hepatobiliar en los pacientes con sida.

Son también muy frecuentes en todo el tubo digestivo. En la boca y la faringe, la candidiasis (muguet) es prácticamente constante en los pacientes con sida y muy frecuente en las fases previas de la enfermedad. En el dorso y, sobre todo, en los bordes de la lengua se pueden observar placas blanquecinas y sobreelevadas características de la leucoplasia oral vellosa.

Su causa parece relacionada con la replicación del virus de Epstein-Barr en las células epiteliales. En el esófago la afección más frecuente es la candidiasis superficial o invasiva, la presencia de muguet y disfagia con pirosis retroesternal es sugestiva de esta entidad. Debe instaurarse tratamiento antifúngico con fluconazol, se puede confirmar el diagnostico por una endoscopia superior digestiva. Si no existe muguet, o la clínica no mejora, deben descartarse mediante un examen endoscópico la esofagitis por citomegalovirus (CMV), la afección esofágica por sarcoma de Kaposi, la existencia de reflujo gastroesofágico o una úlcera péptica.

En los pacientes con infección por el VIH también se observan con regularidad úlceras aftosas de la pared posterior de la bucofaringe, estas lesiones son de etiología desconocida y pueden ser bastante dolorosas y dificultar la deglución. Los anestésicos locales alivian los síntomas en forma inmediata pero transitoria. El hecho de que la talidomida sea un fármaco eficaz para este proceso sugiere que en su patogenia puede participar la acción destructiva hística de las citocinas. Las úlceras gingivales, del paladar o de la lengua también pueden deberse a criptococosis o histoplasmosis.

La mucosa esofágica, al igual que la bucal, en ocasiones muestra grandes úlceras dolorosas de etiología poco clara que responden a la talidomida.

En el estómago la infección más frecuente es la gastritis por CMV. A menudo hay afección por sarcoma de Kaposi o linfoma.

En la vía biliar se puede observar una colecistitis alitiásica o una estenosis papilar y una colangitis esclerosante por CMV, *Microsporidium* o *Cryptosporidium*.

La afección hepática es muy frecuente. En muchas ocasiones los pacientes (sobre todo los adictos a drogas) tienen una hepatopatía previa por los diferentes virus de la hepatitis o el alcohol. Los microorganismos que con mayor frecuencia afectan el hígado son las micobacterias (*M. tuberculosis* y *Mycobacterium avium-intracellulare*), los virus (virus de la hepatitis y CMV), las leishmanias y los hongos.

La infección por virus de la hepatitis C, (HCV) es más grave en pacientes con infección por VIH; parece no afectar la mortalidad general en individuos infectados con VIH cuando se consideran otras variables como la edad, recuento inicial de células T CD4+ y uso de terapia antiretroviral. En situaciones de coinfección de VIH y HCV, los niveles de HCV se encuentran casi 10 veces por arriba en comparación con pacientes negativos para VIH con infección por HCV y hay un incremento de 10 veces en el riesgo de muerte por hepatopatía en pacientes con coinfección.

El tratamiento de la infección por el HCV consiste en IFN- alfa pegilado y ribavirina. Si no se observa una disminución de 2 log en las concentraciones de RNA del HCV en un plazo de 12 semanas, será poco probable que el tratamiento tenga utilidad.

La hepatitis granulomatosa puede ser una consecuencia de infecciones bacterianas o micóticas.

En ocasiones la afección no es infecciosa, sino que se debe a neoplasias (sarcoma de Kaposi y linfoma) o hepatotoxicidad medicamentosa. La ecografía o la tomografía axial computarizada (TAC) abdominal pueden descartar los procesos expansivos y la afección de la vía biliar. Para establecer el diagnóstico es imprescindible realizar la biopsia hepática, con estudio histológico y cultivo de las muestras obtenidas.

La diarrea es uno de los síntomas más frecuentes en los pacientes infectados por el HIV-1. Puede traducir la existencia de una amplia variedad de trastornos del intestino delgado, el colon o el recto, de origen infeccioso, provocado por ,*Salmonella* spp, *Campylobacter* spp, *Shigella* spp, complejo y *Mycobacterium avium-Mycobacterium intracellulare*, *Giardia lamblia*, *Isospora belli*, *Cryptosporidium*, *Microsporidium* y CMV, estos son los microorganismos más frecuentes) y tumoral por sarcoma de Kaposi, linfoma o inmunológico.

La enfermedad pancreática suele ocurrir por toxicidad medicamentosa, especialmente con la pentamidina y los didesoxinucleósidos. Aunque hasta 50% de los enfermos con infección por el VIH muestran datos bioquímicos de lesión pancreática, menos de 5% de los pacientes muestran pancreatitis clínica no relacionada con toxicidad farmacológica.

-Otros síndromes.

Desde las primeras fases de la infección puede observarse una poliadenia generalizada, con adenopatías de 1-2 cm de diámetro, cuya biopsia en estadios iniciales de la infección por el HIV-1 muestra una hiperplasia folicular linfoide y en las fases avanzadas una foliculosis o un patrón mixto, como consecuencia de la depleción de los linfocitos CD4+ en los folículos linfoides. Si el paciente presenta un aumento de tamaño de las adenopatías en un territorio ganglionar, el diagnóstico más probable, sobre todo en los drogadictos, es el de tuberculosis (TBC). Con la punción aspirativa o la biopsia ganglionar se obtiene el diagnóstico en la mayoría de los casos. Con menor frecuencia se observan otras enfermedades, como sífilis, toxoplasmosis y *Mycobacterium avium-intracellulare*, linfoma o sarcoma de Kaposi.

-La afección ocular es bastante frecuente en los pacientes infectados por el VIH-1.

Las más frecuentes son la coriorretinitis por CMV y los exudados algodonosos en relación probablemente con el propio HIV-1. Con menor frecuencia se observan coriorretinitis por *T. gondii*, luética, tuberculosa, por criptococo, *P. carinii*, o necrosis retiniana aguda producida por virus del grupo herpes. En los drogadictos activos puede observarse una coriorretinitis por *Candida albicans*.

-Afectación renal:

La afección renal es relativamente frecuente en los pacientes infectados por el HIV, sobre todo en fases avanzadas de la enfermedad.

Las enfermedades del riñón y del aparato genitourinario pueden ser una consecuencia directa de la infección por el VIH, deberse a una infección oportunista o una neoplasia o estar relacionadas con la toxicidad farmacológica.

La insuficiencia renal (generalmente necrosis tubular aguda o nefritis intersticial) suele ser secundaria a procesos infecciosos que originan hipotensión e hipovolemia o a fármacos nefrotóxicos. La glomerulosclerosis focal y segmentaria, la nefropatía que más a menudo se relaciona directamente con el HIV.

Entre los medicamentos que más a menudo provocan lesión renal en los pacientes con VIH se encuentran la pentamidina, la anfotericina, el adefovir, el cidofovir, el tenofovir y el foscarnet. Además, el trimetoprim-sulfametoxazol (TMP/SMX) puede competir por la secreción tubular de la creatinina y provocar un aumento de los niveles séricos de ésta. La sulfadiazina puede cristalizarse en el riñón y provocar una forma fácilmente reversible de insuficiencia renal.

Una de las complicaciones renales más frecuente secundaria a fármacos es la litiasis renal asociada con el indinavir. Esta afección se observa en cerca de 10% de los pacientes que reciben este inhibidor de la proteasa. Puede presentarse con una diversidad de manifestaciones, desde la hematuria asintomática hasta el cólico renal. La hidratación adecuada es el pilar básico de su tratamiento y de su profilaxis.

-Afectación cardiaca:

La afección cardíaca, relativamente común en los estudios necrópsicos, tiene poca repercusión clínica. La endocarditis infecciosa se observa generalmente en drogadictos activos. En los pacientes no ADVP es infrecuente y pueden existir varias causas: las mismas que en la población general, en el contexto de bacteriemias relacionadas con el VIH (p. ej., neumococo, *Salmonella*), como consecuencia de las infecciones relacionadas con los dispositivos intravasculares que se implantan en los pacientes con sida para el tratamiento de determinadas infecciones oportunistas (p. ej., *port-a-cath*) o en el contexto de una infección diseminada por ejemplo una infección fúngica.

La miocarditis puede estar causada por numerosos microorganismos (virus, hongos y protozoos), pero en pocas ocasiones los pacientes desarrollan clínica de insuficiencia cardíaca. La miocardiopatía dilatada es la entidad diagnosticada más a menudo. La pericarditis es relativamente frecuente, esta casi siempre se debe a *M. tuberculosis*, pero se han descrito otras etiologías infecciosas (*M. avium-M. intracellulare*, *Nocardia* spp, virus y hongos) y neoplásicas (linfoma, sarcoma de Kaposi).

-Afectación endocrina:

Las alteraciones endocrinas suelen observarse en fases avanzadas de la infección por el HIV y pueden deberse al propio HIV, a las infecciones y neoplasias que desarrollan estos pacientes, a las drogas que consumen o a los fármacos que reciben. Las alteraciones del eje hipotalamohipofisario, de las glándulas tiroides, paratiroides, suprarrenales, gónadas y páncreas endocrino son las más frecuentes.

-Afectación reumatológica:

Las manifestaciones reumatológicas también son frecuentes. El síndrome de Reiter y las artritis reactivas, la artritis psoriásica, las infecciones osteoarticulares secundarias a gérmenes oportunistas y a la drogadicción, la miopatía por zidovudina y el síndrome seco asociado al HIV son las más comunes.

-Afectación hematológica:

En los últimos años se han descrito varios casos de anemia intensa secundaria a la infección por parvovirus B19 e infecciones por *Bartonella quintana* y *B. henselae*. Estos cocobacilos gramnegativos causan varios síndromes clínicos secundarios a la proliferación vascular que producen en los órganos afectos, lo cual plantea el diagnóstico diferencial con el sarcoma de Kaposi.

La angiomatosis bacilar es el síndrome más frecuente y se caracteriza por la aparición de fiebre, lesiones cutáneas (nódulos subcutáneos, pápulas rojas, pedunculadas, hiperqueratósicas o celulíticas), lesiones óseas y poliadenia. También pueden producir peliosis hepática, enfermedad por arañazo de gato, fiebre recurrente y, en ocasiones, endocarditis.

-Neoplasias asociadas a la infección por HIV-1.

Sarcoma de Kaposi:

Este proceso neoplásico antes de la epidemia de SIDA era raro. Sin embargo, a partir de 1980 el sarcoma de Kaposi epidémico pasó a convertirse en la neoplasia más frecuente en los pacientes infectados por el HIV-1. Tiene una gran agresividad, produce una afección multisistémica y presenta mal pronóstico. Este tumor constituye el elemento diagnóstico en aproximadamente el 9-10% de los casos de sida. Se observa de forma casi exclusiva en los homosexuales, en un tercio de los cuales constituye la forma de presentación del sida, pudiéndolo desarrollar durante su evolución el 30-60% de los pacientes. La mayor incidencia del sarcoma de Kaposi en los pacientes que habían adquirido la infección por el HIV-1 a través del contacto sexual, en relación a la transmisión por exposición a sangre contaminada, hizo sospechar desde un inicio la etiología infecciosa del mismo.

De los diversos virus que se han intentado asociar a la etiopatogenia del sarcoma de Kaposi, es el virus del herpes humano tipo 8 (HVH-8) el principal candidato en la actualidad. El HVH-8 es un gamma herpes virus humano presente en todas las formas epidemiológicas del sarcoma de Kaposi, en determinados linfomas de células B y en algunos casos de la enfermedad de Castleman. Los estudios seroepidemiológicos, realizados hasta la actualidad, han confirmado la estrecha relación entre la infección por el HVH-8 y el riesgo a desarrollar un sarcoma de Kaposi. Se desconoce la patogenia vírica en el desarrollo tumoral.

En la mayoría de los pacientes el sarcoma de Kaposi se presenta con lesiones cutáneas características. Consisten en máculas, placas o nódulos, en general palpables, de distinto tamaño (unos milímetros a varios centímetros), con frecuencia de formas alargadas, que semejan trayectos vasculares, con tendencia a la confluencia y asintomáticas. De forma típica se localizan en la mitad superior del cuerpo: cabeza, cuello y mitad superior del tórax. En el 10-15% de los casos la forma de presentación es ganglionar, sin lesiones cutáneas. Un 5% se presenta con lesiones localizadas en la mucosa oral (es característica la afección del paladar) o del tracto intestinal.

-Linfoma no hodgkiniano (LNH).

Es la segunda neoplasia más frecuente en la infección por el HIV-1, siendo su incidencia 40 veces superior a la de la población general. El HIV-1 no parece tener un papel etiológico directo en la génesis de los LNH. La estimulación y proliferación continuadas de linfocitos B, paso necesario en la génesis de los LNH, en los pacientes infectados por el HIV-1, puede ser debida a:

a) inmunodeficiencia;

b) infecciones persistentes, especialmente por el virus de Epstein-Barr (VEB) y otros virus del grupo herpes (HVH-8),

c) la producción continuada de citocinas responsables de la activación y proliferación de linfocitos B (IL-6, IL-10 e IL-14).

Además, este estado de activación/proliferación aumenta la probabilidad de que ocurran lesiones que impliquen a cromosomas donde existen oncogenes y genes supresores (C-MYC, RAS, BCL-6, P56). Las localizaciones más frecuentes son el SNC (linfoma primario o secundario), la médula ósea, el tubo digestivo y el hígado. Casi todos estos linfomas son de estirpe B y, por lo general, de alto grado de malignidad, predominando el linfoma inmunoblástico (linfoma de célula B grande) y el difuso de células pequeñas no hendidas (linfoma de Burkitt). Esta enfermedad es criterio diagnóstico de sida.

-Enfermedad de Hodgkin.

En relación con los linfomas no hodgkinianos, se observa con una frecuencia siete veces menor. No predomina en ningún grupo de riesgo. Puede presentarse en cualquier fase evolutiva de la infección por el HIV-1. No es criterio diagnóstico de sida. Se presenta a menudo con afección extraganglionar (50-60%), en especial en hígado y médula ósea. La variedad histológica que predomina es la de celularidad mixta, seguida de la depleción linfocítica y esclerosis nodular. El pronóstico es peor que en los pacientes no infectados por el HIV-1, siendo la causa de la muerte las infecciones oportunistas.

-Neoplasia anogenital e infección por el papilomavirus humano.

Displasia cervical y carcinoma invasivo de cérvix. Se observa en mujeres infectadas por el HIV en fases avanzadas de inmunodepresión. Está relacionada con la infección genital por papilomavirus humano (verrugas venéreas). El carcinoma de cérvix invasivo es un nuevo criterio diagnóstico de sida (CDC, 1993). Los CDC recomiendan a todas las mujeres efectuar revisiones ginecológicas periódicas, como mínimo anuales, que incluyan una colposcopia y un examen citológico (Papanicolau) con el fin de diagnosticar precozmente esta grave complicación.

Neoplasia anal. Se han descrito algunos casos de lesiones precancerosas y carcinoma invasivo en homosexuales infectados.

-Otras neoplasias.

Otras neoplasias observadas de forma esporádica en pacientes infectados por el HIV-1 son: melanoma maligno, carcinomas de células escamosas de cabeza y cuello, y de células pequeñas de pulmón, tumores testiculares, liposarcoma, carcinoma de colon e hipernefroma. En todos estos casos se tiene la impresión clínica de que el curso es más agresivo.

Diagnóstico de la infección por VIH.

El diagnóstico de infección por VIH consiste en aislar el virus, en identificar alguno de sus componentes (proteínas, RNA o DNA) o en demostrar la presencia de anticuerpos. El aislamiento y la identificación del virus requieren una tecnología compleja, que sólo está al alcance de unos pocos centros de investigación o laboratorios de referencia. La presencia de virus en el cultivo se pone de manifiesto mediante la detección de antígenos víricos o de transcriptasa reversa.

La detección de DNA provírico sigue siendo una técnica de investigación y se podría utilizar para monitorizar la respuesta al tratamiento a largo plazo. Por el contrario, la determinación cuantitativa del RNA vírico se ha incorporado a la clínica rutinaria.

Se trata del mejor marcador pronóstico y la mejor forma de monitorizar la respuesta o el fracaso a un determinado tratamiento. La tasa de progresión clínica y mortalidad a los 6-10 años es muy baja para los pacientes con viremia plasmática (carga vírica) por debajo de las 5.000-10.000 copias de RNA/mL y se incrementa considerablemente cuando la cifra está por encima de las 30.000-100.000 copias/mL.

El objetivo terapéutico en el momento actual es alcanzar una carga vírica por debajo de los límites de detección de los métodos comercializados (200-500 copias de RNA vírico/mL de plasma o 20-50 copias/mL de plasma para las técnicas ultrasensibles), y mantenerla indetectable el mayor tiempo posible.

La presencia de anticuerpos se debe considerar en la práctica como signo de infección activa. De hecho, en prácticamente el 100% de los individuos, sintomáticos o asintomáticos, con anticuerpos se puede aislar el virus o detectar un genoma. Por el contrario, se han descrito casos excepcionales en los que se aisló el virus sin que fuera posible detectar anticuerpos. En algunos casos se trataba de fases muy precoces de la infección (los anticuerpos tardan 4-6 semanas en aparecer) y en los restantes no se aclaró la causa.

Por el momento, las pruebas serológicas se basan en la detección de anticuerpos contra una o varias de las proteínas del virus y son las que más se utilizan para el diagnóstico de la infección por el HIV-1.

En general, se considera que las glucoproteínas de la envoltura son más inmunógenas que las proteínas del *core*, pero el tipo de anticuerpos del suero y su título pueden variar según la fase evolutiva de la infección e, incluso, de unas áreas geográficas a otras.

Cuando se utilizan técnicas como el *Western blot* o la radioinmunoprecipitación se puede analizar con detalle el tipo de anticuerpos presentes. Como criterios de positividad del *Western blot* se acepta la presencia, como mínimo, de dos de las tres bandas más importantes (p24, gp41 y gp120-160). Por último, hay que señalar que el método de detección de anticuerpos basado en el enzimoinmunoanálisis (ELISA), es el más barato y sencillo.

La prueba convencional de detección sistemática del VIH es la prueba de inmunoadsorbente ligado a enzimas (ELISA), también conocida como *inmunoanálisis enzimático* (*enzyme immunoassay*, EIA).

Cuando el ELISA se utiliza como método de detección sistemática en los bancos de sangre, la tasa de falsos positivos es inferior al 1-3%. Si la prueba es positiva en, al menos, dos ocasiones, la presencia de una infección por HIV-1 se puede confirmar casi en el 100% de los casos.

-Exámenes complementarios:

Se indican los estudios siguientes:

1. Carga viral: ofrece un pronóstico superior del riesgo de un paciente para sufrir la progresión de la enfermedad; asimismo, sirve para tomar las decisiones sobre el tratamiento individual y para evaluar la eficiencia de los fármacos antirretrovirales.
2. Recuento de CD4: continúa siendo fiable para pronosticar el riesgo del desarrollo
de las enfermedades oportunistas; indica el momento apropiado para
iniciar su tratamiento y profilaxis.
3. Hemograma con diferencial.
4. Eritrosedimentación.
5. TGP-TGO.
6. LDH: sirve como orientación para el diagnóstico de la PCP.
7. Creatinina-glicemia.
8. Parcial de orina.
9. Heces fecales: buscar criptosporidiasis, isosporidiasis y otras parasitosis.
10. Antígeno temprano (IFI) de toxoplasma.
11. Serología micológica (histoplasma, aspergiliosis, candidiasis, etc.).
12. Serología viral (CMV, HSV, EBV).
13. Marcadores serológicos de los virus de la hepatitis A, B y C.
14. Antígeno p-24 y anticuerpo anti p-24.
15. Rayos X de tórax.

16. TAC de cráneo (si es necesario).
17. Ultrasonido abdominal (si es necesario).
18. Punción Lumbar, con todos los cultivos (si es necesario).
19. Esputo bacteriológico, BAAR, y micológico.
20. Serología para criptococos (si es necesario).
21. VDRL.
22. Técnicas como el *Western blot.*

-Aproximación clínica al paciente infectado por el HIV o con sida.

Respecto al diagnóstico de la infección por el HIV-1 se ha mencionado anteriormente las pruebas a indicar.

Si los resultados son negativos, la serología del HIV-1 debe repetirse a los 3, 6 y 12 meses si ha cesado la exposición al HIV-1 o cada 6 meses si ésta persiste, teniendo en cuenta que si existe una primoinfección hay un período ventana en el que no se detectan los anticuerpos y en el que por tanto debe solicitarse la carga vírica del HIV-1 en plasma para efectuar el diagnóstico.

En los grupos de riesgo se ha detectado el HIV-1 mediante la PCR meses antes de la confirmación serológica de la infección. Hay que indicar al paciente cuáles son las medidas preventivas para evitar su adquisición y la transmisión de la infección. Si el paciente está infectado por el HIV-1, debe tenerse en cuenta que sigue un curso crónico de varios años de evolución y que sobre todo afecta al sistema inmunitario y el sistema nervioso, por lo que se debe realizar una anamnesis, una exploración física y exámenes complementarios, con el fin de determinar:

a) el estadio clínico (y si existe afección neurológica);

b) el estado inmunitario;

c) el riesgo de progresión según la carga vírica.

d) si debe instaurarse tratamiento antirretrovírico y/o efectuarse profilaxis primaria frente a determinadas infecciones oportunistas, y *e)* si el paciente ya está tomando tratamiento antirretrovírico, cómo se debe valorar su eficacia.

La anamnesis persigue los siguientes objetivos:

a) Identificar la fecha aproximada de la infección (transfusión, clínica de seroconversión), ya que la progresión del sida es muy baja en los primeros 2-4 años y aumenta de forma importante a partir de los 5 años;

b) conocer la conducta de riesgo del paciente (p. ej., drogadicto, homosexual), ya que suele asociarse a un proceso patológico específico;

c) si se conoce al paciente que ha causado la infección (p. ej., pinchazo con una aguja del personal sanitario) debe preguntarse si ese enfermo estaba recibiendo tratamiento antirretrovírico, ya que puede haberse infectado por una cepa de HIV resistente y ello puede cambiar el enfoque terapéutico;

d) conocer las residencias previas y los viajes que ha efectuado, su profesión, sus aficiones y el tipo de alimentación que le gusta y si tiene animales domésticos, con el fin de tener en cuenta los patógenos a que puede haber estado expuesto (p. ej., *Histoplasma, Strongyloides, Salmonella, Toxoplasma gondii*, etc.) y de darle recomendaciones para evitarlos;

e) conocer las vacunaciones que ha recibido e infecciones que ha tenido el paciente desde su infancia, ya que permitirá identificar procesos (p. ej., TBC, toxoplasmosis, virus herpéticos) que pueden reactivarse en la infección por HIV-1 y, además, requerir profilaxis primaria;

f) efectuar una anamnesis por sistemas con el fin de saber si el paciente ha tenido o tiene infecciones relacionadas con el HIV-1 (p. ej., muguet, leucoplasia vellosa, síntomas constitucionales) o diagnósticas de sida (p. ej., neumonía por *P. carinii*, demencia), con el fin de efectuar un diagnóstico precoz y conocer el estadio clínico en que se encuentra el paciente,

g) saber si existen antecedentes de alergia a fármacos (por ejemplo, sulfamidas), que se utilizan con frecuencia para prevenir o tratar infecciones oportunistas.

La infección por el HIV-1 puede afectar, de forma primaria o secundaria, cualquier órgano o sistema de la economía. Si la exploración física es normal se obtendrán datos básicos que servirán de referencia para futuros controles. Si existen anomalías, éstas pueden permitir identificar signos clínicos característicos de la infección por el HIV-1 (p. ej., muguet, leucoplasia oral vellosa, eccema seborreico) o diagnósticos de sida (p. ej., sarcoma de Kaposi).

Tratamiento:

El tratamiento de la infección por el HIV-1 persigue dos objetivos:

a) encontrar una combinación de fármacos con gran actividad antirretrovírica, que sean capaces de prácticamente suprimir la replicación del HIV-1,

b) mejorar la evolución de las distintas complicaciones infecciosas y neoplásicas que presentan los pacientes con sida.

-Tratamiento antirretrovírico. (TARV)

Desde 1998 se dispone en España de medicamentos antirretrovíricos comercializados que pertenecen a tres grupos farmacológicos y son capaces de atacar al VIH-1 en dos dianas diferentes.

Entre los inhibidores de la transcriptasa inversa se puede mencionar:

- Zidovudina (AZT)
-Didanosina (ddI)
-Zalcitabina (DDC)
- Estavudina (d4T)
-Lamivudina (3TC).
- Tenofovir.
El grupo de los inhibidores de las proteasas lo constituyen, entre otros,

-Nelfinavir,
-Ritonavir,
-Saquinavir.
-Indinavir.

Grupo de Inhibidores de la RT no análogos de nucleósidos:
1. Nevirapina.
2. Efavirenz.
3. Delavirdina.

El objetivo del tratamiento antirretrovírico es reducir al mínimo posible la capacidad del HIV-1 para replicarse (obtener cargas víricas plasmáticas por debajo del límite de detección de los métodos de laboratorio habituales) durante períodos de tiempo lo más prolongados posible. Ello se traduce en un retraso significativo de la evolución clínica y una importante disminución de la mortalidad.

La primoinfección sintomática por el HIV es una situación clínica infrecuente que en la actualidad justifica un tratamiento antirretrovírico agresivo con tres o más fármacos con fines erradicativos o del control inmunológico de la infección. Estos pacientes deben ser remitidos a centros especializados para su inclusión en protocolos clínicos. Hasta ahora no se ha conseguido la erradicación del HIV, aunque los datos inmunológicos de los pacientes tratados antes de la seroconversión apoyan el tratamiento ya que en algunos casos se ha preservado la respuesta proliferativa específica frente a los antígenos del HIV, lo que puede permitir un control inmunológico de la infección.

La duración del tratamiento no está definida, pero como mínimo se recomienda administrarlo durante 3 años. La situación clínica más frecuente es la de tratar pacientes asintomáticos o no con una infección crónica por HIV. El tratamiento antirretrovírico para los pacientes que nunca han sido tratados, seria el siguiente:

La primera opción terapéutica es que debe asegurarse que el paciente se adhiera al tratamiento. Se recomienda utilizar una combinación de tres o más medicamentos (si la carga vírica es muy elevada) dirigidos contra una única diana del virus (terapia convergente) o contra dos dianas diferentes (terapia divergente).

La estrategia más frecuente y con la que se tiene una mayor experiencia incluye dos inhibidores de la transcriptasa inversa análogos de nucleósidos (por ejmplo, AZT + 3TC, AZT + ddl, D4T + 3TC o D4T + ddl) más un inhibidor de la proteasa.

AZT + 3TC	Más un inhibidor de la proteasa.
AZT + ddl	
D4T + 3TC	
D4T + DDI	

La toxicidad a medio o largo plazo de los inhibidores de la proteasa (trastornos del metabolismo lipídico y redistribución de la grasa corporal) ha hecho que las combinaciones convergentes dirigidas a inhibir exclusivamente la transcriptasa inversa, se utilicen cada vez con más frecuencia. Suelen contener dos análogos de nucleósidos más un inhibidor de la transcriptasa inversa no análogo de los nucleósidos (nevirapina, efavirenz o delavirdina).

La respuesta al tratamiento básicamente se controla midiendo la carga vírica en plasma, ya que los cambios de la viremia plasmática son rápidos, en cuestión de días y anteceden en semanas o meses a los cambios inmunológicos o clínicos. En los pacientes no tratados previamente que reciben terapia triple, a las 4 semanas se debe exigir que la carga vírica haya disminuido como mínimo 0,5-0,75 log10. A los 3-4 meses la carga vírica debe ser menor de 200-500 copias/mL y a los 4-6 meses debe ser inferior a 20-50 copias/mL.

Si transcurrido este tiempo la viremia es detectable o si tras ser indetectable rebota por encima de las 3.000-5.000 copias/mL hay que considerarlo como un fracaso virológico y plantearse un cambio de tratamiento. Una carga vírica menor de 20-50 copias/mL asegura que la respuesta terapéutica será duradera.

Las causas más frecuentes del fracaso terapéutico son la falta de cumplimiento del tratamiento o la selección de resistencias. El tratamiento es complejo, incómodo, largo (toda la vida probablemente) y ofrece poco margen de maniobra (hay que cumplir como mínimo con el 85-90% de las tomas prescritas). Para evitar la selección de resistencias, la única estrategia viable es utilizar una combinación de medicamentos que prácticamente suprima la replicación vírica y que ofrezca lo que suele llamarse una barrera genética elevada (hay medicamentos para los que basta con una única mutación para seleccionar resistencia de alto nivel, mientras que para otros hace falta que se acumulen varias mutaciones de manera secuencial.

El tratamiento está dirigido a tratar y prevenir las enfermedades oportunistas, así como a prolongar los años de vida del paciente y mejorar la calidad de esta.

El tratamiento de la infección por VIH/SIDA se basa fundamentalmente en el uso de drogas antivirales del tipo inhibidores de la transcriptasa reversa (RT) y del tipo de los inhibidores de las proteasas (IP).

Fármacos inhibidores de la RT
1. Análogos (los más usados).
2. No análogos.
-Inhibidores de la RT análogos de nucleósidos:

1.AZT: zidovudina (retrovir): 300 mg cada 12 h (600 mg/24 h)
Cápsula: 100-300 mg.
Solución: 100 mg/10 mL por v.o.
Bulbo: 200 mg/mL
2. DDC: zalcitabina (hivid): 0,75 mg cada 8 h (2,25 mg/24 h), tab. de 0,75 mg.
3. 3TC: lamivudina (epivir): 150 mg cada 12 h (300 mg/24 h), tab. de 150 mg.
4. 4DT Stavudina (zerit): 40 mg cada 12 h (80 mg/24 h), tab. de 40 mg (no usar con AZT).
5. DDI Didanosina: 200 mg cada 12 h, tab. de 100 mg (400 mg/24 h).
6. Otros:
a) Abacavir (ziagen): 300 mg por v.o. cada 12 h.
b) Emtricitabina (emtriva) (cáp. 200 mg): 200 mg por v.o. cada 24 h.
c) Tenofovir (Viread). (tab. 300 mg): 300 mg por v.o. cada 24 h con alimentos.

-Inhibidores de la RT no análogos de nucleósidos:

1. Nevirapina (viramune): 200 mg cada 12 h, tab. 200 mg (400 mg/24 h).
2. Efavirenz (sustiva): 600 mg/día.
3. Delavirdina (rescriptor): 400 mg/día.

-Inhibidores de proteasas (IP). En los últimos años se han obtenidos resultados importantes con esta nueva clase de antivirales, las cuales se caracterizan por una alta actividad antiviral, expresada en una disminución marcada en la carga viral y un aumento de los linfocitos CD4 y se utilizan combinados con los inhibidores de la RT análogos:

1. Indinavir (crixivan): 800 mg cada 8 h.
2. Nelfinavir (viracept): 750 mg cada 8 h.
3. Saquinavir (invirase): 600 mg cada 8 h.
4. Ritonavir (norvir): 600 mg cada 12 h.

-Inhibidores de fusión. Enfuvirtida (T 20, FUZION) (ámp. 90 mg) 1 mL por vía SC cada 12 h.
-Terapia con antirretrovirales recomendados para el tratamiento de una infección por VIH establecida.

Agentes antirretrovirales recomendados para el tratamiento de una infección por VIH establecida.
4DT + 3TC + Efavirenz 4DT + DDI + Indinavir AZT + 3TC + Nelfinavir AZT + DDI + Saquinavir

Las drogas usadas con más frecuencia son las siguientes;

1. AZT (Zidovudina).
2. D4T (Stavudina).
3. DDI (Didanosina).
4. CRIXIVAN (Indanavir).

Cuando se cambia un régimen terapéutico hay que considerar las siguientes premisas:

a) procurar introducir un mínimo de dos medicamentos nuevos, si es posible dos análogos o no análogos de los nucleósidos inhibidores de la transcriptasa inversa y un inhibidor de la proteasa;

b) la nueva combinación debe ser sinérgica o aditiva;

c) los fármacos introducidos no deben presentar resistencia cruzada con los tomados anteriormente o deben poder resensibilizar a alguno de ellos;

d) no deben presentar toxicidad cruzada con los fármacos previos si la intolerancia fue el motivo del cambio, *e)* debe considerarse la posibilidad de que el régimen incluya al menos un fármaco que alcance concentraciones terapéuticas en el SNC (p. ej., AZT, d4T, nevirapina, indinavir). Es posible que, en el futuro, la determinación de resistencias se pueda incorporar a la práctica rutinaria y sirva de ayuda para tomar decisiones terapéuticas.

-Tratamiento de las infecciones oportunistas asociadas a la infección por el HIV-1.

Los principios del manejo terapéutico de las infecciones en los pacientes con sida se basan en los siguientes hechos:

a) como la mayoría de las infecciones que presentan estos pacientes son reactivaciones de infecciones latentes adquiridas años antes y aparecen cuando la inmunodepresión celular es grave (menos de 200 linfocitos CD4+/μL), se ha comprobado en algunas infecciones la eficacia de la administración profiláctica de antibióticos (profilaxis primaria) para evitar su desarrollo en pacientes previamente infectados (seropositivos);

b) También existen fármacos eficaces para la mayoría de los microorganismos y, en consecuencia, la respuesta al tratamiento del episodio agudo es satisfactoria en la mayoría de los casos, por lo que una mala evolución debe hacer sospechar la existencia de una infección polimicrobiana o de un diagnóstico diferente al inicial. Sin embargo, la tolerancia suele ser peor y los efectos secundarios asociados son bastante más frecuentes, lo que obliga en ocasiones a cambiar el tratamiento. Para un reducido número de microorganismos no existen alternativas terapéuticas o los fármacos disponibles tienen una eficacia muy limitada y son muy tóxicos (CMV, *Cryptosporidium, Microsporidium, Mycobacterium avium-intracellulare*, virus JC); en estos casos los potentes tratamientos antirretrovíricos que restauran parcialmente la inmunidad celular son la principal alternativa terapéutica;

c) debido a la inmunodepresión profunda y permanente, a las características de estos microorganismos (intracelulares, formas quísticas) y a que en algunos casos no hay fármacos eficaces para las formas quísticas (p. ej., *T. gondii*) o sobre los virus integrados en el DNA celular (p. ej, CMV), la tasa de recidivas de estas infecciones es muy alta, por lo que se debe administrar un tratamiento de mantenimiento o supresivo de por vida. Actualmente se está investigando la posibilidad de retirada de las profilaxis en aquellos enfermos en los que se recupera la cifra de linfocitos CD4+ por encima de 200/μL de forma mantenida (más de 3-6 meses) y que presentan una carga vírica baja. Sin embargo, hasta que no exista más información los CDC recomiendan mantener las profilaxis, *d)* finalmente, se debe indicar al paciente cuáles son las medidas preventivas que debe seguir para evitar la adquisición de determinadas infecciones.

-Profilaxis primaria.

Se ha demostrado eficaz en varias infecciones oportunistas. Se recomienda efectuar profilaxis con isoniazida durante 12 meses en todo paciente infectado por el HIV que sea PPD-positivo (prueba de la tuberculina). Recientemente se ha comunicado una eficacia parecida con la combinación de rifampicina y pirazinamida durante 2 meses. Asimismo, estudios recientes aconsejan que en áreas de alto riesgo de TBC se realice quimioprofilaxis a los pacientes anérgicos con menos de 500 linfocitos CD4+/µL, sobre todo si son drogadictos, ya que en este colectivo el riesgo de desarrollar una tuberculosis (TBC) activa es similar al de los PPD-positivos.

También se recomienda que los pacientes con menos de 200 linfocitos CD4+/µL efectúen profilaxis primaria frente a *P. carinii* y *T. gondii* (si tienen serología positiva). El cotrimoxazol (160 mg de trimetoprima y 800 mg de sulfametoxazol 3 días por semana) es el antibiótico de elección para ambos protozoos. La asociación de dapsona, 100 mg, con pirimetamina, 25-50 mg, dos veces por semana, es también eficaz. Los pacientes alérgicos a las sulfamidas pueden recibir pentamidina inhalada (300 mg/mes), aunque en este caso no se previene la toxoplasmosis y su eficacia frente a *P. carinii* es inferior a la del cotrimoxazol. El ganciclovir oral se debería administrar a pacientes con infección latente por CMV y una cifra de linfocitos menor de 50-100/µL.

En EE.UU., los pacientes con menos de 75 linfocitos CD4+/µL reciben profilaxis primaria para el *Mycobacterium avium-intracellulare* con rifabutina, azitromicina o claritromicina y, por otra parte, varios estudios han demostrado que la administración de fluconazol oral para prevenir la candidiasis recurrente es eficaz para disminuir la incidencia de criptococosis sistémica. Finalmente, muchos autores recomiendan la administración de la vacuna antigripal y antineumocócica a todos los pacientes infectados por el HIV, aunque no existen estudios que hayan demostrado su eficacia o que hayan evaluado el impacto que puede tener el estímulo inmunológico sobre el curso de la enfermedad.

En un futuro próximo, tal como se ha comentado previamente, es posible que sólo se administre la profilaxis primaria de forma transitoria y se suspenda cuando el paciente recupere su inmunidad celular con los potentes tratamientos antirretrovíricos por encima de los 200 linfocitos CD4/µL de forma estable y duradera (más de 3-6 meses).

- Tratamiento de las neoplasias asociadas al HIV-1.

Sarcoma de Kaposi: El tratamiento se basa en la quimioterapia, aunque no se conoce un esquema terapéutico totalmente satisfactorio. Estos pacientes deben recibir tratamiento antirretrovírico combinado (triple), evitando pautas mielo y neurotóxicas, y profilaxis primaria de las infecciones oportunistas.

Si el paciente tiene factores de buen pronóstico y pocas lesiones, algunos autores recomiendan mantener una actitud expectante y tratar la infección por el HIV con tratamiento antirretrovírico triple, ya que por sí solo puede ser una opción terapéutica en fases muy precoces. Sin embargo, en general se recomienda añadir interferón alfa, monoquimioterapia con bleomicina (no produce mielotoxicidad) o quimioterapia alternante con vincristina y vinblastina, ya que se han obtenido remisiones completas y duraderas. No se conoce cuál de estas opciones es mejor, aunque hay varios ensayos en curso que a corto plazo definirán este punto.

Si el paciente tiene factores de mal pronóstico se aconseja iniciar la quimioterapia rápidamente, y aunque se han utilizado las pautas antes indicadas, los resultados son más pobres y por lo general se aconseja un tratamiento más agresivo mediante monoterapia con adriamicina, ectopósido o poliquimioterapia con bleomicina y vincristina o adriamicina, bleomicina y vincristina. Otra opción es administrar doxorubicina o daunorubicina liposómica. De todas formas, la tasa de remisiones parcial/completa es baja y poco duradera y los efectos secundarios son importantes, lo que obliga a suspender la quimioterapia y el tratamiento antirretrovírico o a administrar factores estimulantes de colonias de granulocitos y macrófagos.

Si los pacientes presentan lesiones que originan problemas estéticos o compromiso linfático o son de gran tamaño, pueden utilizarse la cirugía, la radioterapia local o el tratamiento tópico con vinblastina o interferón alfa intralesionales, laserterapia o nitrógeno líquido.

Linfomas: El tratamiento del linfoma relacionado con el VIH se ha basado en métodos convencionales y no convencionales. El linfoma sistémico suele ser tratado por los oncólogos mediante una quimioterapia combinada. Los primeros resultados desalentadores del tratamiento del linfoma sistémico están siendo sustituidos por resultados más optimistas gracias a la aparición de fármacos antirretrovíricos más eficaces.

Como sucede en gran parte de los casos, los pacientes con un recuento de células T CD4+ más elevado responden mejor a la quimioterapia intensiva. Se han informado tasas de respuesta de hasta 72% con mediana de supervivencia de 33 meses a intervalos sin enfermedad hasta por nueve años. (2)

El tratamiento de linfoma primario del SNC es un reto significativo. El tratamiento se complica por el hecho de que la enfermedad por lo común ocurre en pacientes con enfermedad avanzada por VIH. Las medidas paliativas, como la radioterapia, proporcionan cierto alivio. El pronóstico es malo en este grupo, con una supervivencia de 29% a dos años. (2)

En la enfermedad de Hodgkin y los linfomas no hodgkinianos, se plantea que la tasa de remisiones completas y la supervivencia son inferiores a la de los pacientes no infectados por el VIH.

-Prevención de la infección por el HIV-1.

El desarrollo de una vacuna eficaz y al alcance de la población con riesgo de contagio por el HIV-1 probablemente requerirá aún varios años de estudios. En ausencia de la misma, la prevención de la infección por el HIV-1 debe basarse en evitar su transmisión. En la actualidad puede afirmarse, con un margen de seguridad razonable, que no existen otros mecanismos de transmisión que los clásicamente aceptados (relaciones sexuales, compartir agujas y jeringuillas contaminadas, maternofetal, incluyendo el período perinatal y la lactancia materna, y, rara vez, administración de productos biológicos contaminados como sangre o derivados y trasplante de órganos y tejidos procedentes de donantes infectados). Por tanto, debe aconsejarse a las personas que mantienen relaciones homosexuales/heterosexuales múltiples que reduzcan el número de parejas y que eviten la exposición de su mucosa oral o genital a la sangre, semen, saliva y secreciones vaginales. La correcta utilización de preservativos y espermicidas puede evitar la infección por el HIV-1 y otras enfermedades de transmisión sexual. Debe aconsejarse a los drogadictos que no compartan las agujas y jeringuillas.

-Prevención de la transmisión vertical:embarazo.

A las mujeres infectadas por el HIV-1 debe aconsejárseles que eviten el embarazo, ya que es posible la transmisión de la infección al feto en al menos el 10-30% de los casos. La administración de zidovudina a partir de las semanas 14-34 del embarazo y en el período del parto y en el recién nacido durante las seis primeras semanas de vida, reduce la tasa de transmisión maternofetal a menos del 8% y se tolera muy bien. La combinación del tratamiento con AZT y cesárea ha disminuido la transmisión vertical del HIV-1 a menos del 2%. Las madres deben evitar la lactancia en los países desarrollados. En la actualidad se están evaluando nuevas estrategias terapéuticas limitadas al período pre y posparto y nuevos fármacos como el 3TC y la nevirapina. También se recomienda que las mujeres no suspendan el tratamiento antirretrovírico triple al quedar embarazadas, aunque el nivel de evidencia de toxicidad fetal de los fármacos antirretrovíricos no es totalmente seguro en todos los casos.

Profilaxis postexposición. Para el caso concreto del personal sanitario, el riesgo de infección es del 0,2-0,5% en caso de pinchazo o herida accidental con una aguja u otro objeto contaminado con sangre y prácticamente nulo si sólo ha existido un contacto accidental de sangre u otras secreciones contaminadas con la piel y las mucosas intactas.

No obstante, y dado que las consecuencias físicas, morales, sociales y económicas de adquirir una infección por el HIV-1 a través de un accidente laboral pueden ser irreparables, debe recomendarse tratamiento triple con AZT o d4T, 3TC e indinavir o nelfinavir (siempre que no se hayan administrado al paciente fuente) tras la exposición percutánea (pinchazo) o mucosa con sangre contaminada.

El tratamiento debe instaurarse lo antes posible (menos de 24-48 horas) y debe administrarse durante 4 semanas. En la actualidad se está debatiendo si es razonable administrar tratamiento antirretrovírico preventivo en otras situaciones clínicas post exposición, como por ejemplo relaciones sexuales no protegidas.

Precauciones para no adquirir la enfermedad.

Es obligatorio la aplicación de precauciones universales (aplicables a todos los pacientes) cuando se manipula sangre o determinados productos biológicos considerados peligrosos (además de la sangre y los productos contaminados con sangre, los líquidos pericárdico, pleural, peritoneal, articular y cefalorraquídeo, así como también el semen y las secreciones vaginales) y al efectuar cualquier maniobra invasiva, al menos en las salas de urgencias, de necropsias, de hemodiálisis y en los laboratorios clínicos.

Por tanto, el personal sanitario debe utilizar métodos de barrera (guantes y, si es necesario, mascarilla, protectores oculares y batas) y adoptar precauciones para evitar la producción de heridas por agujas, bisturíes u otros instrumentos punzantes en el transcurso de su empleo o limpieza. La transmisión por parte del personal sanitario infectado a los pacientes debe considerarse prácticamente inexistente si se siguen las precauciones de barrera recomendadas. Por último, deben emplearse los métodos de aislamiento recomendados por la OMS para evitar la adquisición de otras infecciones como la Tuberculosis.

Para la esterilización del instrumental sanitario, los métodos habituales de esterilización son autoclave, óxido nitroso) y desinfección como los germicidas, lejía, jabones) son adecuados para esterilizar el instrumental sanitario o efectuar una desinfección ambiental.

Bibliografía:

1. Farreras-Rozman. Temas de medicina interna, ediciones Hartcourt, 14 edición, Año: 2000
2. Harrison. Principios de medicina interna, Ediciones Mc Graw-Hill, 17 edición, Año: 2008
3. Matarama Peñate Miguel, Medicina interna, Diagnóstico y tratamiento. Editorial ciencias medicas, La Habana, año:2005
4. María Teresa Varela Arévalo, Olga Lucía Gómez Gutiérrez, Héctor Fabio Mueses Marían, Jaime Galindo Quintero, Inés Constanza Tello Bolívar. Factores relacionados con la adherencia al tratamiento farmacológico para el VIH/SIDA. Salud Uninorte. Barranquilla (Col.) 2013; 29 (1): 83-95
5. Ricardo Boza Cordero. Revisión de Tema: Patogénesis del VIH/SIDA. Revista Clínica de la Escuela de Medicina UCR – HSJD. Año 2017 Vol V No I
6. UNAIDS *Global AIDS UPDATE 2016.*
7. Lamotte Castillo José Antonio. Infección por VIH/sida en el mundo actual. Centro Provincial de Higiene, Epidemiología y Microbiología. MEDISAN 2014;18(7):993
8. Daymé Hernández Requejo, MSc. Jorge Pérez Ávila, DrC. Adriana Can Pérez. Enfermedades oportunistas en pacientes VIH/sida con debut de sida que reciben tratamiento antirretroviral. Revista Cubana de Investigaciones Biomédicas. 2015; 34(3):254-263
9. María E. Dávila, Antonieta Z. Tagliaferro, Xiomara Bullones y Damelis Daza. Nivel de Conocimiento de Adolescentes sobre VIH/SIDA. Rev. salud pública. 10 (5):716-722, 2008
10. Maria T. Varela-Arévalo y Paula A. Hoyos-Hernández. La adherencia al tratamiento para el VIH/SIDA: más allá de la toma de antirretrovirales. Rev. salud pública. 17 (4): 528-540, 2015
11. Pilar Torres, Antrop. Dilys M. Walker. Juan Pablo Gutiérrez. Stefano M. Bertozzi. Estrategias novedosas de prevención de embarazo e ITS/VIH/SIDA entre adolescentes escolarizados mexicanos. salud pública de méxico / vol.48, no.4, julio-agosto de 2006
12. Martín Lasso B. Diagnóstico y tratamiento de infecciones oportunistas en el paciente adulto con infección por VIH/SIDA. Rev Chil Infect 2011; 28 (5): 440-460
13. Mendoza Ticona Alberto. Iglesisas Quilca David. Tuberculosis en pacientes con VIH/SIDA. Acta Med Per 25(4) 2008
14. Corbett EL, Watt CJ, Walker N, et al. The growing burden of tuberculosis: global trends and interactions with the HIV epidemic. Arch Intern Med 2003; 163:1009–1021.

15. J. M. Ventura Cerdá, Maria T. Martín Conde, R. Morillo Verdugo, Maria Yébenes Cortés, M. A. Casado Gómez. Adherencia, satisfacción y calidad de vida relacionada con la salud en pacientes infectados por el VIH con tratamiento antirretroviral en España. Estudio ARPAS. Farm Hosp. 2014;38(4):291-299

16. Edilberto Chávez Rodríguez. Rosa del Carmen Castillo Moreno. Revisión bibliográfica sobre VIH/sida. Multimed 2013; 17(4):189-213

17. Gil Alberto Reyes Llerena et al. Enfermedades reumáticas y complicaciones metabólicas en pacientes con VIH-SIDA con tratamiento antirretroviral de alta eficiencia. Rev Cubana de Reumatol 2018;20(3):e33

18. Infante Cesar y colaboradores. El estigma asociado al VIH/SIDA: el caso de los prestadores de servicios de salud en México. Articulo original. Salud pública de méxico / vol.48, no.2, marzo-abril de 2006 141

19. Jaiberth Antonio Cardona-Arias. LuisFelipeHiguita-Gutiérrez. Impacto del VIH/SIDA sobre la calidad de vida: Metaanalisis 2002-2012. Rev Esp Salud Pública 2014; 88:87-101.

20. John Harold Estrada M. Modelos de prevención en lucha contra el VIH/SIDA. Acta Bioethica 2006; 12 (1)

Titulo: Infección por el virus del papiloma humano.

Autor: Jorge Serra Colina.

Introducción:

Los virus del papiloma humano (VPH) infectan selectivamente el epitelio de la piel y las mucosas. Estas infecciones pueden ser asintomáticas, producir verrugas o asociarse con diversas neoplasias, benignas y malignas. El Condiloma es la lesión clásica que causa el virus.

Etiología:

Los VPH pertenecen a la familia Papilomaviridae y del genero Papilomavirus, estos son virus sin envoltura, de 50 a 55 nm de diámetro, con cápsides icosaédricas formadas por 72 capsómeras. En su interior tienen un genoma de ADN circular bicatenario con aproximadamente 7 900 pares de bases.

El genoma de VPH contiene en promedio ocho open Reading frame (ORF) importantes que son expresados a través de ARNm policistrónicos, transcritos de una sola hebra de ADN. (6,10)

La organización del genoma es la misma para los diferentes tipos de VPH y consiste en tres regiones:
-E (*early*): contiene genes para la codificación
de proteínas reguladoras, transformadoras y replicadoras.
-L (*late*): contiene genes para la codificación de proteínas estructurales de la cápside.
-Regiones no codificantes o región reguladora no codificadora corriente arriba (URR).

En su ADN existe también una región de control (LCR, long control región). (6)

La región LCR contiene un centro promotor llamado p97 (en VPH 16) o p105 (en VPH 18) que permite potenciar o silenciar secuencias que regulan la replicación del ADN mediante el control de la transcripción de los ORF. (6)

Además esta región contiene la mayor variación genética entre un tipo viral y otro. (6,10)

Los tipos de VPH oncógenos pueden inmortalizar los queratinocitos humanos y se ha localizado esta actividad en productos de los genes precoces E6 y E7.

La proteína E6 regula la degradación de la proteína p53 supresora de tumores y la proteína E7 une el producto génico del retinoblastoma y las proteínas relacionadas. Las proteínas E1 y E2 regulan la replicación del DNA vírico y la expresión de los genes.

De hecho las proteínas E1 y E2 transcritas a partir de la región temprana son responsables de la replicación viral y expresión génica. La región tardía codifica para las proteínas L1 y L2, componentes de 95 y 5%, respectivamente, de la cápside viral.

Y las proteínas E6 y E7, productos de la región temprana, son las encargadas de inmortalizar la célula hospedera y del proceso carcinogénico. (6,10)

La infección por el virus del papiloma humano es responsable de varias lesiones orales: la verruga vulgar, el condiloma acuminado y la hiperplasia epitelial focal. Las verrugas vulgares son las más frecuentes. Consisten en lesiones papilomatosas blanquecinas que pueden localizarse en cualquier zona, si bien son más frecuentes en la mucosa labial y las encías. Los papilomavirus son virus DNA de pequeño tamaño que se replican en el epitelio escamoso. (1,5)

Se han aislado más de 70 tipos de virus del papiloma humano; cada subtipo muestra predilección por afectar una determinada zona anatómica. Los tipos 1, 2, 3 y 4 son los que con mayor frecuencia afectan la piel de individuos normales. Los tipos 6, 11, 16 y 18 suelen lesionar más las mucosas. Las infecciones por los tipos 6 y 11 tienen escaso potencial maligno, mientras que los tipos 16 y 18 se asocian a un riesgo mayor de transformación maligna.

En la superficie del virión están situados determinantes antigénicos conformacionales específicos de tipo. Los tipos de virus del papiloma se diferencian entre sí por el grado de homología de la secuencia de ácido nucleico. Los diferentes tipos comparten menos de 90% de sus secuencias de DNA en L1.

Se ha descrito que se han identificado más de 100 tipos de VPH y algunos tipos concretos se asocian con manifestaciones clínicas específicas. Por ejemplo, el VPH-1 produce verrugas plantares, el VPH-6 las produce anogenitales y la infección por el VPH-16 entraña el peligro de producir displasia del cuello uterino y carcinoma cervical invasor. Los VPH son específicos de especie y no se propagan en cultivos de tejidos ni en los animales de experimentación habituales.

Los VPH transmitidos por vía sexual son aproximadamente 40, los que pueden ser agrupados en VPH de bajo riesgo (BR) y de alto riesgo (AR) oncogénico. (6,11)

Epidemiologia:

Existen varios estudios sobre la incidencia y la frecuencia de las verrugas en grupos bien definidos de población. Las verrugas comunes se encuentran hasta en el 25% de algunos grupos, siendo más frecuentes en niños pequeños. Las verrugas plantares también son muy frecuentes y se presentan sobre todo en adolescentes y adultos jóvenes.

Los condilomas acuminados (verrugas anogenitales) son de las enfermedades de transmisión sexual más frecuentes en Estados Unidos. La infección del cuello uterino por el VPH produce las alteraciones de células escamosas que se observan con más frecuencia en los frotis de Papanicolaou.

La mayor parte de las infecciones genitales por el VPH se transmiten por contacto directo con lesiones infecciosas. Sin embargo, no se han definido las características de las lesiones infecciosas, entre ellas su aspecto y los individuos que no tienen enfermedad manifiesta pueden transmitir la infección. Se supone que el contacto personal estrecho desempeña un papel importante en la transmisión de la mayor parte de las verrugas cutáneas; la importancia de los vectores pasivos en este contexto no se ha establecido con exactitud. Los pequeños traumatismos en el lugar de la inoculación pueden facilitar la transmisión. La papilomatosis respiratoria recidivante de los niños pequeños es una enfermedad poco frecuente que se contagia a partir de la infección del aparato genital materno; en los adultos, la enfermedad se puede transmitir por contacto sexual bucogenital.

Según un comité de consenso patrocinado por la Organización Mundial de la Salud (OMS), un gran volumen de datos epidemiológicos y biológicos ha permitido afirmar que algunas infecciones por HPV producen cáncer del cuello uterino. Por ejemplo, más de 95% de los cánceres cervicouterinos contienen DNA del HPV de tipos oncógenos (alto riesgo), como los que se identifican con los números 16, 18, 31, 33 y 45.

La infección por tipos específicos de VPH se ha relacionado también con carcinomas epidermoides y displasias de pene, ano, vagina y vulva. En pacientes con epidermodisplasia verrugiforme se desarrollan cánceres epidermoides en zonas infectadas por tipos específicos del VPH, como el 5 y el 8.

Manifestaciones clínicas:

Las manifestaciones clínicas de la infección por el VPH dependen de la localización de las lesiones y del tipo de virus. Las verrugas comunes suelen aparecer en las manos y son pápulas hiperqueratósicas, exofíticas, de color carne o pardo. Las verrugas plantares pueden ser bastante dolorosas; el afeitado de la superficie para poner de manifiesto los capilares trombosados permite diferenciarlas de una callosidad. Las verrugas planas son más frecuentes en los niños y aparecen en la cara, el cuello, el tórax y las superficies de flexión de antebrazos y piernas.

Las verrugas anogenitales aparecen en la piel y mucosas de los genitales externos y la región perianal. En los varones circuncidados, la localización más frecuente de las verrugas es el cuerpo del pene. A menudo aparecen en el meato uretral y se pueden extender en dirección proximal.

En las mujeres, las verrugas aparecen primero en la parte posterior del introito y los labios adyacentes; acto seguido se diseminan hacia otras partes de la vulva y abarcan con frecuencia a la vagina y el cuello uterino. Las verrugas externas en ambos sexos hacen pensar en la existencia de lesiones internas, aunque estas últimas pueden existir sin verrugas externas, de manera particular en las mujeres.

El virus VPH puede producir papilomatosis respiratoria, esta puede ser peligrosa para la vida en los niños pequeños, la entidad se presenta con ronquera, estridor o síndrome disneico, aunque en los adultos suele ser más leve.

En los enfermos inmunodeprimidos, especialmente los sometidos a un trasplante de órgano, con frecuencia aparecen lesiones similares a la pitiriasis versicolor, de las cuales se ha obtenido ADN de varios tipos de VPH. A veces, estas lesiones parecen sufrir una transformación maligna.

Los pacientes con infección por el virus de la inmunodeficiencia humana (VIH) a menudo tienen manifestaciones clínicas graves de la infección por el VPH y parecen presentar un mayor riesgo de padecer displasias malignas cervicouterinas y anales, así como cánceres potencialmente invasores. La enfermedad por HPV es difícil de tratar y a menudo recidiva en enfermos con infección por el virus de la inmunodeficiencia humana.

La epidermodisplasia verrugiforme es una rara enfermedad autosómica recesiva caracterizada por una incapacidad para controlar la infección por el VPH, los pacientes afectados suelen estar infectados por tipos de VPH poco habituales (es decir, tipos que solo afectan este grupo) y a menudo presentan carcinomas espinocelulares, en especial en las zonas expuestas al sol.

Las lesiones parecen verrugas planas o máculas similares a las de la pitiriasis versicolor

Las complicaciones de las verrugas consisten en prurito y, a veces, hemorragia. En raras ocasiones, las verrugas presentan una infección secundaria por bacterias u hongos. Las verrugas voluminosas pueden causar problemas mecánicos, como la obstrucción del canal del parto o las vías urinarias. Las displasias del cuello uterino en general son asintomáticas, hasta que se desarrolla un carcinoma. Los pacientes con enfermedad anogenital por HPV pueden sufrir graves síntomas psicológicos debido a la ansiedad o la depresión generada por su trastorno.

Patogenia:

El periodo de incubación de la enfermedad por el VPH suele ser de tres o cuatro meses, con un rango que va de un mes a dos años.

Durante la actividad sexual se produce un microtrauma lo que permite la entrada de viriones a la capa basal del epitelio cervical, ya que VPH sólo infecta a células del tejido mucoso que puedan proliferar. (6,12)

Todos los tipos de epitelio escamoso se pueden infectar por el VPH y el aspecto macroscópico e histológico de las lesiones varía según la localización y el tipo de virus. La replicación del VPH se inicia con la infección de las células basales. A medida que se desarrolla la diferenciación celular, el ADN del VPH se replica y es transcrito.

Una vez dentro de la célula hospedera, el ADN viral se replica a medida de que la capa basal se diferencia y progresa a la superficie del epitelio9. Mientras el virus se encuentra en la capa basal se mantiene en estado episomal con pocas copias de ADN y utiliza la maquinaria celular para la replicación de su genoma. (6,13)

La replicación del ADN viral comienza con la interacción de los factores de transcripción de la célula con la región LCR del virus y los genes virales E6 y E7 son los primeros en ser transcritos. (6,13)

Finalmente, los viriones se ensamblan en el núcleo y se liberan con la descamación de los queratinocitos. Este proceso se acompaña de proliferación de todas las capas de la epidermis, con excepción de la basal y produce acantosis, paraqueratosis e hiperqueratosis. En la capa granulosa aparecen coilocitos, células redondas de gran tamaño con núcleos picnóticos. El epitelio, de aspecto histológico normal, puede contener DNA del VPH y la presencia de DNA residual después del tratamiento se asocia con recidivas.

En los núcleos de las células infectadas por lesiones benignas provocadas por el virus existe ADN del VPH en episomas. Sin embargo, en las displasias graves y los cánceres, el DNA del VPH está integrado en forma generalizada, con rotura de los marcos de lectura abierta E1/E2. Esta rotura conduce a una regulación positiva de E6 y E7, con la consiguiente interferencia en las proteínas celulares supresoras de tumores. Se necesita la expresión de las proteínas E6 y E7 de los tipos de VPH oncógenos para que aparezca y persista el estado de transformación en cánceres cervicouterinos y líneas celulares derivadas de ellos.

Sin duda, el principal factor para el desarrollo de las lesiones es la sobre-expresión de las oncoproteínas virales E6 y E7. Luego de la acción de E6 y E7 se produce la transcripción de la proteína E5 que induce un incremento en la actividad de proteínas kinasas, principalmente receptores; por consiguiente, la respuesta celular para los factores de crecimiento y de diferenciación se ve aumentada. (6)

Se necesita la expresión de las proteínas E6 y E7 de los tipos de VPH oncógenos para que aparezca y persista el estado de transformación en cánceres cervicouterinos y líneas celulares derivadas de ellos.

No se conocen en detalle las defensas del hospedero contra la infección por VPH. Sin embargo, algunas investigaciones hechas con vacunas contra VPH de elaboración reciente han demostrado que la generación de concentraciones altas de anticuerpos neutralizantes con especificidad de tipo, en sujetos vacunados, se acompañó de protección con especificidad de tipo contra la infección de la enfermedad por HPV. (1,4)

En los individuos con defectos en las respuestas inmunitarias de tipo celular, se presenta enfermedad grave por VPH.

Por ultimo las altas tasa de proliferación celular y falta de apoptosis comienzan a generar inestabilidad genómica de la célula hospedera lo que conlleva al desarrollo de cáncer. (6,13)

Diagnóstico:

La mayor parte de las verrugas se diagnostican por inspección, para lo cual es importante hacer una correcta historia clínica y una buena exploración física. El colposcopio es útil para demostrar las lesiones vaginales y cervicouterinas y también sirve para establecer el diagnóstico de infección bucal y cutánea por el VPH

La aplicación de soluciones de ácido acético a concentraciones de 3 a 5% es útil para visualizar las lesiones. Los frotis de raspado cervicouterino o anal preparados con el método de Papanicolaou con frecuencia muestran signos citológicos de infección por el VPH.

Las lesiones persistentes o atípicas se deben someter a una biopsia y estudiarse con los métodos histológicos habituales. Los métodos más sensibles y específicos de diagnóstico vírico implican el empleo de técnicas como la reacción en cadena de la polimerasa o el análisis de captura de híbridos para detectar ácidos nucleicos del VPH e identificar los tipos específicos del virus.

Estas pruebas son útiles para el diagnóstico y el tratamiento de la enfermedad cervicouterina por VPH, aunque su utilidad varía según la prevalencia de la enfermedad y la disponibilidad de medios para efectuar pruebas citológicas e histológicas tradicionales.

Entre los métodos que se han desarrollado para el diagnóstico de las infecciones por VPH genital se usan:

1. Ensayo en base a reacción de polimerasa en cadena *(PCR-based assay-* Amplicor VPH), disponible en Europa. Identifica a 30 genotipos, incluyendo 13 de alto riesgo u oncogénicos.
2. Reacción de polimerasa en cadena y ADN/ARN viral mediante la prueba de captura de híbridos 2 (Hybrid capture® 2-HC2). Prueba rápida en lote (menos de 2 horas) para detectar por lo menos 13 genotipos oncogénicos.
3. El Programa para la Tecnología Apropiada para la Salud (PATH), en colaboración con Arbor Vita Corporation (E.U.), está desarrollando una segunda prueba, una tira de flujo lateral, para la detección de la proteína E6 en los tipos oncogénicos de VPH, en menos de 20 minutos.

Diagnóstico diferencial:

El diagnóstico diferencial de las verrugas anogenitales se debe hacer con:
1. Los condilomas planos de la sífilis secundaria.
2. El molusco contagioso.
3. La papilomatosis hirsutoide (pápulas penianas perladas).
4. Los fibroepiteliomas.
5. Neoplasias mucocutáneas benignas y malignas.

Tratamiento:

Para tratar la infección por el VPH, no existe algún fármaco específico contra el VPH de uso sistémico, que presente un bajo perfil de toxicidad, y con eficacia comprobada. La solución ha sido la utilización de métodos terapéuticos que destruyen las células infectadas, que pueden ser físicos, químicos o quirúrgicos. (3)

El tratamiento se divide en preventivo y curativo, aunque muchas lesiones producidas por el VPH se resuelven espontáneamente.

Tratamiento preventivo:

-Evitar el contacto directo con las lesiones de otra persona.

-Usar condón o preservativo durante las relaciones sexuales puede reducir la transmisión del VPH.

-Parto preventivo por cesárea, en las embarazadas que presenten condiloma genital o verrugas que obstruyan la salida del feto por el canal del parto.

-Vacunación: (Vacuna bivalente, tetravalente, y nonavalente):

Existe la vacuna tetravalente: en el año 2006 fue presentada en el mercado internacional la primera vacuna contra el VPH. Esta vacuna tetravalente protege contra el VPH 6, 11, 16 y 18, mostrando una eficacia del 99% contra lesiones de alto grado de cuello uterino. (4)

La vacuna bivalente fue presentada en el mercado internacional el año 2007, contra el VPH-16 y VPH-18, con resultados de eficacia de prácticamente 100% contra las lesiones pre invasivas de cuello uterino producidas por los tipos de VPH-16 y 18. (4)

También existe la vacuna nonavalente, que contiene antígenos contra los virus papiloma humano 6, 11, 16, 18, 31, 33, 45, 52 y 58. En este caso se ha añadido 5 antígenos a la fórmula inicial de la vacuna tetravalente, pero además se ha incrementado la concentración de los antígenos contra el VPH 6, 16 y 18, a fin de evitar la disminución de la respuesta antigénica por añadir 5 antígenos a la nueva fórmula. (4)
A su vez dos de estos tipos, el 6 y el 11, corresponden a virus de bajo grado y los otros siete a virus de alto grado.

Tratamiento especifico:

Los recursos terapéuticos más utilizados son:

Tratamiento de los condilomas externos genitales y perianales:

a) Podofilina del 10 al 25 %en un compuesto de tintura de benzoina: se aplica en los condilomas y se retira al cabo de 1 a 4 horas: se repite el tratamiento una vez por semana hasta que sea suficiente o hasta un máximo de 6 aplicaciones, es bueno aclarar que la podofilina esta contraindicada en las mujeres embarazadas.

b) Acido tricloroacetico en solución al 80 0 90 %: Se aplica solo en los condilomas y se espolvorea con bicarbonato sódico para eliminar el acido sobrante: se repite la operación una vez por semana hasta que se cure, o hasta un máximo de 6 aplicaciones.

La electrodesecacion o electrocauterizacion están contraindicadas en pacientes con marcapasos y lesiones localizadas en la zona de transición de la piel perianal con la piel perineal.

Además se usan otros tipos de tratamientos, que son los siguientes:

1. Crioterapia: Es la aplicación de nitrógeno líquido en la verruga, a través de un fino spray desde un cryojet, o congelando directamente la lesión con criosondas. El mecanismo de acción es la producción de una necrosis epidérmica y dérmica, junto a una trombosis de la microvasculatura dérmica. El tratamiento recomendado es cada dos o tres semanas.
2. Aplicación de agentes cáusticos.
3. Podofilina del 10 al 25%.
4. Acido tricloro-acético.
5. Electrodesecación.
6. Extirpación quirúrgica y ablación con láser.
7. También se han empleado antimetabolitos locales, como el 5-fluorouracilo. En la actualidad es poco utilizado, dada su escasa respuesta en la práctica clínica, y la presencia de efectos colaterales, tales como considerables erosión e irritación. (3,9)
8. Aplicar imiquimod, crema a 5%, tres veces a la semana hasta durante 16 semanas.

El virus papiloma humano (VPH) es una infección de transmisión sexual (ITS) de las mas frecuentes en el mundo, que afecta a hombres y mujeres por igual.

Bibliografía:

1. Harrison. Principios de medicina interna, Ediciones Mc Graw-Hill, 17 edición, Año: 2008
2. Farreras-Rozman. Temas de medicina interna, ediciones Hartcourt, 14 edición, Año: 2000
3. Marcela Concha R. Diagnóstico y terapia del virus papiloma humano. Rev Chil Infect 2007; 24 (3): 209-214
4. Oscar Galdos Kajatt. Vacunas contra el virus papiloma Humano. Rev Perú Ginecol Obstet. 2018;64(3)
5. Perla Chairez Atienzo. María Elisa Vega Memije. Graciela Zambrano Galvan. Alma Graciela García. Calderon. Ixchel Araceli Maya Garcia. Juan Carlos Cuevas González. Presencia del virus papiloma humano en

la cavidad oral: Revisión y actualización de la literatura. Int. J. Odontostomat., 9(2):233-238, 2015.

6. Ramón Silva, Daniela León, Priscilla Brebi, Carmen Ili, Juan C. Roa y Raúl Sánchez. Diagnóstico de la infección por virus papiloma humano en el hombre. Rev Chilena Infectol 2013; 30 (2): 186-192

7. Elena de la Fuente Diez. Luz María Mira Ferrer. Las 47 preguntas sobre el virus del papiloma humano, VPH. Med Segur Trab 2008; Vol LIV Nº 212: 111-119. Nº 212 - 3º Trimestre - Septiembre 2008.

8. María Alejandra Picconi. Detección de Virus Papiloma Humano en la prevención del cáncer cervico–uterino. Medicina (Buenos Aires) 2013; 73: 585-596.

9. Fox P A, Tung M Y. Human papillomavirus, burden of illness and treatment cost considerations. Am J Clin Dermatol 2005

10. Longworth M, Laimins L. Pathogenesis of human papillomaviruses in differentiating epithelia. Microbiol Mol Biol Rev 2004; 68 (2): 362-72.

11. Clifford G, Smith J, Plummer M, Muñoz N, Franceschi S. Human papillomavirus types in invasive cervical cancer worldwide: a metaanalysis. Br J Cancer 2003; 88 (1): 63-73.

12. Chan J, Berek J. Impact of the human papilloma vaccine on cervical cancer. J Clin Oncol 2007; 25 (20): 2975-82.

13. Burd E. Human papillomavirus and cervical cancer. Clin Microbiol Rev 2003; 16 (1): 1-17.

Titulo: Infección por nematodos intestinales.

Autor: Dr. Jorge Serra Colina.

Introducción:

Las nematodiasis intestinales son las helmintiasis más comunes del hombre, siendo muy prevalentes en regiones tropicales y subtropicales con malas condiciones higiénicas.

En el mundo más de 1000 millones de personas están infectadas por una o varias especies de nematodos intestinales, por lo que constituye un importante problema de salud en algunas regiones.

Entre las infecciones más importantes causadas por los nematodos, se mencionan la Ascaridiasis, Anquilostomiasis (Uncinariasis), la infección por Estrongyloides stercoralis, por Trichuris trichiura, y por Enterobius vermiculares. Estos parásitos son mucho más comunes en regiones con instalaciones sanitarias deficientes para el manejo de heces, en particular en países con bajos recursos, en regiones tropicales y subtropicales, pero también se observan cada vez con mayor frecuencia en inmigrantes y refugiados que acuden a países desarrollados. Se plantea que las infecciones por nematodos contribuyen a la desnutrición y reducen la capacidad laboral.

Los nematodos intestinales son gusanos redondos que, cuando maduran, miden desde 1 mm hasta muchos centímetros. Sus ciclos vitales son complejos y muy variados: algunas especies, entre ellas Strongyloides stercoralis y Enterobius vermicularis, se transmiten de manera directa de persona a persona, mientras que otras, como Ascaris lumbricoides, Necator americanus y Ancylostoma duodenale, precisan de una fase de desarrollo en el suelo.

A causa de que la mayor parte de los parásitos helmínticos no se autoreplica, para que el grado de contaminación por gusanos adultos adquiera importancia es necesaria la exposición repetida al parásito en su fase infecciosa, ya sea de larva o de huevo. Por consiguiente, la enfermedad clínica, a diferencia de la infección asintomática, por regla general sólo aparece después de la residencia prolongada de la persona en una región endémica.

A diferencia de los protozoos, los nematodos no se multiplican en el hospedador, a excepción de la especie Strongyloides stercoralis en individuos inmunodeprimidos donde el parásito es capaz de incrementar directamente su número sin una nueva exposición a las larvas infectantes de suelos contaminados.

-Ascaridiasis.

Es la nematodiasis humana más frecuente y presenta distribución mundial, con una mayor prevalencia en países tropicales.

El Ascaris lumbricoides es un nematodo intestinal parásito de la especie humana, es el de mayor tamaño y llega a alcanzar 40 cm de longitud. Casi todas las personas infectadas presentan cantidades reducidas del gusano y se encuentran asintomáticas. La enfermedad clínica surge cuando las larvas emigran hacia el pulmón o como consecuencia de los efectos de los gusanos adultos en el intestino.

La ascaridiasis, junto a tricocéfalos y amebiasis, se encuentran entre las 10 infecciones parasitarias intestinales más comunes observadas a nivel mundial. (14,15)

Ciclo vital:

Los gusanos adultos del Ascaris miden 20-40 cm de largo por 5 mm de grosor, son cilíndricos, de color blanco o rosado, musculosos y móviles. Viven fundamentalmente en el yeyuno, sin adherirse a la pared, manteniéndose en la luz intestinal gracias a su característico tono muscular. A su vez las hembras maduras de Ascaris, cada una produce al día hasta 240 000 huevos, que se eliminan con las heces.

Los huevos fértiles son ovalados, tamaño de 60x40 micras, envoltura gruesa mamelonada y muy resistentes a condiciones ambientales adversas. Las larvas se desarrollan en su interior en 2-3 semanas en suelos húmedos, particularmente si son arcillosos, templados y sombríos.

Los huevos, muy resistentes a las agresiones del medio, se hacen infecciosos después de varias semanas de maduración en el suelo y pueden permanecer en este estado durante años. Cuando se ingieren los huevos embrionados, éstos llegan al tubo digestivo, pierden la cubierta por acción del jugo gástrico y las larvas quedan en libertad.

A continuación atraviesan la pared intestinal, entran en las arborizaciones de la vena porta y, vehiculizadas por la sangre, en el plazo de unos 7 días alcanzan el pulmón, penetran los alvéolos, ascienden por la tráquea para ser deglutidas y establecerse en el tubo digestivo. Aquí maduran a gusanos adultos, siendo su vida media es de 1-2 años. Entre la infección inicial y la producción de huevos transcurren entre dos y tres meses.

La eosinofilia y el incremento de la concentración sérica de IgE son características de muchas helmintosis y cuando se encuentran sin una causa justificada, obligan a investigar la presencia de una helmintosis oculta. No parece que el ser humano adquiera una inmunidad protectora importante frente a los nematodos intestinales, aunque no se han dilucidado con detalle los mecanismos de la evasión inmunitaria del parásito y de la respuesta inmunitaria del hospedador ante el mismo.

La transmisión de la enfermedad se realiza por geofagia o ingesta de agua o vegetales contaminados y se ve favorecida por la elevada fecundidad de las hembras y la gran resistencia de los huevos a condiciones ambientales adversas.

Manifestaciones clínicas:

Las manifestaciones de la ascaridiasis intestinal dependen de la carga de parásitos. Con frecuencia es asintomática, aunque si la carga es moderada pueden aparecer transtornos digestivos inespecíficos consistentes en dolor abdominal cólico, anorexia, náuseas, vómitos e incluso malabsorción. Durante esta fase, la eosinofilia disminuye e incluso desaparece.

En el caso de que la parasitación es elevada, sobre todo en niños, los vermes pueden apelotonarse en el intestino delgado y producir obstrucción, invaginación o vólvulo. Además, la gran movilidad de estos vermes facilita su penetración y posterior obstrucción del colédoco, el conducto de Wirsung o el apéndice. En consecuencia, una colecistitis, un episodio de colangitis o de pancreatitis, la aparición de un absceso hepático o una apendicitis pueden ser manifestaciones de la parasitación.

Se distingue entre la forma pulmonar y la intestinal. La ascaridiasis pulmonar coincide con la migración de las larvas a través del pulmón, y se caracteriza por fiebre, tos, molestias retrosternales, sibilancias y disnea, que se conoce como el síndrome de Löffler.

Estos síntomas pulmonares van asociados con infiltración pulmonar y eosinofilia marcada, así como con reacción urticariforme.

Diagnostico:

El diagnóstico se realiza mediante el hallazgo de los huevos del parásito en las heces de los pacientes, a partir del segundo mes de haberse producido el contagio. Casi todos los casos de ascaridiasis se diagnostican mediante la detección con el microscopio de los huevos característicos de Ascaris (65 x 45 micras) en las muestras de heces. A veces, los pacientes acuden después de eliminar un gusano adulto, identificable por su gran tamaño y por su superficie lisa, por las heces o a través de la boca o la nariz.

La radiología de abdomen permite el diagnóstico de la enfermedad a través de la visualización de los adultos intestinales. La radiografía de tórax puede mostrar signos de neumonía eosinófila (síndrome de Löffler), con infiltrados redondos u ovalados de unos milímetros hasta varios centímetros de diámetro. Estos infiltrados son transitorios e intermitentes y desaparecen después de varias semanas. Cuando existe una transmisión estacional del parásito, los hospedadores infectados y sensibilizados con anterioridad presentan una neumonitis estacional con eosinofilia.

Estudios radiológicos con bario que permiten observar cómo los vermes desplazan el bario o se visualiza este dentro del intestino del parásito.

Complicaciones:

En las infecciones masivas, sobre todo de los niños, un gran apelotonamiento de gusanos enredados puede ocasionar dolor y obstrucción del intestino delgado, que en ocasiones se complica con perforación, invaginación o vólvulo.

Los gusanos solitarios pueden ocasionar enfermedad cuando emigran hacia lugares atípicos, por ejemplo un gusano grande puede entrar en el árbol biliar y ocluirlo, causando un cólico biliar, colecistitis, colangitis, pancreatitis y de forma rara abscesos intrahepáticos.

La emigración de un gusano adulto al esófago puede provocar tos y la expulsión del mismo por la boca. En las zonas de mayor endemia, la ascariosis intestinal y biliar rivaliza en frecuencia con la apendicitis aguda y la colelitiasis como causa de abdomen agudo quirúrgico.

Tratamiento:

-Medidas preventivas: Tratar con medicamentos la ascaridiasis, y se recomienda el uso de zapatos.

-Tratamiento curativo:

1. Levamisol: tab. 150 mg; 1 tableta como dosis única, puede repetirse igual dosis a los 5 días.
2. Mebendazol: tabletas de 100 mg; 1 tab. 2 veces al día por 3 días.
3. Albendazol: tab. 200 o 400 mg; en dosis única de 400 mg, que se puede repetir a los 7 días.
4. Piperazina: jarabe: 100 mg/mL y tab. de 500 mg. Dosis máxima 3,5 g; en dosis de 75 mg/kg/día por 5 días. (Contraindicada en epilepsia y trastornos renales).

-Uncinarias. Anquilostomiasis.

Es la parasitosis del duodeno y partes altas del yeyuno producida por dos especies de nematodos, Ancylostoma duodenale y Necator americanus.

Los dos géneros de anquilostoma causan infecciones en seres humanos, auqnue casi todas las personas infectadas se encuentran asintomáticas. La enfermedad aparece cuando se combinan los siguientes factores: inóculo masivo de gusanos, duración prolongada de la infestación e ingestión insuficiente de hierro; cuando esto ocurre, surge anemia ferropénica y, en ocasiones, hipoproteinemia.

La enfermedad está ampliamente extendidas por regiones tropicales y subtropicales, aunque cada especie con una distribución geográfica peculiar. Los adultos anclados en la mucosa intestinal succionan sangre del hospedador, produciendo anemia ferropénica e hipoproteinemia, debilidad general, predisposición a otras infecciones y retraso en el desarrollo de los niños.

Ciclo vital:

El anquilostoma adulto, que mide cerca de 1 cm de longitud, utiliza sus dientes bucales (Ancylostoma) o sus placas cortantes (Necator) para fijarse a la mucosa del intestino delgado y aspirar la sangre (0.2 ml/día en el caso de Ancylostoma adulto) y el líquido intersticial. Los anquilostomas adultos producen miles de huevos cada día. Cada hembra pone unos 10.000 huevos diarios. Los huevos de las dos especies son muy parecidos, ovoides, cubierta fina, tamaño de 60 ´ 40 mm y se eliminan con las heces.
Estos huevos se depositan con las heces en el suelo, donde las larvas rabditiformes son liberadas y se transforman, al cabo de una semana, en larvas filariformes infecciosas.

Tanto los huevos como las larvas son muy sensibles a la temperatura y humedad. La vida media de un adulto es de unos 6 años, pero se han descrito muchos casos en los que superaron la década. La infección de un nuevo hospedador se produce en general por el paso de la larva filariforme a través de la piel íntegra, sobre todo de los pies.

Una vez incorporada, la larva es transportada por la circulación hasta los pulmones, donde, tras penetrar en los alvéolos, remonta el árbol respiratorio, alcanza la faringe y es deglutida, completando su desarrollo y maduración en el intestino.
Puede ocurrir, aunque con menor frecuencia, la infección a través de la mucosa bucal o bien la deglución directa de la larva, que en este caso no emigra por los tejidos.

Epidemiologia:

A. duodenale y N. americanus se encuentran extendidos por regiones tropicales y subtropicales, predominando la primera especie en el Mediterraneo, Oriente Medio y Asia, y la segunda en América Central y del Sur y en África tropical.

Patogenia:

La patogenia de la uncinariasis resulta de la penetración de la piel del enfermo, la migración larvaria y el asentamiento intestinal de los vermes, siendo esta última etapa la que produce los mayores daños. La pérdida de sangre derivada de la incorporación de los adultos a la mucosa intestinal es la causa de los principales trastornos, y su gravedad depende del número de vermes, la duración de la infección, reservas de hierro del hospedador y contenido de hierro de la dieta.

Manifestaciones clínicas:

Se distinguen tres cuadros clínicos:

1) Cutáneo. Caracterizado por prurito intenso, eritema, erupción vesicular y papular, cuadro que se conoce como "picor de la tierra". También hay pacientes que no exhiben manifestaciones dérmicas tan definidas, y no recuerdan la presencia de una pápula pruriginosa en el lugar de infección.

2) Pulmonar. Puede aparecer un síndrome que semeja al de Löffler, con síntomas pulmonares transitorios como tos seca, sibilancias, eosinofilia en esputo y sangre periférica.

3) Digestivo. Se presenta con dolor abdominal, diarrea y pérdida de peso. A veces se han descrito casos de malabsorción, principalmente en niños. Junto con los síntomas intestinales descritos también se presenta anemia ferropénica y malnutrición crónica, manifestaciones graves de la enfermedad que en parasitaciones intensas determinan retraso en el desarrollo de los niños y cardiopatía anémica hipercinética.

La consecuencia principal de la infestación crónica por anquilostomas es la deficiencia de hierro. Los síntomas son mínimos cuando la ingestión de hierro es adecuada, pero las personas malnutridas presentan síntomas de anemia ferropénica e hipoproteinemia progresivas, con debilidad y dificultad respiratoria.

En ocasiones, uncinarias del perro y del gato (A. braziliense, A. caninum) pueden penetrar la piel del hombre, aunque después no progresan en su desarrollo. Dichas larvas producen canales inflamatorios, serpenteantes bajo la piel, dando lugar a un cuadro que se denomina larva migrans cutánea o erupción reptante.

-Exámenes de Laboratorio:

El diagnóstico se establece por la identificación de los huevos del gusano en las heces, bien directamente o mediante técnicas de concentración fecal.

El diagnóstico se establece por el hallazgo de los característicos huevos ovalados, de 40 por 60 micras, de anquilostomas en las heces. Los huevos de las dos especies son imposibles de distinguir entre sí al microscopio óptico.

En ocasiones cuando la muestra fecal no es fresca, los huevos se rompen y liberan larvas rabditiformes que deben distinguirse de las de S. stercoralis.

También se puede determinar anemia microcítica hipocrómica en pacientes afectados, que es característica de la enfermedad por uncinaria, y que en ocasiones se acompaña de eosinofilia o hipoalbuminemia.

Tratamiento:

1. Levamisol: tab 150 mg, en dosis de 1 tab./día durante 5 días. Se puede repetir el ciclo después de 1 semana.
2. Mebendazol: tab 100 mg, en dosis de 1 tab. 2 veces al día por 3 días.
3. Albendazol: tab. 200 y 400 mg, en dosis única de 400 mg que se puede repetir a los 7 días.
4. Tratamiento de la anemia, fundamentalmente con sales de hierro y de la insuficiencia cardiaca, en caso de existir.

El mebendazol es el fármaco de elección frente a ambos parásitos. Se utiliza a la dosis antes mencionada

-Tricocefalosis o tricuriasis.

Es la parasitosis del intestino grueso producida por Trichuris trichiura. Éste es un nematodo cosmopolita, ampliamente extendido en regiones de climas húmedos y templados, principalmente en los trópicos. Mientras que las infestaciones ligeras con escaso número de vermes son asintomáticas, las intensas pueden ocasionar irritación colónica e inflamación grave.

Al igual que otros vermes transmitidos por tierra, la tricuriasis tiene distribución global, sobre todo en regiones tropicales y subtropicales y es más frecuente en niños pobres provenientes de regiones de bajos recursos económicos.

Se estima que en el mundo 800 millones de personas están parasitadas por el *Trichuris trichiura* y que la prevalencia más alta ocurre entre las que se encuentran en la etapa escolar, de 5 a 10 años. (12)
.

Ciclo vital:

El gusano Trichuris adulto reside en el colon y ciego del paciente, los gusanos adultos alcanzan unos 4 cm de longitud, son de color rojizo y se caracterizan por presentar la porción cefálica filiforme y la caudal más gruesa. Viven preferentemente en el ciego, anclados en la mucosa a través del extremo anterior del cuerpo.

Cada día las hembras adultas depositan miles de huevos que se eliminan por las heces y maduran en el suelo. Los huevos no están embrionados en el momento de su emisión con las heces. En el exterior maduran con rapidez variable, en función de la humedad, la temperatura y la sombra, y, una vez formado el embrión, permanecen viables durante años. Una vez ingeridos, los huevos infecciosos se rompen en el duodeno y liberan larvas que maduran antes de emigrar hacia el intestino grueso.

Tras la ingestión de los huevos embrionados, en el tubo digestivo se disuelve su cáscara, se libera la larva y, en el transcurso de un par de meses, se desarrolla un parásito adulto, cuyo promedio de vida es de unos 3-5 años. El ciclo vital completo dura alrededor de tres meses y los gusanos adultos pueden vivir varios años.

Manifestaciones clínicas:

Trichuris trichiura afecta a personas de todas las edades, aunque los niños sufren las parasitaciones más intensas. La tricuriasis se contrae por la ingestión de huevos embrionados vía manos, tierra, agua o alimentos contaminados con restos fecales.

Cuando la carga de parásitos es escasa, la infestación pasa clínicamente inadvertida, en estos casos la mayor parte de los infectados se encuentra asintomático o sólo presenta eosinofilia.
Las infecciones masivas causan dolor abdominal, anorexia y diarrea sanguinolenta o mucosa que se asemeja a la de la enfermedad inflamatoria intestinal.
En niños con infecciones masivas, con frecuencia se presenta malnutrición y enfermedades diarreicas, estas pueden provocar prolapso rectal. Las infecciones moderadas contribuyen también a producir retrasos del crecimiento. En ocasiones hay anemia, pérdida de peso, tenesmo y prolapso rectal.

Diagnóstico:

El diagnóstico se establece mediante examen directo de las heces en busca de huevos del parásito. Se dice que en las fases iniciales puede presentarse cierta eosinofilia.

Los huevos de Trichuris tienen una forma característica de limón, de 50 x 20 micras; se detectan con facilidad en el examen de heces. Los gusanos adultos tienen una longitud de 3 a 5 cm y en ocasiones se observan en la proctoscopia.

Tratamiento:

Medidas preventivas:

1. Se recomienda la eliminación sanitaria de las heces humanas.
2. Mejorar la higiene personal.
3. Realizar una limpieza minuciosa de los vegetales crudos de consumo.
4. Realizar un correcto diagnóstico y tratamiento de los enfermos.
5. Hervir o filtrar el agua.

Tratamiento medicamentoso: Se indica el mebendazol (500 mg en dosis única) o albendazol (400 mg al día durante tres dosis), que son tratamientos eficaces.

La ivermectina (200 microg/kg/día por tres dosis) también es segura pero no tiene la misma eficacia que los benzimidazoles.

-Estrongiloidasis.

La infección por Strongyloides stercoralis *es* una enfermedad que afecta a más de 100 millones de personas alrededor del mundo. (3)

Es una enfermedad producida por el nematodo *Strongyloides stercoralis*, ampliamente distribuido por regiones tropicales y con capacidad de adaptarse a la vida libre y a la vida parasitaria. Los parásitos adultos se localizan en las partes altas del intestino delgado sin causar en general sintomatología grave, aunque tienen la capacidad de multiplicarse en el mismo hospedador ocasionando la persistencia de infecciones leves durante años.

El parasito puede experimentar un ciclo libre de desarrollo en el suelo, esta adaptabilidad facilita su supervivencia en ausencia de mamíferos hospederos.

La parasitosis puede perpetuarse durante décadas después de haber dejado el área endémica o conducir al síndrome de hiperinfección, o estrongiloidiasis diseminada, en individuos inmunodeprimidos.

Durante su ciclo vital los gusanos adultos parásitos son filiformes, incoloros y alcanzan 2 mm de longitud. Las hembras depositan los huevos en el intestino, donde también se produce la eclosión de las larvas rabditiformes (no infectantes para el hombre). Luego las larvas rabditiformes se eliminan con las heces y en el suelo se transforman en filariformes (infectantes para el hombre), que atraviesan la piel humana y se incorporan a la circulación venosa, llegando a los pulmones y penetrando los alvéolos. Posteriormente de los alvéolos ascienden por la tráquea, son deglutidas y en el intestino evolucionan a adultos que comienzan la puesta de huevos.

Strongyloides stercoralis es un nematodo intestinal con un ciclo vital único, capaz de hacer persistir la parasitación durante décadas gracias a procesos de autoinfección.

Manifestaciones clínicas:

Muchos pacientes con estrongiloidosis no complicada se encuentran asintomáticos o presentan síntomas abdominales y cutáneos leves. Se describen tres tipos de manifestaciones clínicas:

A) Cutáneas.
B) Pulmonares.
C) Intestinales.

Estas pueden presentarse durante la enfermedad aguda, la crónica o el síndrome de hiperinfección.

Lesiones cutáneas: La manifestación cutánea más frecuente es una urticaria recidivante que con frecuencia afecta las nalgas y las muñecas. La larva migratoria puede desencadenar una erupción serpiginosa patognomónica conocida como *larva currens*. Esta lesión eritematosa, pruriginosa y elevada avanza hasta 10 cm/h a lo largo del trayecto de migración de la larva.

Los gusanos adultos se introducen en la mucosa duodenoyeyunal y producen un dolor abdominal. La infección intestinal del duodeno y el yeyuno adyacente puede dañar la mucosa y la submucosa. Los síntomas resultantes comprenden dolor e hipersensibilidad en el epigastrio, diarrea, náuseas, vómitos, estreñimiento y pérdida de peso.

También puede haber náusea, diarrea, hemorragia digestiva, colitis crónica leve y pérdida de peso.

-Infección aguda: En este caso la pápula pruriginosa relacionada con la penetración cutánea de la larva en ocasiones no suele ser recordada por la mayoría de los pacientes. El paso larvario pulmonar puede ocasionar un cuadro de tos y broncospasmo con infiltrados fugaces que recuerda al síndrome de Löffler con eosinofilia, y unas 4 semanas después de la infestación aparecen las primeras molestias intestinales, como dolor epigástrico con diarrea esteatorreica. El cuadro intestinal inicial tiende a autolimitarse clínicamente.

Los síntomas pulmonares son raros en la estrongiloidosis no complicada. Es frecuente la eosinofilia, con niveles fluctuantes a lo largo del tiempo

-Infección crónica: Aquí el parasito puede conducir a malabsorción de la glucosa y enteropatía perdedora de proteínas. Durante el ciclo continuo de autoinfección de la estrongiloidosis puede aparecer colitis, enteritis o malabsorción. En este estadio existen varias formas de presentación, siendo los síntomas continuos o recurrentes. Por ejemplo el cuadro intestinal, suele ser vago, con episodios diarreicos intermitentes. Aunque también puede instaurarse un cuadro de malabsorción intestinal. En la afectación dérmica puede aparecer urticaria estacionaria y larva currens, o migración de larvas por la dermis, sobre todo en la región del tronco y la espalda.

- Estrongiloidosis diseminada o síndrome de hiperinfeccion: En este caso las larvas no sólo invaden los tejidos del aparato digestivo y los pulmones, sino también el sistema nervioso central, el peritoneo, el hígado, ocasionando hepatomegalia, y el riñón.

La presentación clínica de este síndrome se caracteriza por un cuadro diarreico con esteatorrea muy intensa y que, en caso de afección colónica importante, causa una colitis disenteriforme grave con shock. Además, puede haber bacteriemia por penetración de la flora intestinal a través de las barreras mucosas alteradas. Las complicaciones, como la sepsis por gramnegativos, la neumonía o la meningitis, pueden agravar o dominar la evolución clínica. La afectaciondel SNC puede producir cuadros meningoencefalíticos.

La infección por este parásito está asociada a condiciones deficientes de saneamiento ambiental, mala disposición de las excretas y falta de acceso al agua potable, situaciones que favorecen la persistencia de las infecciones parasitarias intestinales en la región.

El Strongyloides stercoralis es de importancia médica en el mundo, el cual afecta a diferentes grupos etarios, tanto a hospederos inmunocompetentes como inmunocomprometidos, entre estos últimos están aquellos con infecciones por el virus linfotrópico de células T humanas tipo 1 (HTLV-1) y el virus de la inmunodeficiencia humana (VIH), y también pacientes con uso recurrente de corticoesteroides.

Diagnóstico:

En la forma no complicada, el diagnóstico se realiza por el hallazgo de larvas rabditiformes en las heces feccales. Dichas larvas tienen una longitud de casi 250 micras con una cavidad bucal corta que las distingue de las larvas de anquilostoma.

Las larvas de Strongyloides pueden encontrarse en muestras de contenido duodenoyeyunal por aspiración o biopsia.

Pruebas serológicas: Existe una prueba de inmunosorbencia ligada a enzimas en busca de anticuerpos contra antígenos de Strongyloides es un método sensible para el diagnóstico de infecciones no complicadas.

Complicaciones:

1. Íleo paralítico.
2. Hepatitis.
3. Colecistitis.
4. Miocarditis.
5. Meningitis.
6. Desequilibrio hidromineral o acidobásico.

Tratamiento:

Debe administrarse incluso en estado asintomático, el tratamiento para estrongiloidosis por la posibilidad de sobreinfección subsiguiente letal.

1. ivermectina (200mcg/kg/día durante dos días, es más eficaz que el albendazol.
2. Albendazol (400 mg/día durante tres días).
3. Tiabendazol: tabs. de 500 mg, en dosis de 2 tab./día con los alimentos o al acostarse por 3 días. Se pueden repetir iguales dosis pasados 15 días.

Para la estrongiloidosis diseminada, el tratamiento con ivermectina debe continuarse por al menos cinco a siete días o hasta que se erradiquen los parásitos.

-Oxiuriasis:

Es una infección causada por parásitos del intestino grueso producida por el Enterobius vermicularis.

Ciclo vital:

Es un nematodo de pequeño tamaño y de color blanco, que habita en el ciego y en porciones adyacentes del intestino grueso y delgado. El macho mide 4 mm de longitud y la hembra de 10 a 12 mm. Las hembras fecundadas emigran a través del intestino grueso, en general durante la noche, franquean el esfínter anal, ponen sus huevos alrededor del ano y luego mueren.

Cada hembra deposita unos 11000 huevos y vive alrededor de 30 días. Los huevos son ovales, con una característica cara plana, miden 55 x 25 µm y tienen una envoltura delgada semitransparente. (1)

Después de la puesta, en pocas horas, se desarrolla en su interior un embrión y adquieren capacidad infectante. La mayoría de estos no es viable al cabo de 2 o 3 días. Luego los huevos se trasmiten al llevarse la mano a la boca.

Los huevos ingeridos por la boca incuban a larvas y maduran a la forma adulta. Este ciclo vital tarda casi un mes y los gusanos adultos sobreviven durante casi dos meses.

Los parásitos alcanzan la madurez en el aparato gastro intestinal inferior en un período de 2 a 6 semanas. El gusano hembra emigra hacia la región perianal (generalmente por la noche) para depositar sus huevos en los pliegues cutáneos. La sustancia pegajosa y gelatinosa en que se depositan y los movimientos de la hembra causan prurito.

Transmisión:

La enfermedad es muy contagiosa, se transmite por vía fecal-oral, y no es rara la autoinfestación. La patogenia desarrollada por los adultos es consecuencia de su incorporación a la mucosa intestinal y depende de la carga parasitaria que alberga el paciente. A veces pueden alcanzar localizaciones ectópicas, como el apéndice, y provocar apendicitis si el número de vermes es grande.

Desde el punto de vista epidemiológico el Enterobius vermicularis presenta una distribución mundial, siendo especialmente común en áreas urbanas de regiones templadas superpobladas con escasa higiene. La enfermedad es extremadamente contagiosa y se adquiere por ingestión de huevos.

La facilidad con que se extiende como consecuencia del rascado perianal y transporte de huevos infecciosos por las manos o por debajo de las uñas a la boca. Por la facilidad de transmisión de persona a persona, la enterobiasis es común entre miembros de la familia. Por lo que se debe preguntar a todos los miembros de la familia sobre la posibilidad de estar contagiados también con el oxiuro.

Manifestaciones clínicas:

Después de 2-4 semanas de la ingestión de los huevos aparecen gusanos adultos en la región anal, que pueden ocasionar prurito perianal, sobre todo nocturno, insomnio, irritabilidad y desasosiego. A veces pueden aparecer infecciones bacterianas secundarias como consecuencia del rascado.

Es una de las enfermedades por helmintos más frecuente en el hombre, siendo el grupo de los niños en edad escolar los más afectados.

La mayor parte de las infecciones por oxiuros es asintomática. El prurito perianal constituye el síntoma cardinal. Suele empeorar por la noche debido a la migración nocturna de las hembras, y a veces provoca excoriaciones con sobreinfección bacteriana. Se ha descrito que las infecciones masivas producen dolor abdominal o dolor pélvico y pérdida de peso. (2,10)

En mujeres, la migración desde el ano a la vagina puede ocasionar vaginitis, leucorrea y posiblemente infección urinaria. En muy pocas ocasiones, los oxiuros invaden el aparato genital femenino y ocasionan vulvovaginitis y granulomas pélvicos o peritoneales. La eosinofilia es poco frecuente.

Diagnóstico:

El diagnóstico puede establecerse al observar oxiuros hembra en la superficie de las heces o en los márgenes del ano. Es raro, en cambio, encontrar los huevos en las heces, y resulta más fácil recogerlos de la mucosa anal utilizando una cinta adhesiva, que se aplica en las márgenes del ano por la mañana, esta prueba se conoce como La prueba de Graham o la cinta de Graham.

Después de pasar la lámina a un portaobjetos de microscopio, el estudio con bajos aumentos revelará los huevos característicos de oxiuro, que son ovalados, miden 55 x 25 micras y están aplanados por un lado.

Los huevos de Enterobius vermiculares no se eliminan en las heces, y por tanto el diagnóstico no se puede establecer con los análisis convencionales para huevos y parásitos.

Tratamiento:

Los niños y adultos infectados deben tratarse con:

1. Mebendazol: tab. de 100 mg, 2 veces al día por 3 días. Se puede repetir el ciclo después de 1 semanas.
2. Albendazol: tabs. de 200 o 400 mg. En dosis única de 400 mg. Este tratamiento se puede repetir después de 1 semana.

3. Pamoato de pirantel (11 mg/kg en dosis única; dosis máxima de 1 g), con repetición del tratamiento después de dos semanas.

Se recomienda tratar a los miembros de la familia con el fin de eliminar reservorios asintomáticos, para evitar una posible reinfección.

Bibliografía:

1. Farreras Rozman. Medicina interna, Ediciones Hartcourt, 14 edición, Año:2000
2. Harrison. Principios de medicina interna, Ediciones Mc Graw-Hill, 17 edición, Año: 2008
3. H. Silva-Díaz, *et al.* Características clínicas y epidemiológicas de la estrongiloidiasis en un hospital del Norte del Perú. Infectio 2018; 22(3): 131-135
4. Bisoffi Z, Buonfrate D, Montresor A, Requena-Méndez A, Muñoz J, Krolewiecki AJ et al. *Strongyloides stercoralis*: a plea for action. PLoS Negl Trop Dis. 2013 May 9;7(5):e2214.
5. Yoendry Guevara-Almeida. Miguel Damián Junco-Bonet. Alexis Salgado-Lezcano. Obstrucción intestinal por Áscaris lumbricoides. Rev. Arch Med Camagüey Vol23(4)2019
6. Rodríguez Soto Juan Carlos. Contreras Quiñones Marisol. Factores sociales e incidencia de enterobius vermicularis en instituciones educativas de nivel inicial del distrito de Cascas. In Crescendo. Institucional. 2015; 6(1): 21-32
7. R. Ruiz Giardin, F.J. Zufía García, B. López Serrano. Un caso de eosinofilia por *Trichuris trichiura*. Vol. 12 – Núm. 2– Febrero 2002, MEDIFAM 2002; 12: 156-157
8. Igual Adell R et al. Estrongiloidiasis: epidemiología, manifestaciones clínicas y diagnóstico. Experiencia en una zona endémica: la comarca de La Safor (Valencia). Enferm Infecc Microbiol Clin 2007;25 Supl 3:38-44
9. Hernández-Castro C. Strongyloides stercoralis: un geohelminto olvidado. Medicina & Laboratorio 2014; 20: 383-398. Volumen 20, Números 7-8, 2014.
10. N. Báez López, J. Pereira Boan, S. Ruiz Aliende, C. Marne Trapero. Prueba de Graham y enterobiasis; resultados de 11 años. Servicio de Microbiología. Hospital Universitario Miguel Servet. Zaragoza. España, Rev Pediatr Aten Primaria. 2013;15:53.e1-e3, ISSN: 1139-7632
11. Belda Rustarazo S, Morales Suárez-Varela M, Gracia Antequera M, Esteban Sanchis JG. Enteroparasitosis en población escolar de Valencia. Aten Primaria. 2008;40:641-5.

12. Carrada-Bravo T. Uncinariasis: ciclo vital, cuadros clínicos, patofisiología y modelos animales. Rev Mex Patol Clin, Vol. 54, Núm. 4, pp 187-199 • Octubre - Diciembre, 2007

13. Carrada Bravo Teodoro. Trichuriosis: Epidemiología, diagnóstico y tratamiento. Rev Mex Pediatr 2004; 71(6); 299-305

14. Acuña A, Da Rosa D, Colombo H, Saul S, Alfonso A, Combol A, et al. Parasitosis Intestinales en guarderías de Montevideo. Rev Med Urug 1999; 15(1):24-33.

15. Patricia Dall' Orso, Veronica Cantou, Karina Rosano, Karina De los Santos, Nora Fernández, Ruver Berazategui, Gustavo Giachetto. Ascaris lumbricoides, Complicaciones graves en niños hospitalizados en el Centro Hospitalario Pereira Rossell. Arch Pediatr Urug 2014; 85(3):149-154, Archivos de Pediatría del Uruguay 2014; 85(3)

16. Rafael Ángel G. Jorge Raad A. Jorge E. Pérez C. Juan C. Marín. Juan C. Hoyos. Uncinariasis: Hallazgo incidental durante CPRE. Rev. Colombiana de Gastroenterología / 20 (1) 2005

Titulo: Micosis de la piel y las uñas.

Autor: Dr. Jorge Serra Colina.

Introducción:

La diferentes enfermedades micóticas varían desde infecciones superficiales de la piel, pelo y uñas hasta infecciones generalizadas que como las micosis profundas que ponen en riesgo la vida del paciente.

Las micosis superficiales son un grupo de enfermedades producidas por hongos, que afectan la queratina de la piel y/o las mucosas. Se consideran entre las dermatosis más frecuentes y dentro de ellas encontramos: a las dermatofitosis, candidosis, pitiriasis versicolor, y tiña negra. (4,5)

Las micosis cutáneas son causadas por dermatofitos, los cuales infectan tejidos queratinizados, lo que incluye piel, folículos pilosos y uñas. Estos hongos dermatofitos invaden la epidermis y desencadenan una reacción inflamatoria, con eritema y prurito. La infección por dermatofitos se designa con base en la ubicación anatómica de las lesiones, por ejemplo, tiña del cuerpo (tronco, hombros, extremidades), tiña inguinal (áreas de la ingle, región perianal y perineal), tiña facial (áreas lampiñas de la cara), tiña de los pies (pies), tiña de las uñas (uñas) y tiña de la cabeza (cuero cabelludo).

Los tres géneros de dermatofitos son el Microsporum, Trichophyton y Epidermophyton, estos se asocian con infecciones en seres humanos.

Los miembros de este género pueden dividirse en tres grupos con base en sus reservorios naturales y potencial de infección: microorganismos antropofílicos, zoofílicos y geofílicos.

Esta parasitación del pelo puede ser endótrix (dentro del pelo) o ectoendótrix (dentro y fuera del pelo). Se clasifica clínicamente en tres tipos: (4,5)

1. Tiñas secas (microspórica y tricofítica),
2. Tiña inflamatoria o Querion de Celso.
3. Tiña fávica.

Epidemiologia:

La tiña es común en todo el mundo, y se calcula que cada año se realizan más de ocho millones de consultas al médico de la familia por síntomas relacionados con tiña.(15)

Patogenia:

Los hongos dermatofitos liberan enzimas proteolíticas y queratinasas a la piel. Estas enzimas exocelulares liberan nutrientes y facilitan la diseminación a través del estrato córneo. Se dirige una respuesta inmunitaria específica contra el microorganismo.

Cuando llega un conidio a la piel cabelluda, desarrolla un micelio que crece excéntricamente, alcanzando el infundíbulo piloso, desciende en su revestimiento córneo y penetra al pelo; los micelios descienden por el bulbo piloso hasta la zona queratinizada conocida como línea de Adams.
La papila pilar no afectada continúa elaborando el pelo que crece normalmente, pero emerge repleto de micelios que continúan invadiéndolo a medida que crece y por lo tanto pierde su estructura normal y se rompe a pocos milímetros de la superficie cutánea.(4,5)

Clasificación:

Las tiñas se clasifican de acuerdo al sitio de parasitación de los dermatófitos; su frecuencia de presentación es la siguiente: (4,5)

   A) Tiña de la cabeza 4-10%
   B) Tiña del cuerpo (piel lampiña) 15%
   C) Tiña de la ingle 4%.
   D) Tiña de la mano 2%.
   E) Tiña de los pies 30-45%.
   F) Tiña de las uñas (onicomicosis dermatofíticas) 30%.

Manifestaciones clínicas:

Cualquier dermatofito puede causar tiña corporal, la cual se caracteriza por placas anulares de descamación con bordes vesiculares eritematosos y un área central pálida. La tiña de la cara, al igual que la tiña del cuerpo, puede ser causada por cualquier dermatofito. Trichophyton rubrum y el Epidermophyton, floccosum son causas comunes de tiña inguinal, a su vez las infecciones por Candida pueden causar lesiones similares.

La tiña de los pies, la infección más común por dermatofitos, por lo general se manifiesta con aparición de grietas en los espacios digitales, descamación y maceración. Son comunes la hiperqueratosis y la descamación de los pies, y en casos crónicos hay descamación rojiza. La causa más común de tiña de los pies es Trichophyton rubrum. Lesiones similares a las de la tiña de los pies pueden ser causadas por hongos no dermatofitos, levaduras y bacterias.

La tiña de la cabeza es una enfermedad dermatofítica común en niños, pero es relativamente rara en adultos. Las manifestaciones clínicas varían de descamación difusa del cuero cabelludo a zonas dispersas de descamación con o sin alopecia. Puede presentarse rotura del cabello en el cráneo. El prurito no es un síntoma constante. La respuesta inflamatoria puede ser mínima o grave con la formación de un querión que se caracteriza por alopecia, aumento de tamaño del cuero cabelludo con dolor espontáneo o a la palpación, secreción purulenta y linfadenopatía localizada. T. tonsurans es el dermatofito más común asociado con tiña de la cabeza.

Diagnóstico:

Algunas lesiones cutáneas tienen características distintivas que permiten establecer el diagnóstico de presuncion y a menudo el tratamiento se inicia únicamente con base en el aspecto de las lesiones. Sin embargo, la facilidad para obtener muestras para examen microscópico y cultivo debe favorecer el diagnóstico definitivo.

El material obtenido por raspado de las lesiones cutáneas debe examinarse en preparaciones en fresco con la adición de solución de KOH a 10% para disolver restos celulares y detritos.

Las muestras para cultivos de hongos deben obtenerse de pacientes cuya anamnesis y exploración física, así como la revisión de muestras tratadas con KOH, no son concluyentes de diagnóstico de infección por dermatofitos. Se recomienda establecer el diagnóstico definitivo en pacientes antes de que se administren antimicóticos sistémicos generalizados.

Complicaciones:

Los sitios de tiña de los pies con frecuencia sufren sobreinfecciones por bacterias. En ocasiones estas infecciones son graves, en especial en individuos diabéticos, en pacientes que son sometidos a obtención de vena safena para injertos de derivación arterial coronaria y en pacientes con insuficiencia venosa significativa.

Tratamiento de las Infecciones cutáneas por hongos.

La mayor parte de infecciones de tiña pueden tratarse con fármacos tópicos solos. Muchos de estos antimicóticos se encuentran ampliamente disponibles tanto en productos de prescripción como de venta libre.

Entre los cuales tenemos los medicamentos imidazoles tópicos, como por ejemplo, el clotrimazol, miconazol, econazol y cetoconazol, que en general son bien tolerados y son eficaces cuando se administran cada 12 horas por al menos dos semanas.

Todas las alilaminas, lo que incluye terbinafina y naftifina (disponible en cremas a 1% o soluciones a 1%) proporcionan tasas de curación a 75% o más y requieren sólo una aplicación al día por periodos cortos. El tolnaftato en polvo es más apropiado que en crema, para la prevención de la tiña de los pies.

El tratamiento sistémico está indicado para pacientes que no responden al tratamiento tópico; para los que tienen infecciones que afectan el cuero cabelludo o el área de la barba, aquellos con áreas de hiperqueratosis en las palmas o plantas o que tienen enfermedad diseminada y para individuos con inmunodepresión.

Se ha demostrado la eficacia de la administración de:

1. itraconazol (200 mg), una vez al dia.
2. terbinafina (250 mg) y griseofulvina (500 mg de la preparación microcristalina a 375 mg de la formulación ultramicrocristalina). El tratamiento debe administrarse hasta que se resuelvan las lesiones.

-Onicomicosis en los pies.

Introducción:

En la actualidad, las onicomicosis representan un problema de salud pública para muchos países de la región. Es una infección cosmopolita de la lámina ungueal por dermatofitos que se puede adquirir a partir de una tiña de los pies. (4)

El término onicomicosis se refiere a la enfermedad de la uña causada por hongos. En el origen de la misma se involucran tres grupos de mohos: los dermatofitos, las levaduras y los mohos no dermatofitos.

El término onicomicosis incluye las infecciones ungueales por dermatofitos o por hongos no dermatofitos.

Los dermatofitos causan 80 a 90% de los casos de onicomicosis. (1,15)

La prevalencia de estas infecciones es cercana a 2% en adultos jóvenes y se incrementa a 20% en individuos de 40 a 60 años de edad. La onicomicosis ocurre en pacientes diabéticos a la misma tasa que en la población general pero conllevan mayor riesgo de sobreinfecciones bacterianas en la diabetes. (15)

La tiña ungueal puede ser causada por T. rubrum, T. mentagrophytes y E. floccosum.

Los agentes causales más frecuentes son: T. rubrum 87%,T. mentagrophytes 9% y otros dermatófitos 4%. En asociación con Candida 3% y con otros mohos 2%. (4,5)

El término dermatofitosis es usado para describir la infección por hongos del género Microsporum, Trichophyton y Epidermophyton. Los dermatofitos son hongos filamentosos, septados e hialinos, cuyas hifas penetran en el estrato córneo de piel y la uñas produciendo la infección. (1)

La onicomicosis es una afección que es necesario conocer debido a las siguientes características que presenta: (1)

- Las onicomicosis son la principal causa de enfermedad de la uña en los países desarrollados y a nivel mundial se ha encontrado un incremento en los últimos años.

- Han sido consideradas por diferentes autores como las micosis superficiales más difíciles de diagnosticar y tratar, planteándose que aun cuando aparentemente se realiza un diagnóstico y tratamiento correcto, uno de cada cinco pacientes no se cura.

- Las onicomicosis pueden tener resultados significativamente negativos en lo emocional y social, pudiendo los afectados experimentar vergüenza, ser tratados como personas con malos hábitos de higiene, como probables fuentes de infección para sus compañeros y amistades, lo que afecta su autoestima y las aísla social y laboralmente.

- En lo laboral la presencia de una onicomicosis puede condicionar diferentes actividades, por ejemplo, manipuladores de alimentos, maestras, secretarias, trabajadores de clubes deportivos, entre otros, impidiéndoles desempeñarse normalmente en sus funciones.

El reintegro a sus tareas habituales es variable en función del número de uñas afectadas, de la extensión de las lesiones y del agente causal.

- Muchas veces las onicomicosis son tratadas exclusivamente como un problema cosmético de importancia relativamente menor, desconociéndose el impacto real que tiene esta enfermedad, alterando la calidad de vida de los pacientes en todos los aspectos antes mencionados. De todos lo anterior planteado se infiere que las onicomicosis ocasionan una elevada morbilidad en la población general, siendo su diagnóstico y tratamiento dificultosos. (1)

Epidemiología.

Las onicomicosis tienen una distribución universal, y se describe que la prevalencia de las onicomicosis aumentan con la edad, siendo poco frecuente su presentación en niños, aumentando significativamente en adultos mayores de 55 años y alcanzando una incidencia de hasta 48% entre la población mayor de 70 años de edad. (1)

Sin embargo los reportes sobre prevalencia de esta enfermedad en población general son contradictorios.
Se han realizado numerosos estudios poblacionalesque muestran cifras basadas en los aspectos clínicos.
En España en un estudio de 10.000 habitantes se determinó una prevalencia de 2,6%(1,6); en el Reino Unido 2,7% sobre 9.000 habitantes (1); en Estados Unidos 2%-3% y en Guatemala 2,6%(1), sin embargo la prevalencia aumenta cuando se incluyen datos de laboratorio, como en Finlandia, con una prevalencia de 8,4%(1,8).

Manifestaciones clínicas:

La clasificación clínica de los onicomicosis se basa en el sitio y mecanismo de invasión del hongo a la uña. (4,6)

A) Onicomicosis subungueal distal y lateral. (OSDL)
B) Onicomicosis blanca superficial. (OBS)
C) Onicomicosis subungueal blanca proximal. (OSBP)
D) Onicomicosis distrófica total.(ODT)
E) Onicomicosis blanca superficial.(OBS)

La OSDL es la variedad clínica más común, la invasión comienza en el hiponiquio y en el borde distal y lateral de la lámina ungueal, extendiéndose de forma lenta y progresiva hacia el sector proximal de la uña. (1)

En el sitio de penetración puede existir una paroniquia leve, que retrocede o evoluciona a la cronicidad, siendo el signo inicial de la uña infectada, una superficie estriada o deprimida y una mancha blanquecino-amarillenta que se extiende indefectiblemente hacia la base de la uña.

La infección fúngica del lecho ungueal es el estímulo para la producción de queratina, lo que posteriormente causa una hiperqueratosis subungueal y en consecuencia engrosamiento de la lámina, además la uña se vuelve friable en forma progresiva desencadenando una distrofia total de la misma.(1)

La queratina subungueal contiene abundantes hifas, que finalmente pueden invadir la lámina externa de la uña. Estas alteraciones favorecen la sobreinfección bacteriana y fúngica (hongos que forman parte de la flora). (1)

La OBS es menos frecuente que la anterior, se estima que aproximadamente 10% de las onicomicosis se presentan bajo esta forma clínica; es más frecuente en uñas de pies y sobre todo las de primer dedo. (1,3)

Se caracteriza por la afectación del estrato superficial de la lámina ungueal en cualquier sector (lateral, proximal, distal, centro) con manchas blancas, opacas en un área bien delimitada. Al principio estas lesiones pueden ser punteadas, de bordes irregulares, únicas o múltiples, las que se van extendiendo y coalescen a medida que la invasión progresa, en este sector la uña se torna quebradiza, blanda y áspera.

Posteriormente la infección puede extenderse a través de la lámina ungueal e infectar el estrato córneo del lecho ungueal e hiponiquio. El hongo causante más frecuente en la Onicomicosis superficial es el Trichophyton mentagrophytes var interdigitalis. (1,3)

La OSBP, es también conocida como onicomicosis proximal subungueal (OPS), es un tipo clínico de aparición infrecuente. Afecta por igual uñas de manos y pies y es causada por *T. rubrum*. Puede verse esta presentación en candidiasis. Ocurre cuando los hongos penetran por el pliegue proximal de la uña (en el área de la cutícula), invadiendo la lámina ungueal y migrando distalmente, comprometiendo en este proceso la matriz ungueal. (1)

En la clínica esto se traduce por hiperqueratosis subungueal, onicolisis proximal, leuconiquia y destrucción de la lámina ungueal en el sector proximal. (1)

Diagnóstico:

El diagnóstico de onicomicosis es clínico, epidemiológico y micólogico.

El aspecto clínico de la lesión ungueal es orientador con relación a la posible causa micótica de la onixis, así como también podrá sugerir el agente causal de la misma.

En relación con los datos epidemiológicos, la procedencia del paciente puede orientar en la valoración de cultivos de especies exóticas o pocos frecuentes; también interesan los antecedentes de otras infecciones relacionadas, como tiña pedis, dada la frecuente asociación que se ha encontrado entre éstas y las onicomicosis; contacto con posibles focos infectantes, como otras personas o animales; la ocupación que favorezca el desarrollo de la micosis; el antecedente de traumatismo ungueal, etcétera.

Además se describe que el estudio micológico es el confirmatorio de la causa micótica específica de la onixis. (1)

Diagnóstico diferencial:

Entre las enfermedades con signos y síntomas similares a las onicomicosis se encuentran las siguientes:

1. psoriasis (la más común de estas alteraciones)
2. Liquen plano.
3. Infecciones bacterianas.
4. Dermatitis de contacto.
5. Onicodistrofia traumática.
6. Paquioniquia congénita.
7. Tumores del lecho de la uña.
8. Onicolisis idiopática.
9. Síndrome de la uña amarilla.

Tratamiento:

El tratamiento de las onicomicosis puede ser dificultoso y prolongado, se divide en tratamiento tópico y sistemico, los medicamentos que más se indican en los pacientes son el fluconazol, ketoconazol, el itraconazol, terbinafina.

Tratamiento tópico:

El uso de antifúngicos tópicos sería lo ideal, ya que prácticamente no produce efectos colaterales, pero proporciona resultados pobres en la mayoría de las onicomicosis y actualmente se emplean como coadyuvantes de la terapia sistémica. (1,10)

Existen diferentes presentaciones comerciales: cremas, ungüentos y soluciones con antifúngicos tales como bifonazol, isoconazol, tioconazol, miconazol, sertaconazol, amorolfina, ciclopiroxolamina. (1)

Los tratamientos tópicos no suelen ser eficaces en las infecciones ungueales, salvo en las de tipo blanco superficiales, en las que la infección sólo afecta la superficie ungueal. (2)

Tratamiento sistémico:

El tratamiento incluye en muchos casos una combinación de terapia tópica y sistémica Los antifúngicos sistémicos empleados clásicamente en el tratamiento de las onicomicosis son la griseofulvina y el ketoconazol; pero alrededor de los años 1990 fueron desplazados por itraconazol, fluconazol y terbinafina, con los que se obtienen mejores resultados en períodos de tiempos más cortos y con mayor seguridad para el paciente. (1)

1. itraconazol (200 mg/día) o terbinafina (250 mg/día). Se usa para pacientes con enfermedad ungueal. La duración del tratamiento es de dos a tres meses para las uñas de los dedos de las manos y de cuatro a seis meses para las uñas de los pies.
2. tratamiento en pulsos con itraconazol y terbinafina. Es una alternativa, se usa en la recaída de la enfermedad ungueal.

Tratamiento combinado:

La terapia combinada, usando un medicamento antifúngico vía oral y otro de administración tópica, ha demostrado mejores resultados que el uso aislado de uno u otro. La asociación de dos antifúngicos orales se ha considerado riesgosa por las posibilidades de potenciar la hepatotoxicidad y nefrotoxicidad. (1)

Bibliografía:

1. Ballesté Raquel, Mousqués Nélida, Gezuele Elbio. Onicomicosis. Revisión del tema. Rev. Méd. Urug. vol.19 no.2 Montevideo ago. 2003
2. Manual de Merck. Ediciones Harcourt. Decima edición. 1999.
3. Elewski BE. Onychomycosis: pathogenesis, diagnosis and management. Clin Microbiol Rev 1998; 11(3): 415-29.
4. Ma. del Carmen Padilla. Micosis superficiales. Rev Fac Med UNAM Vol.46 No.4 Julio-Agosto, 2003
5. Bonifaz A, López R, Padilla C. 1er Consenso Micosis superficiales. Dermatología Rev. Mex 1999; 43(2): 80-88.
6. Bergfeld W, Daniel R, Elewski B, Drake L, Odom R. Superficial fungal infections-focus on diagnosis, treatment and quality of life. Clinical Courier. Cleveland, Ohio, USA. 1996;14(3).
7. Sais G, Jucgla A, Peyri J. Prevalence of dermatophyte onychomycosis in Spain: a cross-septional study. Br J Dermatol 1995; 132: 758-61.
8. Heikkila H, Stubb S. The prevalence of onychomycosis in Finland. Br J Dermatol 1995; 133: 699-703.
9. Dayana Cobos Lladó, Leonel Fierro Arias, Ivonne Arellano Mendoza y Alexandro Bonifaz. La onicomicosis y su influencia en la calidad de vida. Dermatologia CMQ 201 6 ; 1 4 (4) : 318 – 327
10. Llambrich A, Lecha M. Tratamiento actual de las onicomicosis. Rev Iberoam Micol 2002; 19: 127-9.
11. Marlon Ulloa Fallas. Carlos A. Zumbado Salazar. Onicomicosis causadas por Hongos Miceliales no dermatofitos. Revista medica de Costa rica y centroamerica, LXXI. (612) 733-736, 2014.

12. Daniela A. Alfaro S,Carmen G. González F. Onicomicosis en pediatría: Actualización y tratamiento. Santiago de Chile. Rev Chil Pediatr. 2020;91(1):

13. Natalia Vargas-Navia, Geovanna A. Ayala Monroy, Catalina Franco Rúa, Juan Pablo Malagón Caicedo, Juan Pablo Rojas Hernández. Tiña Capitis en niños. Rev Chil Pediatr. 2020;91(5):773-783

14. Leonardo Sánchez-Saldaña, Rebeca Matos-Sánchez, Héctor Kumakawa Sena. Infecciones micóticas superficiales. Dermatología Peruana 2009, Vol 19(3)

15. Harrison. Principios de medicina interna, Ediciones Mc Graw-Hill, 17 edición, Año: 2008

Titulo: Infección gonocóccica.

Autor: Dr. Jorge Serra Colina.

Introducción:

La gonorrea es una infección de transmisión sexual del epitelio que puede manifestarse como cervicitis, uretritis, proctitis y conjuntivitis.

La gonococia es una infección bacteriana de transmisión sexual causada por Neisseria gonorrhoeae. La enfermedad se conoce desde los tiempos de Galeno (siglo II a.C.). Esta no se reconoció como enfermedad de transmisión sexual hasta el siglo XIII, y no fue hasta el siglo XIX que se diferenció de la sífilis.

Si no se trata esta entidad, las infecciones de estas zonas pueden ocasionar complicaciones locales como endometritis, salpingitis, absceso tuboovárico, bartholinitis, peritonitis y perihepatitis en la mujer; periuretritis y epididimitis en el varón y provoca en el recién nacido conjuntivitis gonocócica. A su vez la gonococemia diseminada es un fenómeno infrecuente, cuyas manifestaciones comprenden lesiones cutáneas, tenosinovitis, artritis y en raras ocasiones, endocarditis o meningitis.

El agente causal de la enfermedad es la bacteria Neisseria gonorrhoeae, que es un microorganismo gramnegativo, no móvil, no formador de esporas que crece aislado o en pares (es decir, en forma de monococo y diplococo, respectivamente).

Es un patógeno exclusivo de seres humanos y posee en promedio tres copias de genoma por unidad cócica; esta poliploidía permite un alto nivel de variaciones antigénicas y de supervivencia del microorganismo en un hospedador. Los gonococos, como todas las restantes especies de Neisseria, son oxidasapositivos.

Patogenia:

La bacteria N. gonorrhoeae se adhiere a las células epiteliales de las mucosas (uretral, endocervical, conjuntival, faríngea o rectal) mediante los pili y la proteína II. Únicamente las bacterias con fimbrias (pili) son capaces de producir infección. La adhesión puede ser parcialmente bloqueada por la secreción de anticuerpos locales contra los principales epítopos de las fimbrias (pili) y las otras proteínas de la membrana.

Una proteína importante de la superficie gonocócica en la adherencia a las células epiteliales es la proteína relacionada con opacidad (Opa, denominada anteriormente proteína II). La Opa contribuye a la adherencia intergonocócica, determinante del carácter opaco de las colonias de gonococos en el agar translúcido y de la adherencia del microorganismo a diversas células eucariotas, entre ellas los polimorfonucleares (PMN).

La porina (anteriormente denominada proteína I) es la proteína más abundante de la superficie gonocócica, y supone más de 50% del total de proteína de la membrana externa del patógeno.

Para que el gonococo pueda crecer y reproducirse en las superficies mucosas es necesario que sea capaz de captar el hierro extracelular. Ésta es la función específica de las proteínas fijadoras de hierro.

Se ha demostrado que la transferrina y el hierro aumentan la adherencia de N. gonorrhoeae privado de hierro a las células endometriales del ser humano. Entonces N. gonorrhoeae produce la proteasa IgA1 y quizá lo protege de la acción de la IgA mucosa.

Una vez fijado al epitelio, el gonococo penetra hasta el espacio subepitelial mediante un proceso de endocitosis intracelular iniciado por la proteína I y también por paso entre las células epiteliales.

Durante este proceso aparecen las bacterias P-, es decir, sin pili, que pueden presentar también variaciones antigénicas. Estos cambios condicionan un mejor crecimiento in vivo y una mayor capacidad de diseminación.

Los componentes del peptidoglicano de la pared bacteriana poseen una función citotóxica, con activación de la cascada del complemento y liberación de TNF-a (factor de necrosis tumoral), contribuyendo a la reacción inflamatoria característica de la enfermedad gonocócica.

Otra proteína de la membrana externa que vale la pena mencionar es la H.8, lipoproteína que abunda en la superficie de todas las cepas de gonococo y que constituye un buen objetivo para las pruebas de diagnóstico basadas en anticuerpos.

Epidemiologia:

La infección gonocóccica, es una infección de transmisión sexual en aumento en las últimas décadas.

Se dice que su distribución en la población no es uniforme, siendo mas frecuente en un sexo que en otro, o en un grupo de edad, siendo mas frecuente en personas jóvenes. (1,2,3)

La gonorrea afecta de manera predominante a los miembros jóvenes de las poblaciones urbanas, de raza diferente de la blanca, solteros y con menor nivel educativo.

El hombre constituye el único huésped natural de N. gonorrhoeae. La incidencia y prevalencia de la gonococia se relaciona con la edad, sexo, raza, nivel socioeconómico, lugar de residencia (áreas urbanas, suburbanas, rurales, etc.) y nivel educativo, es decir, con aquellos factores que condicionan la conducta sexual. En países en vías de desarrollo de África y Asia es una enfermedad endémica y muy común. En el mundo occidental su incidencia fue muy elevada durante las dos guerras mundiales, para disminuir a partir de 1945-1950 a causa de la masiva utilización de la penicilina.

Para años después volver a aumentar en los años 1960-1970 debido a la liberalización de los hábitos sexuales y finalmente disminuir a partir sobre todo de mediados de los ochenta ligado a la prevención del HIV.

En cuanto a esta enfermedad en México la tasa de incidencia por 100 mil habitantes tuvo una tendencia decreciente en el periodo de 1987 a 2013: pasó de 21.27 a 1.35. Sin embargo, a partir de entonces se produjo un repunte paulatino que en el año 2017, cuando alcanzó una incidencia de 4.73. (4)

La incidencia de la gonorrea ha disminuido en grado relevante en varios países como Estados Unidos, pero en 2006 seguía habiendo alrededor de 325 000 nuevos casos declarados, por lo que la gonorrea continúa siendo un problema importante de salud pública mundial, es una causa importante de morbilidad en los países pobres y puede desempeñar una función facilitadora de la transmisión del virus de inmunodeficiencia adquirida. (1,2)

Manifestaciones clínicas:

En los hombres, el período de incubación es de 2 a 14 días. Afecta de forma primaria a la uretra (uretritis) y recibe el nombre de gonorrea (purgaciones).

El comienzo suele estar marcado por molestias leves en la uretra, seguidas horas más tarde por disuria y exudado purulento. La polaquiuria y la micción imperiosa aparecen cuando la enfermedad se extiende a la uretra posterior. Se caracteriza por la aparición de disuria y un exudado uretral de aspecto purulento, formado principalmente por células epiteliales descamadas y polimorfonucleares, aunque también puede ser mucoide. El meato uretral presenta eritema y aspecto edematoso.

Entre un 5 y un 10% de los pacientes no presentan síntomas y constituyen una de las fuentes de propagación de la infección a la comunidad.

La afección de la uretra posterior se manifiesta por tenesmo, micción dolorosa y aparición de gotas de sangre al final de la misma.

Los homosexuales o bisexuales pueden adquirir infección rectal. Suele ser asintomática, aunque en algunos casos se desarrolla proctitis con prurito, tenesmo y dolor anorrectal, acompañado de secreción rectal mucopurulenta o sanguinolenta.

En las mujeres, los síntomas suelen comenzar de 7 a 21 dias después de la infección. Aunque de manera freceunte son leves, también pueden ser intensos al comienzo, con disuria, polaquiuria y exudado vaginal. El cérvix y los órganos reproductores más profundos constituyen la localización más frecuente de la infección, seguidos por la uretra, el recto, los conductos de Skene y las glándulas de Bartolino.

El cérvix puede aparecer enrojecido y friable, con exudado mucopurulento o purulento. Es posible exprimir pus desde la uretra al presionar la sínfisis del pubis, o desde los conductos de Skene o las glándulas de Bartolino. La salpingitis representa una complicación frecuente.

Se localiza en el epitelio columnar endocervical, en el 80% de los casos existe una infección uretral concomitante. La sintomatología aparece a los 8-10 días de adquirir la infección, limitándose a menudo a la aparición de leucorrea con secreción cervical mucopurulenta, acompañada o no de disuria.

Localmente pueden afectarse las glándulas de Bartholin, formando un absceso generalmente unilateral y doloroso.

La infección gonocócica ascendente se da en el 15-20% de las mujeres y se manifiesta inicialmente por salpingitis con dolor en el tercio inferior del abdomen, leucorrea, metrorragias, fiebre, dolor al caminar y leucocitosis.

Puede causar una enfermedad inflamatoria pélvica (EIP), la cual abarca los términos de endometritis, salpingitis y peritonitis, que a menudo ocurren simultáneamente, siendo difíciles de diferenciar clínicamente.

Hasta un 50% de pacientes no presenta síntomas, constituyendo un reservorio de la infección.

La mujer puede adquirir también infección anorrectal y orofaríngea en función de sus prácticas sexuales. Las que en su mayoría acostumbran a ser asintomáticas. La detección de N. gonorrhoeae en la mucosa rectal femenina también puede ser debida a simple colonización desde las secreciones vaginales.

Las mujeres embarazadas que presenten gonorrea grave le pueden transmitir la enfermedad al recién nacido durante el parto. (10)

Se plantea que el 50% de los casos con uretritis gonorreica tienen coinfección simultánea por Chlamydia trachomatis. (7)

Gonorrea ocular en adultos:

La gonorrea ocular en un adulto suele ser resultado de la autoinoculación a partir de una zona genital infectada. Como sucede en la infección genital, puede manifestarse como un cuadro grave o en ocasiones leve o asintomático.

La infección llega a provocar un llamativo edema palpebral, intensa hiperemia y quemosis, y una profusa secreción purulenta. La conjuntiva inflamada de forma masiva puede cubrir la córnea y el limbo. En ocasiones puede provocar úlceras corneales. (1,2)

Gonorrea en recién nacidos:

La forma más común de gonorrea en los recién nacidos es la conjuntivitis gonocócica del recién nacido (oftalmía neonatal), consecuencia de la exposición a las secreciones infectadas del cuello uterino durante el parto. Esta se trata con la instilación en los ojos del recién nacido de un fármaco profiláctico, por ejemplo, gotas de nitrato de plata a 1% o colirios con eritromicina o tetraciclina) es una medida rentable de prevención de la conjuntivitis gonocócica neonatal.

Gonorrea en embarazadas:

Se observa faringitis que es casi siempre asintomática, unido al riesgo de salpingitis y EIP, que es elevado durante el primer trimestre.

En el embarazo la gonorrea puede tener graves consecuencias para la madre y el niño. La identificación de una gonorrea en las fases tempranas de la gestación señala además un mayor de riesgo de contraer otras ITS, en especial de infección por Chlamydia y sífilis. (2)

Las complicaciones comunes de la infección gonocócica materna al término del embarazo incluyen rotura prolongada de membranas, parto prematuro, corioamnioitis, infección del muñón del cordón umbilical y septicemia del recién nacido (con detección de N. gonorrhoeae en el aspirado gástrico del recién nacido durante el parto).

-Infección gonocócica diseminada (IGD):

Esta se desarrolla en cerca del 3% de los individuos infectados. Las cepas de gonococos productoras de infecciones diseminadas se caracterizan por tener requerimientos nutricionales especiales y mayor resistencia a la acción bactericida del suero. Aparece la artritis gonocócica como consecuencia de la bacteriemia por gonococo.

Se manifiesta clínicamente por la aparición de fiebre, poliartralgias y lesiones cutáneas diversas (síndrome artritis-dermatitis). La lesión articular inicial es una tenosinovitis que afecta a varias articulaciones de forma asimétrica, siendo las más implicadas rodilla, codo, muñeca, dedos y tobillos. (1,7)

Las lesiones cutáneas se localizan preferentemente en manos, pies y tercio distal de las extremidades. Aparecen muy precozmente, son indoloras y presentan aspecto variable, desde máculo-pápulas eritematosas hasta vesículo-pústulas con base purpúrica. Suelen desaparecer de manera espontánea a los pocos días. (1,7)

Las principales complicaciones de la infección gonocócica diseminada son:

1. Lesiones articulares, artritis, tenosinovitis.
2. Lesiones cutáneas, dermatitis.
3. Perihepatitis o síndrome de Fitz-Hugh-Curtis.
4. Endocarditis. (Esta tiene una evolución rápida y provoca gran destrucción valvular)
5. Meningitis.
6. Estenosis uretral.
7. Infertilidad en los hombres, por epididimitis no tratada.
8. Complicaciones en el embarazo como parto prematuro, corioamnioitis, infección del muñón del cordón umbilical.

Diagnostico:

La tinción de Gram de un exudado uretral o endocervical donde se visualicen diplococos gramnegativos en el interior de los leucocitos constituye el método de elección para el diagnóstico presuntivo de la gonococia. En exudados uretrales purulentos la sensibilidad y especificidad de esta técnica se acerca al 100%, y en exudados cervicales la sensibilidad es sólo del 50%, aunque su especificidad es muy elevada.

Las muestras se deben recoger con torundas de dacrón o de rayón. Parte de la muestra se debe inocular en una placa de medio de Thayer-Martin modificado u otro medio selectivo de cultivo. Es importante procesar de inmediato todas las muestras, porque los gonococos no soportan la desecación. (6)

En la tinción de Gram del endocérvix frecuentemente se observan polimorfonucleares (PMN) y su número excesivo (mayor o igual a 30 PMN) por campo en cinco campos microscópicos de inmersión en aceite a 1000x) establece la presencia de un exudado inflamatorio.

El éxito del cultivo depende en gran medida de la calidad de la muestra. La muestra uretral debe obtenerse mediante la introducción de una torunda fina de 2 a 4 cm en el interior de la uretra masculina. En la mujer, tras colocación de un espéculo, se limpia la secreción del exocérvix y se inserta en el cérvix uterino un escobillón de 2-4 cm, al que se aplicará un movimiento de rotación.

El diagnóstico definitivo se establece por el aislamiento del gonococo mediante cultivo o por la detección de su ADN mediante técnicas genéticas.

-Análisis que son tan sensibles como las técnicas convencionales de cultivo.

Se utilizan las sondas de ácidos nucleicos en ocasiones sustituyen al cultivo para la detección directa de N. gonorrhoeae en muestras urogenitales. Un análisis común emplea una sonda de ADN quimioluminiscente no isotópica que produce hibridización específica con el ARN ribosómico 16S gonocócico.

Diagnóstico diferencial:

El diagnóstico diferencial de la uretritis gonocócica debe realizarse con las siguientes patologías:

Diagnostico diferencial:
Uretritis por Clamydia Trachomatis.
Uretritis por Ureaplasma urealyticum.
Enfermedad inflamatoria pélvica no gonocócica.
Epididimitis no gonocócica.
Proctitis.
Cervicitis no gonocócica.

Tratamiento:

Antes de empezar el tratamiento contra el gonococo hay que saber algunos aspectos que son;

1) La demostración de la eficacia de la monodosis, que además supone un bajo coste, menores efectos secundarios y seguridad en el cumplimiento del tratamiento.

2) La elevada proporción de cepas de N. gonorrhoeae resistentes a penicilina, incluyendo ampicilina, amoxicilina o tetraciclina. (El gonococo adquirió resistencia contra los antimicrobianos, ya sea por mutaciones cromosómicas o al adquirir factores R (plásmidos).

3) Una elevada frecuencia de coinfecciones con C. trachomatis.

4) La aparición de ciertas complicaciones.

Medidas de prevención:

Usar condón o preservativos, de forma adecuada durante las relaciones sexuales, lo que da una protección eficaz contra la transmisión y la adquisición de gonorrea, así como contra otras infecciones transmitidas desde las superficies mucosas genitales o hacia ellas.

Medidas especificas;

Existen regímenes terapéuticos de dosis única con alta eficacia para infecciones gonocócicas no complicadas. Entre estos medicamentos están los siguientes:

Para la infección gonocóccica no complicada de cuello uterino, uretra, faringe o recto, se puede indicar:

-Régimen de primera línea:

1. Ceftriaxona (125 mg IM, dosis única).
2. Cefixima (400 mg por vía oral, dosis única) más tratamiento contra Chlamydia si no se descarta infección por esta bacteria:
3. Azitromicina (1 g por vía oral, dosis única) o Doxiciclina (100 mg por vía oral cada 12 h por 7 días)

-Régimen alternativo:

1. Ceftizoxima (500 mg IM, dosis única) o Cefotaxima (500 mg IM, dosis única)

2. Espectinomicina (2 g IM, dosis única)

3. Cefotetán (1 g IM, dosis única) más probenecid (1 g por vía oral, dosis única)

4. Cefoxitina (2 g IM, dosis única) más probenecid (1 g por vía oral dosis única)

Debido a la gran capacidad de *N. gonorrhoeae*, de alterar su estructura antigénica y adaptarse a los cambios en el microambiente, esta bacteria ha adquirido resistencia a varios antimicrobianos, por lo que el medico debe tener estos aspectos en cuenta, al momento de administrar algún medicamento.

Bibliografía:

1. Farreras-Rozman. Temas de medicina interna, ediciones Hartcourt, 14, Edición, Año: 2000
2. Harrison. Principios de medicina interna, Ediciones Mc Graw-Hill, 17 edición, Año: 2008
3. Cynthia Ferreira. Mercedes Perendones. Enfermedad gonocócica diseminada. Reporte de un caso clínico. Rev. urug. med. interna. ISSN: 2393-6797 - Octubre de 2020 N°3: 31-36

4. Solórzano Santos Fortino. Reemergencia de Sífilis y Gonorrea en México. Enfermedades Infecciosas y Microbiología, vol. 38, núm. 4, octubre-diciembre 2018.

5. Indalecio Gustavo Martínez-Velasco, Ricardo Figueroa-Damián, Gilberto Vargas-Martínez, Nadia Flores-Espíndola, Mariana Aranzazú Guillén-González. Gonorrea y embarazo: a propósito de dos casos. Ginecol Obstet Mex. 2021; 89 (8): 662-669.

6. De la Cruz González R, Conde González CJ, Calderón Jaimes E. HIrata Vaquero e, Nardo Reyes L, Sánchez Mendoza R. Utilidad del examen microscópico para el diagnóstico de gonorrea. Salud publica de México, Volumen 29, Número 3 • Mayo-Junio de 1987

7. Carrada-Bravo Teodoro. Gonorrea diseminada: caso clínico y revisión del tema. Rev Fac Med UNAM Vol.50 No.1 Enero-Febrero, 2007

8. Asunción Díaz, Isabel Herrando, Mercedes Díez. Resistencias antibióticas de Neisseria gonorrhoeae: Una situación emergente. Boletín epidemiológico semanal, 2013 | Vol. 21 | nº 14 |178-192

9. José Miguel Villacís Nieto; Fátima Liliana Gavilanes Dávila; Alexander Jamil Valencia Intriago; Joselyn Ismenia Jiménez Campusano. Diagnóstico y tratamiento de la gonorrea. Recimauc Vol. 5 Nº 1 (2021)

10. European Centre for Disease Prevention and Control. Sexually transmitted infections in Europe 2011. Stockholm: ECDC; 2013.

Titulo: Blastocystis hominis.

Autor: Dr. Jorge Serra Colina.

Introducción:

Los protozoarios constituyen un grupo numeroso e importante dentro de los parásitos intestinales, siendo el Blastocystis hominis uno de ellos, se trata de un protozoario polimórfico del que se describen cuatro formas principales: forma de cuerpo central o vacuolada, granular, ameboide y el quiste. (2)

Es un protozoo con alta prevalencia en zonas tropicales y subtropicales tanto en la población inmunocompetente (3%) como inmunodeprimida (3-50%). Este suele coexistir con otros parásitos en la mitad de los casos. (4)

Se dice que existe controversia respecto a su patogenicidad, ya que en pacientes inmunocompetentes no suele dar clínica diarreica, así como en un gran número de pacientes con infección por el VIH/SIDA.

El Blastocystis hominis se conoce como el protozoo más común en muestras de heces de sujetos sintomáticos y asintomáticos y se transmite al hombre por ruta fecal oral en forma similar a Giardia lamblia y Entamoeba histolytica. Se ha señalado la transmisión por via fecal-oral, a través del consumo de agua no tratada o con pobres condiciones higiénico-sanitarias, además se sugiere la transmisión por los alimentos. De hecho la sintomatología clínica que produce es superponible a la que causan otros protozoos como *Giardia lamblia.* (4)

Blastocystis sp. es un microorganismo unicelular anaerobio perteneciente al reino Cromista y es frecuentemente hallado en el tracto gastrointestinal humano. (2)
La enfermedad producida por el protozoario es conocida como Blastocistosis.

Epidemiologia.

Este microorganismo Blastocystis sp., se halla distribuido mundialmente. Epidemias atribuidas a Blastocystis fueron reportadas en los inicios del siglo XX; sin embargo la aparición de brotes parece ser poco común.

La infección por *B. hominis*: no parece restringirse a condiciones climáticas ni a grupos socioeconómicos ni áreas geográficas. La infección probablemente tampoco se relaciona al sexo pero ella puede estar influenciado por la edad de los pacientes, su estado inmunológico y factores relacionados a la mala higiene. (3)
La ocurrencia de infección por Blastocystis se ha relacionado a condiciones climáticas sugiriéndose que las infecciones son mas frecuentes durante la

temporada de altas temperaturas; sin embargo otros estudios no han encontrado variación en el número de infecciones a través del año. (2)

La prevalencia de la infección ha sido determinada en varias comunidades; sin embargo los resultados deben ser evaluados cuidadosamente pues la mayoría de estudios se basan en muestras enviadas a laboratorios de parasitología y son asociadas mayoritariamente con pacientes sintomáticos.

En un estudio de clasificación genotípica basado en la reacción en cadena de polimerasa (PCR) aplicada a Blastocystis aislado en 5 poblaciones humanas obtenidas en Japón, Pakistán, Bangladesh, Alemania y Tailandia se obtuvo que el subtipo 3 fue el más frecuente, variando entre 41,7% a 92,3% de los grupos analizados. Los siguientes subgrupos en frecuencia fueron subtipo 1, subtipo 4. Los subtipos 2, 5 y 7 fueron raramente hallados. (2,7).

La literatura menciona modos posibles de transmisión de B. hominis a través del consumo de agua sin hervir o el consumo de alimentos en condiciones sanitarias no adecuadas.

Manifestaciones clínicas:

Los síntomas de esta infección no son específicos e incluyen: Diarrea, dolor abdominal, cólicos y náuseas, además los pacientes pueden presentar fatiga, anorexia y flatulencia.

También se describen leucocitosis fecal, sangramiento rectal, eosinofilia, hepato-esplenomegalia, reacciones alérgicas, tipo rash cutáneo y prurito. (3,5)

Según plantean la literatura el B. hominis puede causar síntomas cuando se presenta en gran número, refiriéndose a la carga parasitaria en un número superior o igual a 5 formas de este protozoo por campo de 400 x constituiría una carga suficiente para producir cuadros clínicamente sintomáticos. (3)

Infección asintomática.

La gran cantidad de controles asintomáticos que son positivos para Blastocystis sp, sugiere que el estadío de portador existe. Sin embargo esto no necesariamente descarta su potencial de rol patógeno. Se describen protozoarios, incluyendo la Giardia, que son encontrados con frecuencia en pacientes asintomáticos pero son considerados patógenos cuando se asocian a síntomas clínicos. La misma potencialidad podría existir para Blastocystis sp. Es posible que individuos con inmunidad previa sean más propensos a una infección asintomática.

Diagnóstico.

El diagnóstico se establece a través del análisis en microscopio de muestras de heces disueltas en agua o luego de la adición de alguna tinción.
Específicamente se realiza por identificación de formas vacuoladas mediante hematoxilina y tinción tricrómica de las heces.

Microscopía. La identificación microscópica puede ser complicada por la variedad de formas con las que el organismo aparece en muestras fecales, la dificultad para hallar el organismo en la disolución en agua, y la destrucción del organismo con las técnicas de concentración habituales.

El método que más se utiliza para el diagnóstico microscópico es una tinción permanente de una muestra de heces no concentrada con hematoxilina o tinción tricrómica.

Cultivo de Heces. Técnicas de cultivo en heces están disponibles, sin embargo no se realizan de rutina aunque estudios comparativos reflejan que podrían ser más sensibles que la microscopía óptica. (2)

Tratamiento.

Medidas de prevención y control incluyen la educación para el mantenimiento de los estándares de higiene personal y comunal así como el mejoramiento de los sistemas de saneamiento en la búsqueda de minimizar la ingesta de agua y alimentos contaminados. (2)

La infección estaría favorecida por el consumo de agua no hervida, en una estudio realizado se determino que el consumo de agua sin hervir representó el único factor asociado estadísticamente a la infección. (3)

El hallazgo de Blastocystis en pacientes asintomáticos no requiere tratamiento, en los pacientes sintomáticos debe realizarse un examen de heces fecales. (2)

El *Blastocystis hominis* se trata con Metronidazol (250 mg), 1 tableta C/ 8 horas, durante 7 a 10 días, aunque no suele responder en muchos casos. Como alternativa se puede utilizar furazolidona durante 7 días o iodoquinol durante 20 días. (4)

También se ha usado para el tratamiento Trimetoprim-Sulfametoxazol y Nitazoxanida. (2)

Se debería profundizar en este tema de la infección por B. hominis, a través de programas de salud que eduquen a la población para modificar sus costumbres sanitarias, con lo cual no solo se podría reducir la infección por *B. hominis,* *además* la de otras enfermedades infecciosas.

Bibliografía:

1. Torres Patricio et al. Blastocitosis y otras infecciones por protozoos intestinales en comunidades humanas ribereñas de la cuenca del rio Valdivia, Chile. Rev, Inst, Med , trop, Sao Paulo. 34(6):557-564, nov. – dic. 1992.
2. Salinas Jorge Luis, Vildozola Gonzales Herman. Infección por Blastocystis. Rev. gastroenterol. Perú v.27 n.3 Lima jul./set. 2007
3. Barahona Lucia, Maguiña C., Naquira Cesar, Terashima Angélica, Tello Raúl. Sintomatología y factores epidemiológicos asociados al parasitismo por Blastocystis hominis. Parasitol. latinoam. v.57 n.3-4 Santiago jul. 2002.
4. Farreras-Rozman. Temas de medicina interna, ediciones Hartcourt, 14 edición, Año: 2000
5. EL MASRY N, BASSILY S, FARID Z. *Blastocystis hominis*: clinical and therapeutic aspectes. Trans R Soc Trop Med Hyg 1998; 82: 173.
6. STENZEL D, BOREHAM P. *Blastocystis hominis* Revisited. Clinical Microbiology Reviews 1986; 9: 563-84.
7. Yoshikawa H, et al., Polymerase chain reaction-based genotype classifi cation among human Blastocystis hominis populations isolated from different countries, Parasitol Res 92 (2004), pp. 22–29.